# 健康扶贫与人口发展

韦 艳◎著

Health Poverty Alleviation and
Population Development

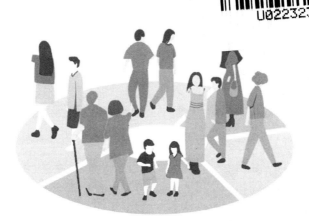

中国经济出版社
CHINA ECONOMIC PUBLISHING HOUSE

·北京·

图书在版编目（CIP）数据

健康扶贫与人口发展／韦艳著．--北京：中国经
济出版社，2022.12
ISBN 978-7-5136-7177-4

Ⅰ.①健… Ⅱ.①韦… Ⅲ.①医疗保健事业-扶贫-
关系-人口-发展-研究-中国 Ⅳ.①R197.1
②C924.24

中国版本图书馆 CIP 数据核字（2022）第 230538 号

责任编辑　郭国玺
责任印制　马小宾
封面设计　任燕飞工作室

出版发行　中国经济出版社
印　刷　者　河北宝昌佳彩印刷有限公司
经　销　者　各地新华书店
开　　本　710mm×1000mm　1/16
印　　张　18.5
字　　数　274 千字
版　　次　2022 年 12 月第 1 版
印　　次　2022 年 12 月第 1 次
定　　价　98.00 元

广告经营许可证　京西工商广字第 8179 号

中国经济出版社 网址 www.economyph.com 社址 北京市东城区安定门外大街58号 邮编 100011
本版图书如存在印装质量问题，请与本社销售中心联系调换（联系电话：010-57512564）

本著作由
国家社科基金重点项目（18ARK001）
西安财经大学学术著作出版基金
资助出版

# 前　言

　　健康是人口全面发展的基础，也是脱贫和实现共同富裕的核心动力。《"十四五"国民健康规划》指出，要把人民群众的生命安全和身体健康放在第一位，全面推进健康中国建设，加快实施健康中国行动，深化医药卫生体制改革，持续推动发展方式从以治病为中心转变为以人民健康为中心，为群众提供全方位、全周期的健康服务，不断提高人民的健康水平。2020年，中国脱贫攻坚战取得全面胜利，其中健康扶贫是打赢脱贫攻坚战的关键战役。党的十八大以来，我国深入实施健康扶贫工作并取得了积极成效。全面实现农村贫困人口基本医疗有保障，累计帮助近1000万个因病致贫返贫家庭成功摆脱贫困；建立了全国防止因病返贫动态监测系统，对易返贫致贫人口开展动态监测；开展多项对口帮扶措施，持续加大政策、资金、项目的支持力度，全面提升贫困地区医疗卫生服务能力。当前，我国已经进入后脱贫攻坚期，仍面临多重疾病威胁并存、多种健康影响因素交织的复杂局面，而且低收入农村家庭的内生发展动力和经济社会基础还比较脆弱，他们依然面临着再次陷入贫困的可能。因此，需要基于反贫困理论及促进人的全面发展，不断优化健康扶贫政策，以促进人口长期均衡发展。

　　本书主要内容共分十五章，使用多源数据对健康扶贫与人口发展展开系统论述，数据主要包括课题组于2017年12月至2019年2月开展的"精准健康扶贫与人口发展"专项调查数据、全国健康扶贫动态监测数据，以及政府网站公布的全国及六省（区）的政策文件、统计年鉴和卫生统计年鉴等。第一，基于倡议联盟框架研究不同时期我国健康扶贫政策的变迁，运用政策工具法分析我国健康扶贫政策实施的侧重点和局限，并且系统梳理了地区层面的健康扶贫工作特色实践；第二，对调研地区家庭的人口健康、卫生服务利用、健康扶贫政策实施现状、政策感知和健康乡村建设现状等进行了描述性分析；第三，测度分析了调研地区家庭的健康支出贫困、健康多维贫困以及健康贫困脆弱性；第四，基于动态管理信息系统数据，分析了各地区健康扶贫工作的进展和效果，并利用内生转换回归模型、普通最小二乘法分别考察了健康扶贫政策对人口健康和人口经济的影响，利用一般动态随机均衡模型分析了健康扶贫、健康人力资本及人口发展三者间的长期均衡发展关系；第五，提出了面向 2020 年后的精准健康扶贫和人口可持续发展的政策创新及治理战略。

本书对健康扶贫与人口发展之间的研究，有利于找准和补齐贫困地区健康扶贫政策实施的不足和短板。对健康贫困的多维测度和健康贫困脆弱性的测度，有助于事前甄别因健康风险而未来返贫的群体，进而靶向实施救助；分析健康扶贫成效及影响因素，有助于推进脱贫地区的健康人力资本积累，有效提高脱贫人口的生活福利，增强其获得感。本书为促进后扶贫时代脱贫地区新型健康扶贫政策设计和人口可持续发展提供理论支持，对于巩固、拓展健康扶贫成果、衔接乡村振兴战略、推进健康中国建设以及扎实推进共同富裕具有重要的指导意义和实践意义。

本书在写作过程中，得到了多方的支持和帮助。在此特别感谢国家社科基金重点项目"精准健康扶贫对深度贫困地区人口发展的影响及政策促进研究"、西安财经大学学术著作出版资助、西安财经大学统计学"一流学科"建设项目、陕西高校人文社会科学青年英才支持计划的支持，以及国家发展改革委社会发展所、中国人口与发展研究中心、新疆维吾尔自治区卫生健康委、陕西省商洛市卫生健康委、甘肃省临夏州卫生健康委、四川省凉山州卫生健康委、安徽省安庆市卫生健康委在研究中的全力支持，最后要感谢西安财经大学健康扶贫课题组全体成员的辛勤劳动。参加本书撰写工作的还有研究生高迎霞、闫琪、徐赟、郑晨琪、李坤城、张明健、李美琪、汤宝民、王欣宇、杨婧、赛玲玉、郭歆宇、杨丽红，笔者在此一并表示感谢！

由于笔者水平有限，书中不妥之处在所难免，恳请广大读者批评指正。

韦 艳

2022 年 8 月

# 目　录

# 绪　论

## 第一节　研究背景

消除贫困，改善民生，实现共同富裕，是社会主义的本质要求，也是实现中华民族伟大复兴中国梦的重要内容。进入新时期以来，党中央对脱贫攻坚做出全面部署，将实施健康扶贫工程列为打赢脱贫攻坚战的七大行动之一，保障农村贫困人口享有基本医疗卫生服务，努力防止因病致贫、因病返贫，健康扶贫工程对促进贫困地区人口长期均衡发展具有重要意义。政府在《中国落实 2030 年可持续发展议程国别方案》中指出，到 2020 年，确保中国现行标准下的 5000 多万农村贫困人口全部脱贫。生命健康权是人民最基本的权利和诉求，也是人口发展的重要基础。2016 年 10 月，国务院发布《"健康中国 2030"规划纲要》，指出要实施健康扶贫工程，加大对中西部贫困地区医疗卫生机构建设的支持力度，提升卫生服务能力，保障贫困人口的健康权益，这标志着政府要将健康中国建设提升为国家战略。2016 年 12 月，国务院出台了《关于印发国家人口发展规划（2016—2030 年）的通知》（国发〔2016〕87 号），表明人口发展是一个值得长期关注的问题，包括经济社会发展、人口趋势性变化、健康贫困状况等重要内容。当前，我国脱贫攻坚战取得全面胜利，农村贫困人口已基本摆脱绝对贫困，社会经济发展已进入"后脱贫攻坚时代"，但农村地区依然面临着因病致贫和因病返贫的风险，我国实现人口可持续发展的目标还任重道远。为促进我国人口长期均衡发展，本书前瞻性地构建了面向 2020 年后的多层次新型健康扶贫和可持续人口发展的政策促进体系。

进入新时代以来，我国社会的主要矛盾已转变为人民日益增长的美好生活需要和不平衡不充分的发展之间的矛盾。共同富裕是人民群众的共同期盼，人民在生存问题得到基本解决的情况下，开始追求富裕的生活和高质量的健康水平。一直以来，政府高度重视提高贫困地区的卫生服务能力，创造性地开辟出将扶贫开发与卫生健康事业发展相结合的新型扶贫路径，提高贫困地区的医疗卫生服务水平，完善贫困地区医疗保障制度体系，加强贫困地区疾病预防与健康促进工作等（中国人口与发展研究中心，2019）。特别是 2015 年 6 月以来，习近平总书记在扶贫考察和座谈会上反复强调健康扶贫的重要性，并亲自部署和做出一系列重要指示，提出要大力开展健康扶贫工程，强调要将政策和资源向贫困地区倾斜。与此同时，一系列健康扶贫政策相继出台，为健康扶贫事业的开展指明了方向。例如《关于实施健康扶贫工程的指导意见》（国卫财务发〔2016〕26 号）、《关于印发健康扶贫工作考核办法的通知》（国卫财务发〔2016〕56 号）、《关于印发健康扶贫工程"三个一批"行动计划的通知》（国卫财务发〔2017〕19 号）、《关于印发健康扶贫三年攻坚行动实施方案的通知》（国卫财务发〔2018〕38 号）、《关于印发健康扶贫领域作风问题专项治理实施方案的通知》（国卫办财务函〔2018〕198 号）、《关于印发巩固拓展健康扶贫成果同乡村振兴有效衔接实施意见的通知》（国卫扶贫发〔2021〕6 号）等。得益于党中央、国务院的坚强领导和科学决策，得益于国家乡村振兴局、卫生健康委、国家发展改革委、国家医保局等部门的大力支持和协同发力，健康扶贫顶层设计总体框架全面形成，健康扶贫政策体系趋向成熟。近年来，我国健康扶贫取得了显著成效，形成了具有中国特色的健康扶贫模式，积累了可借鉴的宝贵经验。

健康扶贫是健康反贫困政策在新时期的体现形式。在长期的社会事业发展中，健康与反贫困之间始终具有密切联系。一方面，健康既是实现公民权利的一个重要目标，又是反贫困的重要手段和内在环节；另一方面，反贫困也可以通过减少乃至消除影响贫困人口健康的各种风险因素，成为保障和维护人们健康的有力武器（张奎力、李晓丽，2021）。在经济社会发展的过程中，健康是人们实现生活的基本需要，也是从事生产劳动、创造价值的资本和条件，其不仅会影响家庭的发展，还会影响经济社会的发展，更影响着全面实现小康社会目标的如期完成。同时，健康既是人口发展的基础，又是人力资本的根基，而贫困地区医疗卫生事业发展相对落后，医疗卫生资源较为薄弱，医疗卫生服务能力明显不足，医疗保障制度亟须完善，疾病防控工作不到位，贫困人口健康水平明显低于全国水平。解决贫困地区人口健康问题是实现人口均衡发展最有效的途径，实施健康扶贫工程是防止因病致贫和因病返贫的有效方式，也是为推进健康中国建设补短板。疾病是农村人口最为突出的致贫因素，健康不良容易导致贫困的发生，贫困又容易滋生疾病，贫困人口容易陷入"疾病—贫困—疾病"的恶性循环。健康扶贫能够有效提高健康人力资本，立足于全生命周期的健康服务，对贫困地区人口实施精准识别、分类救治、健康管理、"一站式"结算等一系列措施，提高贫困地区基层卫生机构的资源供给，使贫困地区人人享有基本医疗卫生服务，农村贫困人口大病得到有效救治，个人医疗费用实现大幅降低，贫困地区重大传染病和地方病得到有效控制，确保因病致贫、因病返贫问题得到有效解决。党和政府紧紧围绕"基本医疗有保障"这一目标，实施"大病集中救治一批、慢病签约服务管理一批、重病兜底保障一批"行动，促进贫困地区人口可持续发展。

精准健康扶贫对人口发展的影响是多层面、多维度的，健康扶贫主要从加大卫生资源投入、改善医疗卫生服务能力、完善医疗保障制度、加强公共卫生管理，以预防为主的疾病防控机制等方面展开（冯莉钧等，2017），健康扶贫政策效应可提高贫困地区人口健康水平，促进贫困地区的人口发展。健康扶贫的作用主要体现在以下几个方面：制度保障和费用保障相结合，让贫困人口"看得起病"；精准识别和分类救治相结合，让贫困人口"看得好病"；资源下沉和分级诊疗相结合，让贫困人口"看得上病"；疾病预防与健康管理相结合，让贫困人口"少生病"。贫困地区是集空间贫困、资本贫困、能力贫困、信息贫困于一体的特殊类型贫困（耿新，2017），返贫风险大，巩固脱贫攻坚成效任务严峻。因病致贫、因病返贫是一个长期过程，不会随着2020年我国宣布消除绝对贫困而消失。随着精准脱贫攻坚战的完成，健康扶贫工作向社会的健康福利水平保障转移，健康扶贫政策是巩固拓展脱贫攻坚成果和衔接乡村振兴的坚实基础。

虽然健康扶贫与人口发展问题深受政府和学术界的高度重视，但在相关研究上，尤其是健康扶贫对人口发展影响的研究还处于起步阶段，本书通过梳理文献发现存在很大的研究空间。已有研究对象单一，政策解析不充分，忽视了对贫困地区人口健康贫困现状的描述，缺乏对农村居民健康多维贫困、健康贫困脆弱性、健康扶贫成效的测度，鲜有将健康扶贫、健康人力资本和人口发展相结合的研究。本书将在已有研究的基础上，以贫困地区居民为对象，通过梳理国家、省份健康扶贫相关政策及经验、措施，描述、分析贫困地区居民人口健康、卫生服务、健康贫困和健康乡村建设等现状，测度分析贫困地区居民健康多维贫困、健康支出贫困和健康贫困脆弱性，把握健康扶贫进展、态势和效果，分别探究健康扶贫对人口健康、人口经济和人口发展的影响，并以此提出面向未来精准健康扶贫的政策创新与制度优化。本书的相关研究对促进后扶贫时代贫困地区健康扶贫政策新设计和人口可持续发展具有重要的现实意义，为巩固拓展健康扶贫成果、衔接乡村振兴战略、推进健康中国建设、扎实推动全体人民共同富裕提供理论依据。

# 第二节　核心概念界定

## 一、健康扶贫

我国精准扶贫概念是 2013 年习近平总书记到湖南湘西考察时提出的，针对重点对象精准施策，做到"实事求是、因地制宜、分类指导、精准扶贫"。精准扶贫是与粗放扶贫相对的概念，是指对不同贫困地区环境、不同贫困人口状况，运用科学有效的扶贫程序和手段，进行精准识别、精准帮扶、精准管理（赵武、王姣玥，2015）。健康扶贫是指通过政策的有效实施，预防健康风险，提高贫困地区的医疗保障水平，让贫困者有机会享受基本的健康保障，全面提高贫困者的健康发展能力，防止因病致贫返贫现象的发生，是我国精准扶贫政策的重要内容（肖珊珊，2019）。健康扶贫通过提升医疗保障水平，采取疾病分类救治，提高医疗服务能力，加强公共卫生服务等措施，实现对象精准、项目精准、措施精准等方面，解决贫困地区人口"两不愁三保障"的医疗保障问题。

基于已有文献的梳理，本书中的精准健康扶贫指在健康扶贫过程中运用科学有效的程序和手段，对不同贫困地区环境、不同贫困人口状况等进行精准识别、精准帮扶和精准管理，包括扶贫对象、扶贫范围、扶贫方式等多个维度。所涉及的内容有医疗保障、卫生服务、医疗支出、卫生资源、分类救治、疾病预防、健康管理等多个层面，以提高健康人力资本为目的，最终实现贫困地区人口脱贫。

## 二、健康贫困

健康不仅指无疾病和身体健康，还包括心理健康和良好的社会适应能力。贫困一般指一个人或一个家庭的生活水平没有达到社会公认的最低标准。贫困与健康之间存在循环作用机制，改善人口健康状况是减少贫困的关键因素。健康问题不仅导致贫困的发生，也是贫困带来的结果，健康与贫困的因果关系是导致因病致贫、因贫致病现象的真正原因（刘跃等，2018）。多维贫困理论认为贫困指机会的丧失和能力的剥夺，健康贫困是一种健康机会丧失和健康能力剥夺，指由于经济发展滞后和支付能力不足，居民参与医疗保障和享受卫生保健服务的机会丧失或能力剥夺，由此导致健康水平降低、造成生产性能力下降，致使贫困发生或进一步加剧（孟庆国、胡鞍钢，2000）。健康贫困的概念不仅包括自身因病致贫的因素，还包括基本医疗服务缺乏。健康贫困的概念强调了医疗服务机构的重要性。

基于已有文献的梳理，本书所涉及的健康贫困，即居民的健康状况受到各种因素的影响而导致健康出现问题，进而导致机会丧失和能力剥夺，丧失基本生活保障来源，从而陷入贫困。健康贫困具有动态性，健康贫困的影响具有持续性，健康贫困受诸多因素影响。

## 三、贫困脆弱性

贫困脆弱性的概念于 2000 年由世界银行提出,指个体或家庭的福利水平因遭受风险冲击而下降到贫困线以下的可能(World Bank,2000)。贫困脆弱性作为贫困防治的关键指标,更加关注农村人口的未来福利特征,以其前瞻性的视角将家庭未来遭遇风险冲击的可能性和应对风险冲击的能力等因素考虑在内并预测未来出现贫困的概率,克服了传统贫困测度静态性和事后性的不足,具有动态性的特征,对提高减贫效率具有重大意义。而健康贫困脆弱性是指个体或组织在遭受健康相关风险冲击和受到健康危险因素侵害后福利水平下降到贫困标准线以下的概率(刘跃等,2018),即可表示为陷入健康贫困的可能,反映个体或家庭在未来因病致贫、因病返贫的概率,衡量居民抵御健康风险冲击的能力,这是一种对抵御健康风险冲击能力和抗疾病能力的科学评估,具有动态性和前瞻性的特征,且与个人特征、健康状况、医疗卫生服务水平、医疗保障制度和疾病预防等相关。

基于相关文献的梳理,本书中的贫困脆弱性指农户在将来陷入贫困的概率,健康贫困脆弱性指居民因为健康相关风险陷入贫困的概率,表示一种可能性或风险发生的程度。

## 四、健康人力资本

人力资本主要包括健康人力资本和教育人力资本,健康人力资本在人力资本投资过程中起着重要作用,对家庭人口健康发展、社会经济发展有不可或缺的作用。健康是最基础的人力资本,是其他人力资本的前提。健康人力资本,是指为了实现健康资本的保值增值,在医疗卫生方面的投入成本所形成的凝结在劳动者体内,以健康的形式存在,一种能够为劳动者带来收益的人力资本存量。健康人力资本是一种具体的人力资本实现形式,通过提升劳动时间和劳动效率来影响人力资本的存量和增量。健康人力资本是初始健康状态的一种延伸,主要通过健康服务来发挥作用(Schulz,1982)。健康人力资本是健康投资的结果,它通过对医疗卫生、营养膳食、健康保健等服务进行投资来恢复（维持）或改善（提高）人的健康水平，进而提高人的生产能力（李亚慧、刘华，2009）。

基于已有关于健康人力资本的文献梳理，本书中健康人力资本主要指政府和个人对医疗、卫生、营养、保健等服务进行投资来恢复（维持）或改善（提高）人口健康水平，进而增加人力资本的存量和提高人力资本的质量，通过提高贫困人口的"可行能力"来摆脱贫困，具有一定的累积过程。健康人力资本是一种具体的人力资本实现形式，通过提升劳动时间和劳动效率来增加未来的经济收入。

## 五、人口发展

人口总量增长、人口流动活跃、人力资源丰富，都为制定人口发展战略、实现人口均衡发展奠定了基础。人口规模和结构、人口地域空间分布格局等发生改变，对经济社会的发展和人口均衡发展具有重要影响，人口发展思想贯穿于人口理论之中（周炎炎、王学义，2014）。人口发展的内涵主要由两种生产理论折射出来：一是人口增长控制学说，二是人口转变论（刘铮、李竞能，1985）。在此基础上，近年来有学者提出了人口长期均衡发展这一概念，侧重从人口内部各要素变动的平衡性及与外部要素的协调性角度界定人口发展（李建明，2010；翟振武，2010；穆光宗，2011）。马尔萨斯人口陷阱理论、贫困人口周期理论、家庭多育贫困理论都是从人口的角度解释贫困成因。同时也有很多研究更多地集中于人口发展指标体系建设，从人口规模、迁移和健康等方面对贫困地区人口发展进行分析（周侃、王传胜，2016；阚祥才、舒黎，2017）。人口素质问题、农村剩余劳动力转移、人口流动、年轻劳动力短缺、人口老龄化、人口贫困、社会保障、性别失衡、独生子女以及人口发展与经济社会、资源环境协调等诸多问题都属于人口发展问题。

由于人口发展的内涵丰富，所涵盖的方面较多，不同学者从不同角度和不同指标体系对人口发展给出不尽相同的定义。基于已有文献对人口发展的研究和界定，本书中人口发展包括四个层次：一是提高农村人口的健康水平，即全方位提高农村人口的健康人力资本；二是促进贫困人口脱贫，即满足贫困人口最基本的生存需求；三是鼓励贫困人口生产，即为贫困人口实现基本生产需要的满足创造条件，主要包括健康水平和卫生资源等；四是促进社会人口发展，即加强对贫困人口自我发展能力的培育，推动其走上持续发展的致富之路。

# 第三节　数据来源与研究方法

## 一、数据来源

本书使用的数据主要分两部分，一是宏观数据，包括中国人口与发展研究中心提供的全国健康扶贫动态监测数据，政府网站公布的全国及各省市的政策文件，以及各省市历年的统计年鉴和卫生统计年鉴。二是课题组的专项调查数据。来自 2017 年 12 月至 2019 年 2 月课题组在新疆、陕西、甘肃、四川、湖北、安徽六省（区）进行的"精准健康扶贫与人口发展"专项调查数据。调查综合考虑深度贫困地区和健康扶贫重点区域，选取了深度贫困地区"三区三州"中的新疆南疆四地州、四川凉山州、甘肃临夏州，以及国家健康扶贫重点关注区域的安徽安庆市、湖北恩施州和陕西商洛市为调查地。此次调查包括家庭问卷、村级问卷和访谈等形式，最终共回收有效家庭问卷 2494 份，村级问卷 245 份（数据的具体调查与执行详见第二章）。

## 二、研究方法

本书将静态研究与动态研究相结合、理论研究与政策研究相结合、公共政策分析法和比较分析法相结合，从多学科交叉的视野采用社会学、人口学、统计学的研究方法，以定量研究为主，辅之以定性研究。通过对调查问卷、监测数据、访谈资料、宏观数据的分析、整理，探讨贫困地区健康扶贫现状及对人口健康发展的影响。采用的研究方法包括以下几种：

（一）文献资料法

通过收集、整理、分析大量国内外最新较权威的相关文献资料和研究成果，为进一步的研究奠定基础。具体方式为查阅和梳理国家及省市级相关政策文件、文献资料、主流媒体的访谈观点及专家解读，了解目前健康扶贫与人口发展的新论述和研究动态。

（二）社会调查方法

通过"健康扶贫与人口发展"专项问卷调查和开展小组座谈访问等方式获得资料信息，既保障了统计分析所需要的随机调查数据，也补充了抽样调查数据中无法涵盖的质性信息。本书所用微观调查数据均为实地调研贫困地区所得，力图全面、深入地了解贫困地区健康扶贫与人口发展现状。

（三）统计学方法

主要有常规统计分析方法和高级统计分析方法。常规统计分析方法包括频数统计、卡方检验、平均数 T 检验等方法。高级统计分析方法有倾向值匹配（PSM）法、FGT 指数、A-F 多维贫困测度法、三阶段广义最小二乘法（FGLS）、内生转换回归模型、中介效应检验模型、动态随机均衡（DSGE）模型等。常规统计分析方法分析不同地区和不同贫困程度人口的健康和扶贫现状。PSM 法应用"反事实框架"来评价健康扶贫绩效，FGT 指数测量贫困地区人口的贫困程度，A-F 多维贫困测度法测度健康贫困多维指数，FGLS 测度农户贫困脆弱性，内生转换回归模型探究健康扶贫对人口健康的影响，中介效应检验模型检验健康扶贫的减贫路径，DSGE 模型研究健康扶贫、健康人力资本和人口发展的关系。

（四）公共政策分析方法

弥补政策文件量化分析的局限性，应用政策工具分析已有政策的实施状况，剖析政策作用靶点、不足之处及可持续发展空间；采用倡议联盟框架分析中国健康扶贫政策变迁，了解政策演变的背景和逻辑，为提高农村地区健康扶贫效果和促进人口健康提供政策建议，推动人口长期可持续发展。

## 第四节　研究内容与框架

首先，本书对研究背景及意义展开分析，对核心概念进行界定，对经典理论及相关文献综述进行梳理和总结，并详细介绍本书研究所用的数据和样本；运用公共政策分析法，对全国健康扶贫政策的变迁和政策实施的侧重点进行分析，并整理深度贫困地区和一般贫困地区在推进精准健康扶贫工程中的实践经验、特色做法、存在问题和后期展望。其次，运用六省（区）的微观调查数据分析贫困地区人口的健康水平、卫生服务利用状况和健康扶贫现状，并通过村级问卷描述贫困地区健康乡村建设状况；构建指标体系测度农村居民的健康多维贫困和健康贫困脆弱性，基于动态监测数据准确把握各地区健康扶贫工作的进展和效果；通过实证分析健康扶贫对人口健康的作用，从贫困脆弱性视角分析健康扶贫政策的减贫效应，运用 DSGE 模型分析健康扶贫、健康人力资本及人口发展三者间的长期均衡发展关系。最后，根据以上研究结论，提出针对性的建议，为巩固拓展健康扶贫成效以及未来的健康扶贫战略提供理论依据，为贫困地区人口可持续发展提供借鉴和参考。

## 一、研究内容

本书的主要内容安排如下：

绪论。主要指出本书的研究背景及意义，明确本书的研究目标，界定健康扶贫、健康贫困、贫困脆弱性、健康人力资本和人口发展等重要的核心概念，介绍本书的数据来源、研究方法、研究内容与框架。

第一章为理论基础与文献综述。主要通过梳理文献，剖析"疾病—贫困"恶性循环、多维贫困、健康人力资本、社会精准治理等经典理论，然后从健康扶贫的现状、贫困地区人口健康和人口发展状况、健康视角下多维贫困及贫困脆弱性测度、健康乡村对人口健康的影响和健康扶贫对人口发展的影响研究等方面展开本书的文献综述，最后总结研究结论。

第二章为样本选择与数据。着重介绍了本书研究所用的两个层面的数据：一是全国性数据，包括中国人口与发展研究中心的数据、国家层面的政策和各个省份的政策；二是专项调查数据，包括调查目标、调查内容、抽样过程、调查执行、质量评价和样本描述性分析等。

第三章为国家健康扶贫政策沿革分析。主要基于倡议联盟框架的视角研究不同时期我国健康扶贫政策的变迁，从而理解我国健康扶贫政策变迁的背景、逻辑及方式，有助于为后扶贫时代健康扶贫政策的调整和实施提供参考和借鉴。然后基于政策工具法分析我国健康扶贫政策实施的侧重点和局限性，从政策意图方式、政策阶段靶点和政策作用靶点角度，考察我国健康扶贫政策制定者政策设计的目的，为健康扶贫政策的完善和可持续发展提供新思路。

第四章为深度贫困地区样本州案例篇。通过地区概况及人口状况、健康扶贫实践推进、健康扶贫与乡村振兴衔接三部分对 3 个深度贫困地区的健康扶贫工作进行梳理分析，包括总结健康扶贫政策的具体实施内容，介绍各地区健康扶贫的重要举措，剖析各地区健康扶贫与乡村振兴衔接方式，以期为我国健康扶贫工程与乡村振兴战略全面有效衔接奠定理论基础。

第五章为一般贫困地区样本市（州）案例篇。通过地区概况及人口状况、健康扶贫实践推进、健康扶贫与乡村振兴衔接三部分对 3 个一般贫困地区的健康扶贫工作进行梳理分析，包括总结一般贫困地区健康扶贫政策的具体实施内容，介绍各地区健康扶贫的重要举措，剖析各地区健康扶贫与乡村振兴衔接方式，以期为我国全面实施乡村振兴战略和深入推进健康乡村建设提供理论依据。

第六章为人口健康状况及卫生服务利用。主要分析贫困户与非贫困户、深度贫困地区与一般贫困地区的人口健康状况及卫生服务利用情况。从生理健康、心理健康、健康素养、个人医疗卫生支出和卫生服务利用等方面进行描述分析。为提高贫困地区人口健康水平和医疗卫生服务能力，扎实推动全民健康社会建设奠定理论基础。

第七章为健康扶贫现状分析。主要从健康扶贫政策的实施现状以及居民对政策的主观感知和满意度切入，分析贫困地区健康扶贫现状。包括贫困地区人口受到的帮扶措施和帮扶效果，然后从居民对健康扶贫项目知晓度、健康扶贫项目需求度、健康扶贫项目感知度和健康扶贫项目满意度等方面展开分析。有助于发现并完善健康扶贫政策在实施过程中存在的问题。

第八章为健康乡村建设现状分析。从生活环境、卫生资源及医疗服务、基本公共医疗项目三方面出发，对比分析贫困村与非贫困村、深度贫困地区与一般贫困地区的健康乡村建设现状。为贫困村以及贫困地区营造健康卫生环境和健康卫生服务提供参考。

第九章为健康贫困多维测度。主要从健康支出贫困测度和健康视角下多维贫困测度两方面分析六省（区）的贫困现状。一方面，从贫困广度、贫困深度与贫困强度方面对贫困地区的健康支出贫困状态进行分析；另一方面，从教育、健康、生活水平、生产条件、村居环境及村卫生室医疗水平 6 个维度构建多维贫困指标体系，对贫困地区的多维贫困状况进行测度，以期为保障贫困人口健康权利、有效遏制因病返贫现象提供思路。

第十章为农村居民健康贫困脆弱性测度。主要以六省（区）农村居民为研究对象，结合"保、治、防"三大健康扶贫路径，从个人特征、卫生服务、医疗保障、疾病预防四大维度建立指标体系对农村居民健康贫困脆弱性进行测度，并对健康贫困脆弱性的分布及差异进行综合分析，然后精准识别高健康贫困脆弱群体，有效识别由潜在风险所导致的因病致贫和因病返贫群体。

第十一章为健康扶贫宏观效果变动分析。基于全国动态管理信息系统中的数据进行分析，准确把握各地区健康扶贫工作进展和效果，从精准识别、分类救治、分级诊疗和费用保障等方面展开分析，查找存在的问题和不足，以确保健康扶贫主要工作任务和目标的实现，切实提升群众获得感和满意度，保障贫困人口的健康权益。

第十二章为健康扶贫对人口健康的影响。基于主观和客观两个角度，以人均医疗支出占比、患病人数占比、医疗卫生感知、健康状况感知及健康扶贫政策感知为因变量衡量人口健康状况，并建立内生转换回归模型，对健康扶贫的效果进行定量分析，最后深入研究健康扶贫效果的影响因素。完善健康扶贫政策，补齐贫困地区医疗卫生资源短板、服务能力短板和健康促进短板。

第十三章为健康扶贫对人口经济的影响。首先，对农户贫困脆弱性进行综合测度，并从贫困脆弱性视角深入分析农户的经济发展状况；其次，分样本采用回归分析法分析影响农户贫困脆弱性的因素，以及研究健康扶贫对农户经济状况的影响效应；最后，探究健康扶贫对人口经济的影响机制。为后扶贫时代巩固拓展扶贫成果和推进乡村振兴战略提供理论依据。

第十四章为健康扶贫对人口发展的影响研究。在构建人口发展评价指标体系的基础上，运用改进的熵值法计算人口发展指数来考察六省（区）的人口发展情况。运用 DSGE 模型分析健康扶贫、健康人力资本以及人口发展三者间的长期均衡发展关系。为后扶贫时代健康扶贫的新发展格局提供多方面参考，为促进人口健康和社会经济的协同发展提供理论依据。

第十五章为研究结论与政策建议。从健康扶贫政策沿革分析和贫困地区健康扶贫实践角度，归纳我国健康扶贫政策的变迁规律、作用方式和经验做法；从健康扶贫与健康乡村建设现状分析，总结贫困地区健康扶贫成效与存在的问题；从健康贫困测度角度总结我国贫困地区居民健康贫困程度；从健康扶贫与人口发展方面，归纳健康扶贫实施效果，以及健康扶贫对人口健康、人口经济和人口发展的影响。提出精准健康扶贫与乡村振兴、精准健康扶贫与人口可持续发展的政策创新及治理战略，为持续脱贫工作提供参考。

## 二、研究框架

本书的研究框架如图 0-1 所示。

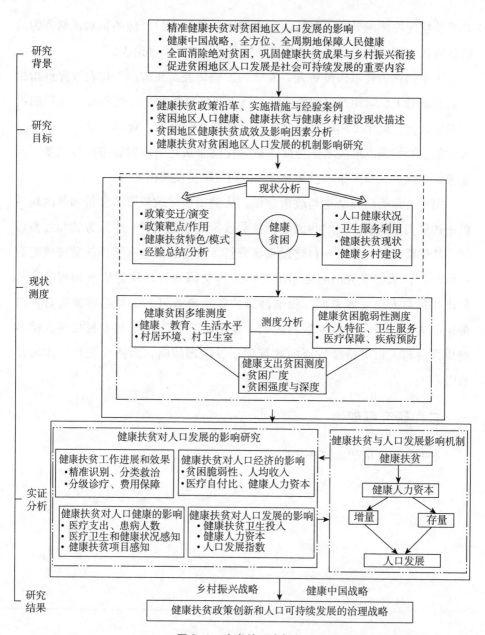

图 0-1　本书的研究框架

# 第一章　理论基础与文献综述

## 第一节　健康扶贫相关理论研究

### 一、可行能力理论

长期以来，受西方功利主义思想的影响，人们对贫困的认知还停留在低收入和资源匮乏的层面，并将收入作为衡量贫困的唯一标准。著名经济学家阿玛蒂亚·森反对将发展理解为盲目追求经济增长和收入水平提高等方面的传统发展观念。他的反贫困理论充分体现了以人为本的思想，着重强调生活水平的提高和人的全面发展。

阿玛蒂亚·森在《以自由看待发展》一书中第一次提出了可行能力理论。该理论的核心观点是贫困不仅仅表现为收入水平低下和物质资源的匮乏，更表现为维持基本生存的可行能力的缺失和被剥夺（Sen，1992）。在大多数情况下，居民的生活水平并不会随着社会平均物质财富的增加而增加，有时甚至呈反向关系，因为这些指标无法反映出收入或物质财富的分配情况，其根本原因是忽略了"可行能力"这一核心理论。阿玛蒂亚·森在《以自由看待发展》一书中详细地解释了可行能力的内涵，即可行能力是个人有机会实现的，各种可能的功能性活动组合。所谓的功能性活动，就是个体本身想要去体验和尝试的各种活动，或者是想要达到的某种理想状态，是一个内涵丰富、外延广泛的概念，包括避免遭受痛苦、远离疾病困扰等基本能力，同时也包括获取就业机会、政治参与权利等更复杂和更深层次的发展能力，即尊重和自我实现的需要。简单来说，可行能力就是按照自己的节奏和生活方式，做自己想做的事情，过上自认为值得的、有意义的生活，获得想要的实质性的自由。可行能力的缺乏将会导致贫困，反过来讲，贫困也会影响获得可行能力的机会，造成生存条件的恶化。因而，提高可行能力是贫困人口摆脱贫困，实现自由而全面发展的前提。可以通过加强基础教育、发展职业教育、组织开展技能培训等方式提高贫困人口的劳动技能，同时在教育、医疗卫生等基本公共服务领域投入更多的财政资金，以提高贫困人口的文化水平，改善贫困人口健康状况，增强贫困人口自主发展的能力和摆脱贫困的信心，使其获得安全感。

## 二、"疾病—贫困"恶性循环理论

贫困恶性循环理论的核心观点为资本缺乏是导致贫困的根源，而资本形成不足严重影响经济发展，是致使经济发展长期停滞不前的重要因素。"疾病—贫困"恶性循环理论建立在贫困恶性循环理论和健康贫困理论的基础上。健康贫困是一种健康机会丧失和健康能力剥夺导致无法享受医疗保障和基本公共卫生服务的现象（Sen，1976）。而"疾病—贫困"恶性循环，是指贫困人口由于缺乏物质资源和健康素养，导致其健康水平不足和易患重大疾病，造成患者劳动能力下降或丧失，家庭收入减少和医疗支出增加，资产的不足又加剧了贫困，贫困必然造成家庭发展能力降低，使得家庭对健康的投资减少，从而难以摆脱贫困（李瑞华，2020）。因病致贫、因病返贫是指居民因疾病或健康不佳而发生灾难性卫生支出和人力资本下降，从而陷入贫困或脱贫后重新陷入贫困的现象（汪三贵、刘明月，2019）。健康状况的改善有利于居民摆脱贫困，贫困人口健康水平的下降会使其贫困脆弱性随之升高（张仲芳，2017），健康冲击会影响农村贫困者的脆弱程度，从而落入"贫困陷阱"（阙祥才、舒黎，2017）。疾病冲击不仅加大居民的医疗支出和降低家庭收入，还通过降低劳动时间和劳动效率来影响家庭资产的增量。家庭成员患重大疾病，会降低患者的人力资本并影响其劳动，同时家庭其他成员因照顾患者而减少生产性活动，进而减少家庭的经济收入。另外，贫困地区卫生环境恶劣、医疗资源匮乏、卫生服务水平偏低、营养不良等现象容易导致地方病和传染病，健康状况不佳易导致贫困，贫困又容易滋生疾病，从而陷入"贫困—疾病—

贫困"的恶性循环（蒋祎等，2017）。"疾病—贫困"恶性循环普遍存在于我国农村贫困地区。农村地区贫困人口的健康问题日益突出，因病致贫、因病返贫现象常常发生（方鹏骞、苏敏，2017）。

因病致贫和因病返贫是农户贫困的主要原因，"疾病—贫困"恶性循环由多方面因素造成。李春亭和颜明（2018）指出，造成贫困人口健康水平低下的原因是复杂和多样的，具有显著影响的是营养不良、不良的卫生饮食习惯和恶劣的卫生环境等，这些因素之间相互关联、相互作用。很多学者从农村自然环境、经济发展、医疗保障等多方面因素入手，分析形成"疾病—贫困"恶性循环的原因。农村地区普遍存在的自然环境差、生存条件恶劣、医疗卫生资源匮乏、疾病防控意识淡薄、饮食营养不良、疾病易生等多重问题叠加的现象，使得农村居民成为健康贫困的高发群体（翟绍果、严锦航，2018）。农村地区经济发展落后，贫困人口的文化程度通常不高，获取健康保健知识的渠道有限，因此健康意识不强，有着危害健康的不良生活习惯（蔡进华等，2017）。新型农村合作医疗（以下简称新农合）尚存在报销比例低、范围小和报销程序复杂等问题，加之农村贫困地区医疗保障手段较为单一，使得农村居民常常陷入灾难性卫生支出的境地（任志江、苏瑞珍，2019）。深度贫困地区主要由于传染、营养不良、公共卫生服务不足等导致了地方病、传染病的出现，形成了"疾病—贫困"恶性循环（李静，2019）。

贫困人口健康水平下降会升高贫困脆弱性，实施健康扶贫政策可以有效打破"疾病—贫困"恶性循环。降低农村居民健康脆弱性、经济脆弱性与社会脆弱性是跳出"疾病—贫困"恶性循环的正确举措（翟绍果、严锦航，2018）。科学的健康管理能够降低贫困人口及其家庭患重大疾病的概率，并减轻疾病带来的经济负担。健康扶贫就是要强化医疗保障网，构建由卫生健康知识普及、定期检查、大病筛查、病有所医、医有保障和协同治理构成"疾病—贫困"恶性循环的预防机制（李瑞华，2020）。精准健康扶贫是"因病致贫返贫"治理体系构建的关键，也是提升贫困治理效果的关键（林闽钢，2016）。

### 三、多维贫困理论

多维贫困理论的主要创始者为 Sen，之后 Alkire 和 Foster 又提出了多维贫困测度法，该法成为国内外学者的关注焦点，贫困的界定开始有重大突破。Sen 以可行能力来界定多维贫困，"可行能力"理论被认为是多维贫困的理论基础。Sen 把个人福利定义为人们值得去做的事情及达到的状态即功能性活动，以及人们想要做到的事情和达到的状态的自由——可行能力（Sen，1992）。以可行能力定义贫困，从而产生了多维贫困理论，贫困不仅是收入的贫困，还包括饮用水、交通、公共卫生等其他客观方面的贫困和对生活状态评价等主观方面的贫困。

随着贫困理论的发展与完善，多维贫困的概念逐渐趋于成熟和稳定。一般来说，贫困分为 3 种类型：绝对贫困、相对贫困和社会排斥。绝对贫困是指个体缺乏充足的物质资源来满足其基本生活的需要。相对贫困是指相对于社会平均水平而言，个体缺乏日常生活所需的一些资源；或者说相对于社会平均水平，个体无法获得日常生活所需要的所有资源。社会排斥强调的是个体与社会整体的断裂。英国政府把社会排斥形容为"当个体或地区处于暂时失业状态、职业技能低、收入水平低、住房条件差、犯罪率高、卫生设施差、离婚率较高时，就认为存在社会排斥现象"。早期学者对贫困的界定仅仅局限于货币收入的概念，多维贫困由收入贫困演变而来。Sen 提出能力贫困的概念后，人们意识到影响贫困的因素有很多，于是就从不同角度认识和理解贫困，多维贫困的概念就是在这个基础上形成的（何超，2017）。多维贫困的概念是在 Sen 提出能力贫困的基础上形成的，该观点认为贫困不仅表现为收入水平低而满足不了人们日益增长的最低生活消费需求，还应表现在某些能力上的缺失，主要包括健康、教育、居住等方面。该观点还认为贫困是对人的基本可行能力的剥夺。以收入为标准的贫困识别方法已经是过去式了，从政治、文化、生活等多个维度来衡量和界定贫困，已成为反贫困所必须遵循的原则。

随着多维贫困的出现，多维贫困测度方法也随之产生，研究者根据自己的研究方向选择不同维度测度贫困。阿玛蒂亚·森（1985）在其提出的"能力方法"中阐明，货币性收入水平低不能完全解释贫困的成因，其他维度的被剥夺才是导致家庭或个人贫困的根源，基于该理论，Alkire 等（2007）提出了 A—F 法来分析多维贫困，目前已成为多维贫困测度的主流方法，受到国际组织和政府的广泛认可及采纳。另外多维贫困测量比较常用的方法有 MPI 法、FGT 指数、模糊集方法、因子分析法等。随着多维贫困理论的逐渐成熟，研究者根据自己的研究方向选择不同视角和方法测度多维贫困。如何超（2017）基于经济学和发展学视角对多维贫困进行了总结：贫困的衡量应该从收入、健康、营养、教育、卫生设施等自身的不足到社会发展环境、资源生态环境、生活质量和社会心理，包括政治权利的参与度等多角度多维度去衡量。贾兴梅（2018）基于安徽省贫困家庭的调查数据，将贫困分为五维度，利用多维贫困指数（MPI）方法，就安徽省农村家庭多维贫困进行测度，并提出精准扶贫的政策建议。韩振燕和夏林（2019）依据 2014 年中国城乡老年人生活状况抽样调查数据，从经济收入、住房保障、健康程度、养老服务、可行能力、社会参与、精神状态等 7 个维度对老年人多维贫困进行测算。多维贫困理论在人类发展水平测量、国家贫困程度对比等领域应用较广，并逐步拓展深入对特定群体多维贫困的研究，如儿童多维贫困、老人多维贫困和残疾家庭多维贫困等（韩振燕、夏林，2019）。

## 四、健康人力资本理论

美国经济学家舒尔茨和贝克尔在 20 世纪 60 年代提出人力资本理论，人力资本表现为人的生产知识、管理技能、劳动能力和健康存量的总和。健康是最基础的人力资本，是其他人力资本的前提。Mushkin（1962）在其发表的"健康作为一种投资品"一文中提出要将健康纳入人力资本的范畴。之后，欧文·费歇尔也在研究中指出健康是国家经济持续稳定增长的前提条件和宝贵财富（蔡海南，2014）。Grossman（1972）首次将健康资本和健康投资纳入人力资本理论框架，从微观层面研究健康服务的供给和经济发展之间的关系，并强调健康人力资本是通过提升人口健康素质和文化素质来提高贫困人口能力从而摆脱贫困。王艳菊（2015）认为 Grossman 对健康人力资本的描述并不全面，但他对健康及健康人力资本的论述是目前多数学者可接受的。

有关健康人力资本的含义，有学者结合已有的研究成果及研究需要重新进行了完善。王艳菊（2015）认为健康人力资本是为了实现健康资本的保值增值，在医疗卫生方面的投入成本（健康人力资本投资）所形成的凝结在劳动者体内，以健康的形式存在的，一种能够给劳动者带来收益的人力资本存量。杨阳（2017）认为健康人力资本是人力资本的一种分类，形成于人对健康、医疗等的投入，每个人健康人力资本禀赋不同，先天的健康资本存量水平存在差异，后天的健康投资越多，健康人力资本的存量越大。健康人力资本是一种具体的人力资本实现形式，通过提升劳动时间和劳动效率来影响人力资本的存量和增量（Schulz，1981），进而增加未来的经济收入。

健康人力资本在人力资本投资过程中起着重要作用，对人口健康发展、社会经济发展都有不可或缺的作用。通过投资健康来提高人力资本存量的质量，是提高人口素质、增加穷人福利的重要手段（Schulz，1981）。健康人力资本通过对医疗、卫生、营养、保健等服务进行投资来恢复维持或改善提高人的健康水平，进而提高人的生产能力（李亚慧、刘华，2009）。健康人力资本的变化主要会影响死亡率、人均寿命、生病率、社会平均身高和平均体重（王弟海，2012）。衡量一个区域的健康人力资本应该涵盖健康状况、医疗资源及其利用、医疗支出与财政支持、非医疗因素以及人口和经济等方面（栾斌、杨俊，2015）。健康人力资本水平的提升有利于促进农村居民参与劳动，提高其农业劳动收入（王翌秋、刘蕾，2016）。

## 五、社会精准治理理论

近年来，随着我国进入深度转型期，社会矛盾更加复杂。长期以来"粗放式"管理模式越来越无法适应社会发展的需求（王震，2017）。2015 年 10 月，党的十八届五中全会首次提出"要加强和创新社会治理，推进社会治理精细化"。社会精准治理的提出标志着政府对社会治理的认识提升到了一个新的层次，即从社会管理转向社会治理，进而转向社会治理精准化。

社会治理理论经历了两次较为重要的转型：第一次是从社会管理到社会治理的转型，第二次是从粗放式到精准化的转型（南锐、康琪，2018）。这两次转型不单是对原有治理模式的改进，而且是对该治理模式的创新。从"粗放式"管理到"精准化"治理，即社会精准治理的提出，是建立在对粗放式治理理论的批判与反思的基础上的，它是社会治理针对不同区域的发展现状产生的一种可持续发展模式。社会的不断发展、进步为"精准"这一概念注入了新的内涵，较为典型的是 1990 年美国提出的"高级精准农业"的理论与战略模式，已经成为全球农业发展的样板（王晓黎，2007）。目前学术界对于社会精准治理的内涵尚无统一的界定，一部分学者分别以人的精准管理与服务、问题精准定位、社会治理格局与诸多主体的发展潜力等为切入点，从而推行精准管理、精准对策、精准扶贫和精准目标的模式（张鸿雁，2016）；另一部分学者则对此模式做了规范化、标准化的处理，即认为社会治理精细化主要包括制度设计、政策执行、协同机制、服务对象和结果测量的精细化 5个方面，彼此相互协调、共同发展（吴新叶，2016）。

关于社会精准治理理论的研究主要分为 3 类：一是系统地阐述社会精准治理的起源与发展。这些研究包括从价值哲学的角度阐述了社会治理精细化的理论逻辑与实践路径（吴丹丹，2017）、探讨"社会精准治理"模式的现代性建构（张帆，2017）、深入讨论提升社会治理精准度的 4 个着力点（龚维斌，2018）等。二是将社会精准治理理论本土化，构建适合中国的社会精准治理模式。构建适用于中国国情的社会精准治理模式，从治理结构、治理体系、治理工具、治理流程、治理制度、治理理念 6 个方面推进，结合互联网和大数据应用，使得社会治理模式更加精准化、科学专业化（付国凯，2016）。三是将社会精准治理模式与中国改革实践相结合，尝试运用社会精准治理政策理论解决当前国内社会经济发展中存在的问题，该理论丰富了社会精准治理模式在中国的实践意义。在当前中国，贫困依然是制约我国社会经济发展的重大问题。为了更好地解决贫困问题，我国提出了"精准扶贫"的理念。该理念通过构建精细化的瞄准机制、开展"社会救助精准化"的分析、进行精细化的制度设计等，将精细化的治理理念贯穿于精准扶贫的全过程，切实破解精准扶贫在实践中的困境，推动基层治理向精细化治理模式转型（吴晓燕，2016）。还有一些学者从社会精准治理视角研究了社区治理（王思斌、李严昌，2018）、人工智能（谢康，2018）、老年流动群体的精准治理（芦恒、郑超月，2016）、社会治安精准防控问题等（单勇，2016），这些研究极大地丰富了社会精准治理模式在中国的应用。

# 第二节　健康扶贫的现状研究

## 一、健康扶贫的沿革发展

20 世纪 80 年代之前，我国的扶贫重点在于解决温饱问题，在卫生方面着重解决传染病防控问题。相较而言，贫困地区及贫困人口的健康问题并未得到政府的特别重视。虽然面向广大农村地区居民的合作型医疗保障体系已基本完成，但由于当时经济发展水平较低，投入医疗卫生事业的总经费不足，导致医疗卫生资源严重匮乏、医疗制度保障能力有限。因此，这一阶段医疗服务基本上处于低水平、低层次的运作阶段。为解决贫困人口看病难、看病贵的问题，政府实施了一系列"卫生扶贫"政策，近年来逐渐发展为健康扶贫工程。我国健康扶贫政策发展经历初步萌芽期（1985—2000 年）、基本探索期（2000—2015 年）和发展成熟期（2016 年至今）3 个历史阶段的变迁（蒋祎等，2019），基本形成了相对完整的健康扶贫体系，为脱贫攻坚提供了丰富的理论依据。我国健康扶贫政策可分为供给型、需求型和环境型 3 类，形成了以供给型为主体、需求型和环境型相互促进的新发展格局（王高玲、刘军军，2019）。深入理解政策变迁的原因和背景有助于开展新时期健康扶贫的精准治理，以及健康乡村和健康中国的有效建设。

## 二、健康扶贫的问题研究

我国健康扶贫在实践中取得了显著成效，但也存在一些不足，主要在医疗卫生服务、公共卫生、医疗保障等方面存在问题。

（一）医疗卫生服务方面存在的问题

保障农村贫困人口享有基本医疗卫生服务，是推进健康中国建设，防止因病致贫、因病返贫的重要举措。贫困地区医疗卫生服务体系主要存在以下几方面问题：一是医疗机构标准化建设程度低，二是公共卫生服务网络不健全，三是远程医疗服务体系不完善，四是中医药服务能力较弱（蒋帅等，2017）。家庭医生签约服务作为医疗卫生服务的一项重要举措，整体上发挥的效用不太明显，尤其是在农村地区。具体问题表现在：农村签约居民对私人医生与家庭医生的区别难以界定；全科医生数量太少，乡村签约医生专业技能较低，签约居民对家庭医生签约服务团队的依从性较低；慢性病、大病签约居民的基层首诊意愿很大程度上取决于所需健康服务类型（孟利、关志强，2020）。目前，我国远程医疗在服务项目及价格标准制定方面缺乏完善的规制，医疗保障水平参差不齐，也没有较为合理的利益分配机制，导致我国远程医疗的发展进度缓慢，阻碍了医疗资源的共享及最大化利用（王雅洁等，2020）。

（二）公共卫生方面存在的问题

加强公共卫生体系建设，可以从源头上预防和控制疾病，是健康扶贫工程不可或缺的部分。公共卫生领域健康扶贫政策的主要内容包括贫困地区的疾病预防工作、妇幼保健工作、基础营养扶贫工作、贫困人群的健康管理以及贫困地区卫生环境状况等（田尧等，2019）。具体来看，仍有患者因为无法承担治疗费用而放弃治疗（王蕊琪等，2018），绝大部分乡镇卫生院和中心卫生院缺乏专业的预防保健人员，居民健康管理档案难以发挥应有的作用，慢性病管理形同虚设，健康状况的数据存在造假和更新不及时等问题（蒋帅等，2017）。营养不良仍是我国贫困地区6岁以下儿童面临的严重问题之一（田尧等，2019）。虽然贫困地区卫生环境状况有了明显改善，但是一些传统观念还难以转变。已经改厕的农户，因为疏于管理，大多数起不到卫生厕所的作用（田尧等，2019）。贫困地区公共卫生服务状况受到地理环境、经济发展水平和风俗习惯等多种因素的制约，健康意识也较为淡薄，因此，改善贫困地区公共卫生服务状况受到多重阻碍（昌硕、尹德挺，2020）。

（三）医疗保障方面存在的问题

健康扶贫政策的医疗保障体系主要有基本医疗保险、大病保险、医疗补充保障和社会救治。在精准健康扶贫工作的推进中，医疗政策的制定和实施是确保贫困户有效地减轻医疗负担，缓解家庭经济压力的重要手段，同时也体现了精准的要义，做到精准对象、精准服务。新农合、大病保险和疾病救助已经在报销比例、报销范围、起付线、封顶线等政策上对贫困人口做了倾斜（唐成杰、伍林生，2019）。新农合能够缓解因病致贫难题，但还是存在一系列问题，例如，新农合制度运行中还存在多重报销、统筹层次较低、抗风险能力不足等问题（徐洁，2014）。新农合在制度优化上仍需改进，今后要加大宣传力度、简化新农合的程序、充分利用结余资金和降低省外报销难度等（骆怡，2014）。我国大病保险助推精准扶贫存在以下问题：一是向贫困人口宣传的力度不够；二是城乡居民医保统筹层次过低；三是筹资水平低，扶贫资金精准化受到影响；四是合作机制不健全，缺乏有效监管（向运华、罗家琪，2019）。社会力量为看不起病的贫困患者减轻了经济压力，但是我国目前的社会救助普遍缺乏稳定长效的管理机制，大多依靠媒体宣传和临时自发的捐赠，社会救助在贫困患者医疗费用报销中的比例依然较低（唐成杰、伍林生，2019）。

（四）其他问题

目前精准健康扶贫工作的推进过程也存在问题，对体系的构建也有较大的影响。健康扶贫的关键在于提高贫困人口的健康水平，以不同的手段或措施使得贫困人口健康状况得到改善。从普遍现象来看，贫困人口的健康问题日益突出，如健康状况低下，因病致贫、因病返贫现象严重，各类医疗保险水平、政策、制度尚不完善，基层的服务能力水平较低，县域外就诊率高等方面的问题（方鹏骞、苏敏，2017）。在精准扶贫中，存在建档立卡识别不精准、精准管理中数据失真、扶贫腐败等失信现象，应该加强社会监督、构建诚信制度体系，防止失信现象的蔓延（陈巧玲等，2018）。对于不同的扶贫手段而言，存在不一样的发展问题。就营养扶贫而言，营养改善是健康扶贫工作中慢性病预防和妇幼健康的重要支撑，但政府对营养健康知识的关注较少，学者们缺乏对营养扶贫效率的研究，营养扶贫的概念没有形成统一（青平等，2020）。心理扶贫实践落后于物质扶贫，应消除贫困人口的心理问题，激发脱贫的内生动力，引导社会正确认识贫困，加强扶贫队伍建设（江立华、肖慧敏，2018）。

# 第三节 贫困地区人口发展研究

## 一、贫困地区人口健康

人口健康状况是衡量贫困地区人口素质的一个重要指标。人口健康是用健康水平、健康公平性、健康决定因素等指标对人口整体的健康状况进行系统性衡量和分析的一种理论或方法，其目的是找到影响人口健康的关键因素，为提高人口的健康水平和降低健康不公平状况提供理论和支持，其基本特征是将健康的概念由个体健康拓展到以人口为基础的健康（梁君林，2008）。人口健康研究有两个起源：一是人口学与健康科学相互渗透，形成独立的学科——健康人口学；二是健康促进、社区健康和公共卫生研究中以人群为基础对健康问题进行干预。前者关注与健康问题相关的人口学因素（如人口年龄结构、性别构成、人口死亡率等），而后者关注社区卫生服务及卫生资源利用等对人口健康的影响（刘丹，2011）。无论是从人口学因素出发，还是从社区卫生服务及卫生资源利用、分配等对人口健康的影响出发，贫困地区人口健康状况的改善仍面临诸多挑战。

贫困地区的经济基础较差，物质条件不能保证生活质量，使得贫困地区人口维持健康的能力差。贫困人口经济收入低的关键原因是其维持健康的能力差（刘雪娇，2016）。高梦滔和姚洋（2005）测算了大病冲击对农户长期收入的影响以及健康风险冲击持续的时间，发现大病冲击在随后的12年里对农户人均纯收入有显著的负面影响；大病冲击会降低患病农户人均纯收入；健康风险冲击的长期影响可持续大约15年，并且冲击对中低收入农户的影响更为严重。罗鸣（2018）等利用两周患病率、慢性病患病率和住院率3个指标来反映四川省建档立卡农村贫困人口的健康状况，发现农村贫困人口健康状况总体较差，且低于西部农村平均水平。贫困人口的健康状况不乐观，各种疾病发病率、死亡率均较非贫困人口高，居高不下的婴儿死亡率，对疾病的担心和老有所靠的想法往往使得贫困的父母通过多生育子女的方法来进行补偿（张开宁等，2001）。李立清和龚君（2020）认为，目前我国贫困地区人口健康问题仍面临诸多现实困境，包括农村贫困人口健康状况差，对自身健康问题重视不够，农村健康教育流于形式和农村公共卫生服务工作不到位等。刘雪娇（2016）指出，在中国影响贫困人口健康的因素不仅仅是自身体质的差异和家庭环境，更主要的是目前的医疗卫生服务状况。改善我国医疗卫生服务状况是提高贫困地区人口健康水平的关键。

## 二、贫困地区人口发展

人口发展是社会发展的重要组成部分，贫困地区经济发展离不开人口发展的支持。人口发展主要包括人口自身发展水平、人口与经济社会发展水平和人口与资源环境 3 个方面（马红旗、陈仲常，2012；周炎炎、王学义，2014）。其中，人口自身发展水平主要包括人口数量、人口素质、人口结构等方面，人口与经济社会发展水平包括人口与经济和人口与社会两个方面，人口与资源环境主要包括人口与资源和人口与环境两个方面（马红旗、陈仲常，2012）。

贫困地区除自然资源条件差外，还面临人口规模增长过快、人口封闭性强和相对凝固化等问题，造成人口发展状况不容乐观。经济社会发展离不开人口发展的支持，贫困地区高质量摘帽，需要稳定的经济社会发展，最终是人口发展（余井权、毕明帅，2020）。贫困地区的人口发展因其经济社会发展状况与其他地区存在很大差别而具有特殊的社会环境和条件，由此形成了该地区人口发展的特殊性。谭克俭和颛慧琳（2003）将贫困地区人口发展的主要特征表现总结为：妇女生育水平仍然较高、人口流动的特征明显、人口城镇化水平较低和人口文化素质偏低等。贫困地区人口增长过快、人口素质低、人口封闭性强和流动性低，大部分人口在当地从事粗放式农业生产生活，由此导致区域发展陷入"人口增长—贫困加剧—生态退化"的恶性循环（周侃、王传胜，2016）。贫困人口的生存与发展使当前我国经济社会发展面临的问题极具挑战性，改善贫困地区人口发展状况，可以通过强化社会服务、控制人口增长、提高人口素质、探索移民搬迁等方式，达到迅速缓解和逐步消除贫困的目的（赵曦，2011）。

# 第四节　多维贫困及贫困脆弱性测度研究

## 一、多维贫困及测度

人们最初认为贫困是由于收入不足造成的，所以起初用货币法对贫困进行判定，并将其量化进一步转化为货币量来判定，据此设定了贫困线。但是使用收入来界定有其内在的局限性，收入只是贫困的一个方面，不能涵盖贫困的全部意义（Fisher，1997）。这种以收入为依据测度的贫困实质上是一种狭义上的贫困（Caroline，2004）。贫困的多维测度思想来源于 Sen，其主要观点是贫困是多维的，不单指收入贫困，还应包括饮用水、卫生设施等其他方面的贫困（Sen，1985）。在此基础上，联合国开发计划署在 1997 年构建了人类发展指数进而开发出人类贫困指数（UNDP，1997），并在收入的基础上，新增了健康、教育和生活水平作为衡量人类贫困状况的指标。2010 年推出了与英国牛津大学合作开发的"多维贫困指数"，简称 MPI，（UNDP，2010）。

关于多维贫困的测度，研究的重点主要集中在多维贫困测度方法、维度设定、剥夺临界值以及多维贫困指数分解等方面。多维贫困的测度方法主要有 A-F 法、FGT 指数、因子分析法等。其中，A-F 法是现今使用比较多的，其核心是"双临界值"，即在每一维度下设定剥夺临界值和贫困临界值，以两个临界值来测度多维贫困（Alkire and Foster，2011）。目前，国外对多维贫困测度的研究比较成熟，Battiston 和 Cruces（2013）利用来自拉丁美洲的 6 个国家的数据进行研究，发现包括收入在内的 5 个维度中，卫生设施和教育程度是影响贫困的显著因素。Alkire 和 Seth（2015）从教育、健康、生活水平 3 个维度对 1999—2006 年印度的多维贫困状况进行了分析，得出了印度的贫困人口在逐年减少的结论。

国内多维贫困的研究也在迅速发展。王小林（2009）和 Alkire（2011）运用 A-F 多维贫困测度法，从住房、饮用水、卫生设施、电、资产等维度对我国城乡家庭进行了多维贫困测度，发现我国城市和农村的多维贫困发生率远高于国家统计局以收入为依据测算出的贫困发生率。杨龙和汪三贵（2015）利用对农户的微观调查数据，对我国农村地区家庭在 2300 元贫困线下的多维贫困现状进行了分析。张全红等（2017）基于 A-F 多维贫困测度法，提出了长期贫困测算方法，从教育、健康和生活水平 3 个方面构建了长期多维贫困指数。贾兴梅（2017）将贫困分为生产条件贫困、生活条件贫困、能力提升贫困、健康贫困、收入贫困 5 个方面，构建了多维贫困指标体系。

## 二、贫困脆弱性及测度

脆弱性是贫困的重要表现，贫困脆弱性的概念首先由世界银行在 2001 年《世界发展报告》中提出，并将贫困脆弱性定义为"度量对冲击的复原—冲击造成未来福利下降的可能性"（World Bank，2000；黎洁、邰秀军，2009）。绝对贫困、相对贫困和多维贫困等贫困指标都测度了某一特定时刻个人或家庭的福利现状，而没有考虑家庭未来的福利和相关风险，贫困脆弱性克服了传统贫困测度静态性和事后性的不足，具有前瞻性和动态性的特征（解雨巷等，2019）。学界对贫困脆弱性的测度方法有期望贫困的脆弱性（VEP）、期望效用的贫困脆弱性（VEU）和风险暴露脆弱性（VER）3 种，目前研究中学者普遍采用的是由 Chaudhuri 等（2002）提出的预期贫困脆弱性，即衡量目标个体或家庭在未来陷入贫困的可能性。

现有贫困脆弱性有关研究除其测度外，主要集中在贫困脆弱性的影响因素分析上，如土地流转（左孝凡、陆继霞，2020）、易地搬迁（李聪等，2019）、新型农村社会养老保险（李齐云、席华，2015）、生态补偿（刘宗飞等，2019）、教育支出（斯丽娟，2019）和非农就业（孙伯驰、段志民，2019）等。其中，与健康扶贫政策相关的因素也有涉及，如章晓懿和沈崴奕（2014）运用预期贫困脆弱性法对上海市城乡低收入家庭的贫困脆弱性进行了测量，实证表明医疗救助制度能显著降低低收入家庭的贫困脆弱性；韩静舒和谢邦昌（2019）运用倾向值匹配法发现，有住院行为的家庭贫困显著增加，医疗支出致贫效应在农村低收入家庭中更明显。研究表明，并不是所有的公共政策都能缓解农户贫困脆弱性，如樊丽明和解垩（2014）发现公共转移支付对慢性贫困和暂时性贫困农户的脆弱性没有任何影响；徐超和李林木（2017）研究发现，城乡低保对贫困脆弱性没有明显改善效果，反而提高了家庭贫困脆弱性。

贫困脆弱性产生的原因是缺少应对风险冲击的能力，包括经济、健康、社会福利、教育、家庭因素等。已有研究大多集中在经济学领域，但有学者认为在对贫困造成冲击的各种风险因素中，健康风险是导致农户贫困的关键因素（Arsenijevic and Pavlova，2013）。健康贫困脆弱性指个人、群体或组织在遭受健康相关风险冲击后陷入低福利水平状态的概率，在消除现有贫困的基础上，还需要识别因病致病返贫的因素（刘跃，2016）。已有少量研究对健康贫困脆弱性进行了有益的尝试，主要从健康贫困脆弱性的测度和影响因素等方面展开。例如，刘军军等（2019）从慢性病患者个人特征、健康状况、卫生服务、医疗保障和疾病预防5个维度对慢性病患者的健康贫困脆弱性进行了综合评价并探究了其关键影响因素。严蓓蕾（2019）用FGLS法测量了健康贫困脆弱性指数，并用分位数回归分析慢性病患者健康贫困脆弱性的影响因素。张怡青（2019）从农村老年人个人特征、医疗卫生服务、保障制度、疾病预防与控制4个维度构建指标体系测算农村老年人健康贫困脆弱性，并分别从时间和空间特征探索其异质性。通过对健康贫困脆弱性的测度及其影响因素的研究，能有效地识别因健康风险而陷入贫困的人群和判断致贫返贫因素，进而促进新时期健康扶贫政策的调整和有效实施。

## 第五节　健康乡村对人口健康的影响研究

1989年，世界卫生组织首次正式提出"健康村"的概念，并将"健康村"定义为具有较低传染病发病率，人人享有基本卫生设施和服务，有着稳定、和平的社会环境，社区和谐发展的农村（WHO，1990）。健康乡村在强调新医疗理念的同时，通过倡导健康生活方式、改善农村人居环境实现农村居民身体和心理的双健康（陈爱如、张明明，2021）。从健康乡村建设和人口健康发展的关系来看，健康乡村建设推动人口健康不断发展，人口健康的发展也可以衡量乡村居民的生活质量及社会发展。刘静晓（2011）指出，中国乡村人居环境的变化，直接促使乡村居民健康意识发生改变，以及所享受到的医疗制度及设施的优化，由此推动乡村人口健康的发展，与此同时，乡村人口健康的发展也促使乡村人居环境的进一步变化。张检等（2020）基于我国现阶段卫生与健康事业发展和乡村振兴战略的需要，对健康乡村的内涵在广度和深度上进行了延伸，将其定义为：从乡村规划、建设到管理多角度体现"以人的健康为中心"，具备健康人群及促进人群健康发展的健康环境和健康社会，并以"健康"为生产要素推动生态、生产、生活系统全面协调发展的乡村有机整体。白描（2020）认为，健康乡村建设的实质就是从健康角度实现乡村振兴并提高农村民生保障的战略目标，为全面建成小康社会筑好健康基础。"环境—健康—发展"的平衡与和谐既是当今世界人类社会所追求的目标，也是一个新兴的学科交叉领域和国际研究前沿，良好的人居环境保障全面的人口健康发展，进而推动人类社会的可持续发展（刘静晓，2011）。

目前，学者从不同领域和不同视角对健康乡村建设提出建议，为人口健康发展奠定坚实基础，强化"健康中国"战略在农村的推进。郑玮等（2019）从卫生健康经济领域，对当前健康乡村建设中的机构布局等进行了系统分析和探讨，提出应进一步完善我国乡村卫生健康建设，繁荣乡村卫生健康经济。唐燕和严瑞河（2019）从农民的价值观视角审视乡村发展需求，揭示农民对规划的主要关注点与具体意愿所在，从而通过村民参与有的放矢地实现配套设施完备，农民满意度高的健康乡村建设引导。李宁（2020）从突发公共卫生事件视角对当前健康乡村建设存在的突出短板进行分析和探讨，并在此基础上提出加快构建与经济发展和新时期广大乡村民众对医疗卫生需求相适应的乡村医疗卫生服务体系建设的对策建议。孟杰和袁青（2020）从健康视角分析寒地乡村生产生活现状并发掘现存问题，提出健康乡村发展建设的规划建议。张检等（2020）从乡村振兴视域对健康乡村建设的内涵、现状及路径展开探讨，以期为解决农村卫生与健康问题，助推乡村振兴的实现提供政策参考。

虽然我国健康乡村建设取得了一定进展，但是城乡人口健康发展不平衡问题仍然存在，对健康乡村的研究也较少。随着"社会主义新农村建设""美丽乡村建设""改善农村人居环境"等由点到面的推进，农村环境治理从实践层面取得了实质性的进展与深入（冯亮，2016）。但是，有关城乡人口健康发展不平衡现状，以及如何全方位、全周期地维护和保障农村人口健康、实现健康乡村的研究比较少（王朋岗等，2020）。当前我国医疗资源分配严重不平衡，卫生健康工作重心、政策制度偏离乡镇和农村，高等级医疗机构、民营医疗机构主要分布在城市，全国人口近50%的农村只拥有近20%的卫生健康资源（郑玮等，2019）。农村居民健康素养差、健康水平低，基层医疗卫生体系建设落后，服务水平下降等问题仍未得到妥善解决（徐向峰、庞豪，2015）。围绕乡村健康领域的研究主要存在以下两个方面的不足：一是多侧重乡村健康领域某个层面，较少从农村医疗卫生服务供给、农村医疗保障、健康环境建设以及农民健康状况全面展开分析；二是很多研究缺乏大样本支撑，研究结论的代表性略显不足（白描，2020）。

## 第六节　健康扶贫对人口发展的影响研究

健康状况是反映人口发展的重要指标，人口发展状况也决定了人口健康状况的方向。健康是人口发展的基础，是实现人口发展的基础条件，也是人口发展的目标（黄荣清，2009；穆光宗、林进龙，2020）。随着人们生活水平的不断提高，温饱不再是问题，身心健康成为人们的向往，但很多疾病，特别是慢性病有暴增和失控的倾向，使得人们面临病痛的挑战。健康扶贫是精准扶贫中通过对人力资本进行开发，促进贫困人口发展，最终脱贫增收的途径（陈晨，2018）。人口发展主要包括人口自身发展水平、人口与经济社会发展水平和人口可持续发展3个方面，尤其是人口自身发展水平对贫困地区居民的健康水平有很大影响，与国家的脱贫攻坚战和健康中国建设的进程休戚相关。人口健康状况是人口发展的主要内容，人口发展质量和趋势指引着人口健康状况变化的方向；人口发展的结果和战略取向决定着人口健康状况的变化程度，直接决定着健康医疗信息资源集聚和合理配置利用的方向（张锋，2018）。

我国人口发展态势决定了实施健康扶贫的必要性。持续的极低生育率、人口年龄结构加速老化、慢性病患病率高发与致死率高危是经济新常态下中国人口发展态势和健康状况面临的挑战（许静，2020）。从早期研究来看，乔晓春（1996）从人口研究的视角出发，讨论死亡率、生育率与健康的关系，研究了人口发展与健康问题。黄荣清（2009）构造了 5 个度量人口发展的指标，包括人口健康指数和教育水平指数，反映了人口素质的发展。齐明珠（2010）构建了世界人口发展健康指数，反映和比较了各国人口发展健康度现状，对人口发展健康状况进行预警。按照"健康中国战略"和"国家人口发展规划"的战略目标，到 2030 年，居民主要健康指标水平将进入高收入国家行列，健康公平基本实现。因此，只有正确审视我国人口发展态势和健康状况，积极面对我国人口发展出现的问题，人口健康可持续发展的目标才能得以实现。

只有实施健康扶贫政策，提高人口健康水平与健康素养，才能逐步消除贫困，改善人口发展状况。增强健康扶贫精准度，充分发挥医疗保障的反贫困功能，提高居民个体健康水平，从而消除贫困（张仲芳，2017）。国际社会和许多发展中国家的政策都从可行能力入手，实施的精准扶贫政策提升了贫困人口的就医率，改善了贫困家庭的营养条件和健康水平（Barrientos，2013）。健康投资主要是为了提高健康水平，弥补在医疗服务和健康保障方面所消耗的资源（陈宇等，1995）。在精准健康扶贫的推进中，提升贫困地区人群健康或人力资本，需要进行动态评估和及时调整，并将重点放在弥补短板上。王琳（2019）指出，健康扶贫对贫困地区的家庭具有重要意义，可以缓解贫困家庭出现错位供给和制度无序等问题。贫困地区的健康教育和健康促进不仅对打赢健康扶贫攻坚战具有重要意义，而且是提高贫困地区人群健康素质的最基本的途径（郭晓斐等，2019）。

# 第七节　文献评述

健康扶贫与贫困地区人口发展之间的研究逐步受到政府和国内外学界的关注，但总体上该研究仍处于起步阶段，研究进程有待加快，研究广度与深度有待拓展。已有研究不足主要体现在以下几个方面：

（1）忽视了对健康扶贫政策的多维度和全方位解读。鲜有研究对一般贫困地区和深度贫困地区的健康扶贫实践和具体举措进行梳理，缺乏对贫困地区健康扶贫特色实践和经典案例的总结。已有研究对健康扶贫政策只是泛泛解读，或者以机制为导向的剖析较多，而以健康扶贫政策作用靶点和健康扶贫政策沿革变迁为目的的研究较少。

（2）缺乏对贫困地区健康贫困现状全面描述和健康贫困多维测度的研究，更缺乏对贫困地区健康支出的研究。已有对贫困地区健康贫困现状描述的研究主要聚集在某地或者某个区域，且描述指标和测度健康水平的指标较为单一，对多维贫困测度的研究主要集中在总体贫困上，较少从人口健康、医疗服务、公共卫生、医疗保障和疾病预防等方面全方位地进行区域类型的比较分析，缺乏对健康乡村的全面研究和微观数据的支撑。

（3）测度贫困地区健康贫困脆弱性和精准识别高健康贫困脆弱群体的研究不足。健康贫困的研究较少，或只作为多维贫困研究的一部分。对健康贫困脆弱性的研究主要集中在老年人和慢性病患者身上，而对农村居民健康贫困脆弱性的研究较少。已有关于健康贫困脆弱性的研究主要集中于总体脆弱性指数，对特征人群健康贫困脆弱性的识别和比较分析较为缺乏。

（4）目前，关于健康扶贫绩效评价的相关研究较少。已有对精准扶贫绩效的研究主要涉及扶贫绩效影响因素和扶贫成效评价等内容，成效测度也主要集中于扶贫总体成效，但是对精准健康扶贫绩效评价的研究较少。已有研究主要从客观效益或主观农户感知的单个方面来对绩效进行评估，缺乏对主观、客观两个方面绩效的综合评估。同时也缺乏从微观数据角度出发研究健康扶贫绩效测度的研究，多数是从全国或省级层面出发，构建一定指标体系进行总体的综合评价，基于家庭或个人层面的研究较少。

（5）缺乏利用动态监测数据库分析健康扶贫态势的研究。健康扶贫工程政策制度不断完善，数据也处于动态变化中，因此要实时跟进健康扶贫的进展。动态监测数据分析能从不同方面了解健康扶贫政策、手段等在不同地区的差异，为深入的研究奠定基础。而已有文献都是利用宏观数据或单一年份的微观数据分析健康扶贫效果，缺少了对长期数据的动态分析以及对比分析，也不能了解因病致贫、返贫的原因和差异。

（6）关于精准健康扶贫对农户贫困脆弱性的研究较少。已有研究主要为针对健康扶贫对人口收入或支出的研究，以及健康扶贫对人口健康提升的研究。较少存在精准健康扶贫政策对农户未来陷贫风险分析的研究，所以健康扶贫与农户贫困脆弱性相结合的研究较少。较少研究实证分析健康扶贫政策在减贫过程中的作用机制。已有研究较多泛泛地讨论健康扶贫的作用机理，或是讨论健康与贫困之间的内在逻辑，但都缺乏从定量角度实证健康扶贫政策的减贫路径。

（7）缺乏多视角和多理论融合的贫困地区的健康人力资本与人口发展的影响机制研究。已有的对贫困地区人口发展的研究集中分析减贫对人口发展的影响，而对健康人力资本如何影响人口发展的研究较少。精准健康扶贫涵盖了完善医疗保障、优化医疗资源、疾病分类救治、健康预防干预等方面，这些要素的多种复杂的组合产生的不同扶贫模式对贫困地区健康人力资本造成影响的程度和差异都值得深入研究。

为了弥补已有研究的不足，本书以贫困地区人口为研究对象，从宏观和微观方面分析健康扶贫的现状，以及其对人力资本积累及对人口发展的影响，从而丰富人力资本理论和反贫困人口理论，为提高贫困地区因病致贫、因病返贫人口的生活福利和增强其获得感、提升健康人力资本和促进人口发展、推动健康中国建设和实现可持续脱贫等方面的研究提供实证分析和理论依据。

# 第二章　样本选择与数据

本书使用的数据主要分两部分：一是宏观数据，包括中国人口与发展研究中心提供的全国健康扶贫动态监测数据，政府网站公布的全国及各省市的政策文件以及各省市历年的统计年鉴和卫生统计年鉴。二是课题组的专项调查数据。来自2017年12月至2019年2月课题组在新疆、陕西、甘肃、四川、湖北、安徽六省（区）开展的"精准健康扶贫与人口发展"专项调查数据和访谈数据。本章主要对中国人口与发展研究中心的动态监测数据和"精准健康扶贫与人口发展"专项调查的具体情况进行介绍，包括调查方案的确定、调查构成、内容与执行、抽样调查、数据实际样本规模、数据质量控制与评价等方面。

## 第一节　宏观数据

### 一、全国健康扶贫动态监测数据

全国健康扶贫动态监测数据整体覆盖了全国有健康扶贫任务的25个省（区、市）、276个市、2088个县、29204个乡和399722个村，基于全国基层数十万基层人员填报的动态反馈信息、有效管理的全国建档立卡户人口信息、因病致贫返贫对象信息、分类救治信息、日常慢病签约服务信息、大病专项救治信息、重病兜底保障信息等，以此实现健康扶贫目标人群精准建账管理，实现健康扶贫信息动态更新，及时实现健康扶贫科学研判。

全国健康扶贫动态监测数据库共建立了健康扶贫对象和服务机构两大数据库，建成了健康扶贫工作挂图作战、统计分析、"三个一批"、督导考核、机构调查等业务功能模块，推动横向数据和纵向数据共享。通过对全国健康扶贫工作进展情况进行动态监测、评估与前瞻，加强医疗机构卫生保障能力管理，加强对精准健康扶贫相关的贫困人口数量、结构、分布以及基层救治医疗机构保障等方面的研究，为政策建议提供决策支持。

本书使用的数据主要来自中国人口与发展研究中心的定期函报数据，由于 2020 年之后我国重点督导 56 个重点县，中国人口与发展研究中心不再汇总省级数据，因此本书基于动态监测数据库中 2018 年和 2019 年的季度报告数据进行分析，以期准确把握各地区健康扶贫工作的进展和效果，分析并查找存在的问题和不足，保障贫困人口健康权益。

## 二、国家层面和各个省份的政策

### （一）国家层面的政策

2016 年至今，我国认真贯彻落实党中央、国务院脱贫攻坚战略部署要求，实施健康扶贫系统工程，按照脱贫攻坚战"两不愁三保障"的要求，围绕贫困人口"基本医疗有保障"这一总体目标，落实健康中国和乡村振兴两大战略，通过"三个一批"行动计划，保障农村贫困人口享有基本医疗卫生服务。努力让贫困人口"看得起病、看得好病、看得上病、少生病"，防止因病致贫、因病返贫的现象发生，不断提高医疗卫生服务能力和水平，落实各项医疗综合保障政策，健康扶贫事业取得了显著成效。

健康扶贫工程自实施以来，各地围绕贫困人口"基本医疗有保障"的目标，积极落实精准扶贫、精准脱贫基本方略，促进健康扶贫政策措施落地生效。《关于打赢脱贫攻坚战的决定》（2015 年）、《关于实施健康扶贫工程的指导意见》（2016 年）、《关于打赢脱贫攻坚战三年行动的指导意见》（2018 年）等均提出，加强医疗保险和医疗救助，城乡居民基本医疗保险和大病保险政策要对贫困人口倾斜，提高医疗保障水平，努力让农村贫困人口"看得起病"。2017 年 4 月，国家卫生计生委等六部委联合印发了《健康扶贫工程"三个一批"行动计划》，要求对患有大病和长期慢性病的贫困人口开展分类分批救治，精准推进实施健康扶贫工程，实施疾病分类救治，努力让农村贫困人口"看得好病"。按照"填平补齐"原则，加快推进县、乡、村三级医疗卫生服务机构标准化建设，力争使每个贫困县达到"三个一"目标，不断提升贫困地区医疗卫生服务能力，努力让贫困人口"看得上病"。健康扶贫要坚持预防为主、防治结合，进一步加强贫困地区预防保健工作，将公共卫生和疾病预防控制工作摆到更加重要的位置，有效提供基本公共卫生服务，精准实施重大公共卫生项目，努力消除贫困地区传染病、地方病危害，努力让贫困人口"少生病"。经过几年的努力，健康扶贫顶层设计总体框架基本形成，总体思路和重点任务逐步明确，政策措施保障力度不断加强。关于健康扶贫的政策沿革和变动特征详见本书第三章。

贫困地区医疗卫生服务水平差，医疗卫生资源匮乏，基础设施不完善，政府着眼于优化和改善贫困地区的医疗卫生环境，加快完善贫困地区医疗卫生服务体系，助力贫困地区健康扶贫工作。主要表现在以下几个方面：一是在城乡医院对口支援工作上，结合县级医院功能定位和县域医疗卫生发展的实际情况，制订合适的对口支援计划，提高县级医院的医疗水平，促进优质医疗资源下沉。二是保障贫困地区享有同样公平公正的基本医疗服务，防止因病致贫返贫情况的出现，提高贫困地区人口健康水平。三是开展农村贫困人口大病专项救治工作，减轻农村贫困大病患者经济负担。按照"大病集中救治一批、慢病签约服务管理一批、重病兜底保障一批"的要求，对贫困地区居民进行分类救治、精准到病、精准管理，建立完善的农村贫困大病患者医疗救治及保障的工作机制，为推进脱贫攻坚工作奠定坚实基础。四是对贫困地区居民进行健康促进与教育，提高人们的健康素养。健康是一切正常生活和工作的前提，健康体检是提高健康水平的有效途径。

（二）六省（区）的健康扶贫政策

为了与本书微观调查涉及的六省（区）保持一致和便于对比分析，本书主要关注陕西、甘肃、新疆、安徽、湖北与四川六省（区）的健康扶贫情况，六省（区）中的贫困地区医疗卫生水平落后，基础设施不完善，同时各地区发展、社会与人文环境等方面各具特色，本书通过探析六省（区）相关政策的异同及实施情况，进一步了解六省（区）健康扶贫特色与效果，通过政府的政策制定，加强医疗卫生体制改革，着重提高扶贫客体的主观能动性，同时改善贫困地区的医疗卫生环境，加快完善贫困地区医疗卫生服务体系，助力深度贫困地区健康扶贫工作，有条不紊地开展扶贫工作。

国家出台了对大病、慢性病的分类救治政策，对建档立卡贫困户人口和残疾人等特殊群体提高了救治度和治疗效果，同时也减轻了治疗费用带来的经济负担。六省（区）针对当地的特殊群体，出台了相应的医疗政策，切实保障了患者的医疗权利，减轻了医疗负担。详见本书的第四章深度贫困地区的甘肃临夏州、四川凉山州和新疆南疆四地州，以及第五章一般贫困地区的湖北恩施州、安徽安庆市和陕西商洛市的典型案例分析。

# 第二节　六省（区）专项调查数据

## 一、调查目标

本书旨在利用"精准健康扶贫与人口发展"专项调查数据，了解贫困地区的健康扶贫及人口发展现状，探究贫困户与非贫困户、深度贫困地区和一般贫困地区居民在生活状况、健康状况、医疗服务满意度及健康扶贫项目感知等方面的差异，分析行政村区域环境、村卫生室建设及公共医疗项目开展等方面的情况，从而找出健康扶贫政策实施过程中存在的问题，为巩固健康扶贫成果和构建健康乡村提供实证依据。

## 二、调查内容

本次调查对象为贫困户和非贫困户，非贫困户在贫困户所在村随机选取，且与贫困户的样本比例保持在1∶1左右，每户仅访问户主或其配偶。本次调查问卷共包括两套：家庭问卷、村级问卷。家庭问卷主要包括被调查家庭基本信息及社会支持、家庭成员信息表、健康状况、医疗服务满意度和健康扶贫项目感知（见表2-1）。村级问卷主要包括行政村的村干部个人基本情况、村基本信息、生活条件及区域环境和村卫生室情况（见表2-2）。最终调查共回收有效家庭问卷2494份，有效村级问卷245份。

表2-1　家庭问卷主要内容

| 组成部分 | 主要内容 |
| --- | --- |
| 家庭基本信息及社会支持 | 是否贫困户、收支情况、住房、宗教信仰、兄弟姐妹数量、借贷网、找工作网、求医看病网 |
| 家庭成员信息表 | 人口数、性别、出生年月、民族、婚姻、政治面貌、受教育程度、职业、打工经历、新农合参与情况、健康状况、患病治疗情况 |
| 健康状况 | 身高、体重、健康自评、看病习惯、过去一个月是否生病、抑郁度、生活满意度、父母健康状况 |
| 医疗服务满意度 | 常去医疗机构距离及耗时、选择医疗机构考虑因素、医疗扶贫满意度评价、新农合报销比例满意度、报销程序方便程度 |
| 健康扶贫项目感知 | 健康扶贫项目知晓度与需求度、健康扶贫项目效果感知、希望获得的帮助、贫困户帮扶情况 |

表2-2　村级问卷主要内容

| 组成部分 | 主要内容 |
| --- | --- |
| 村干部个人基本情况 | 出生年月、性别、受教育程度、担任职务、工作年数 |
| 村基本信息 | 是否属于贫困村、地区类型、占地面积、常住人口情况、贫困户人数、因病致贫因病返贫人数、新农合参与人数、是否有村卫生室 |
| 生活条件及区域环境 | 信息传播方式、做饭燃料、水源、照明用具、厕所类型、垃圾处理方式、自然灾害情况、村办/镇办企业、村委会位置、改厕及饮水安全工程实施状况、交通状况 |
| 村卫生室情况 | 村医基本信息、村卫生室办医形式、行医方式、覆盖距离、接诊人数、本村多发病种、远程医疗情况、公共卫生服务项目开展情况 |

## 三、抽样过程

本书专项调查数据主要来自 2017 年 12 月至 2019 年 2 月在陕西、甘肃、四川、湖北、安徽和新疆南疆四地州进行的专项调查，共分两次进行。第一次为 2017 年 12 月至 2018 年 2 月在陕西、甘肃和新疆南疆四地州进行"丝路沿线省份健康扶贫与人口发展"专项调查，本书抽取了其中的新疆南疆四地州数据；第二次为 2018 年 12 月至 2019 年 2 月在陕西、甘肃、四川、湖北和安徽进行的"精准健康扶贫与人口发展"专项调查数据。

本书调查选取的六省（区）尽量考虑了全国健康扶贫政策实施的代表性省份。根据中共中央办公厅、国务院办公厅发布的《关于支持深度贫困地区脱贫攻坚的实施意见》（厅字〔2017〕41号），选取了"三区三州"中的四川凉山州、甘肃临夏州、新疆南疆四地州及安徽安庆市、湖北恩施州、陕西商洛市共6个地区的调查数据。其中，湖北省和安徽省是健康扶贫重点省份代表，主要因为截至2018年底尚未脱贫的因病致贫、因病返贫人口主要集中在湖北、安徽等人口大省（中国人口与发展研究中心，2019）；选取四川凉山州、甘肃临夏州和新疆南疆四地州是因为它们为深度贫困地区"三区三州"的代表地区，深度贫困地区是健康扶贫攻坚战中的"艰中之艰"；新疆南疆四地州是一个集边境地区、民族地区和贫困地区于一体的地区，是新疆脱贫攻坚工作的重点和难点区域，也是我国14个集中连片特殊困难地区之一；选取陕西商洛市作为一般贫困地区，主要起到对比参照作用。

调查数据采用多阶段抽样方法，第一阶段抽取四川凉山州、新疆南疆四地州、甘肃临夏州、安徽安庆市、湖北恩施州、陕西商洛市6个地区作为初级单位；第二阶段按照地域等距抽样，具体抽样过程如下：根据分别位于6个地区的6所高校提供的自愿报名户籍地为农村的学生登记表（包含学生姓名、班级、户籍所在地详细地址、联系电话等信息），将每个地区的大学生调查员按照地域分布进行抽样，尽量均匀地覆盖6个市（州）所辖的各个区县，保证抽样可以覆盖全市（州）范围。每位调查员在其所调查的村子做10份家庭问卷（5份建档立卡贫困户问卷和5份非贫困户问卷）和1份村级问卷。调查对象为该户户主或其配偶。贫困户问卷中，不同致贫原因的都有所涉及，尽量做到均匀、多样。通过与全国调查数据的对比，课题调查数据具有良好的代表性，基本能反映所调查地区的健康扶贫与人口发展状况。

## 四、调查执行

此次调查在2017年12月至2019年2月开展，由课题组的"精准健康扶贫与人口发展"专项调查组组织实施，按照贫困地区分布选取了具有代表性的四川凉山州、新疆南疆四地州、甘肃临夏州、安徽安庆市、湖北恩施州及陕西商洛市 6 个地区，每个地区选取 1 所高校作为协作单位，在各高校按照自愿报名和区域分布情况，招募和选取了 50 名左右户籍地为农村的大学生作为调查员，6 所高校共选取了 293 名问卷调查员。大学生调查员利用寒假时间回乡调查。

课题组对新疆南疆四地州、四川凉山州、甘肃临夏州、安徽安庆市、陕西商洛市、湖北恩施州 6 个地区的调查员进行了一级培训，一级培训由课题组赶赴当地直接对调查员进行培训。同时，利用半结构化的访谈提纲，在调查地与当地的发展改革委、卫生健康委等部门进行座谈，了解当地健康扶贫工作推进的现状、经验做法和问题对策。

## 五、质量评价

为了保证问卷的数据质量，课题组在问卷调查的整个过程中对数据质量进行严格的控制，以确保数据的真实性和有效性。

### （一）按照自愿原则招募调研员

通过发布招募信息，学生调查员自愿参加，要求学生有责任感和认真负责的态度，调查员的选择条件为户籍在调查目标所在地。

### （二）调查前全面培训

在开展调查之前，对所招募的调查员进行动员和培训。根据实际情况对 6 所高校进行了不同类型的培训，培训方式分为两种：一级培训，即课题组老师直接对参与调查的学生进行培训指导，主要是在四川凉山州、新疆南疆四地州、甘肃临夏州、安徽安庆市、陕西商洛市选取的 5 所高校开展；二级培训，即课题组老师首先对各高校的联络老师进行培训，再由各高校联络老师对调查员进行培训。培训的主要内容包括调查目的、调查方法、调查对象、各个题项的含义、调查中可能遇到的问题及解决办法等。并给每位调查员印发问卷说明，对调查中可能遇到的问题进行解释和说明。

### （三）调查中可随时咨询

为解决其他不可预知情况，课题组为每个地区的调查员建立了一个联络群，并安排专业人员负责调研咨询，调查员在调研过程中如遇到不明白的地方，可以随时在线咨询或者打电话咨询。

（四）问卷的回收与审核

调查员统一将问卷交给各高校的负责人，由负责人初步审核后把回收的问卷邮寄至课题组。课题组在收到问卷后，对回收问卷进行审核，审核内容包括填写方式、编码、逻辑关系等。如果问卷有大面积空白或逻辑错误，则归为不合格卷。最后，全部回收的问卷都达到了合格标准。未能回收问卷的主要原因包括学生未能回家、未能访问到了解情况的村干部或问卷遗失等。

（五）数据录入及逻辑检验

数据由课题组中参与调查的调查员录入 SPSS 数据库。然后由课题组成员编制程序来检验问卷中存在的逻辑问题。检测出逻辑问题的问卷，寻找原始问卷进行核对，根据问卷内容进行修改，并一一记录问卷的错误，问卷录入手误率为9.77%，逻辑错误已修改率为16.95%，这些错误率均在可接受的范围内。

# 六、样本描述性分析

基于健康扶贫的推进情况选取了六省（区）进行调查，样本省份基本可以代表全国健康扶贫的现状。此次调查分为家庭问卷和村级问卷，两套调查问卷均由课题组参阅大量国内外相关文献后自行编制，调查数据基本能反映被调查地区健康扶贫与人口发展状况，表2-3提供了样本的分布状况。

表2-3　六省（区）样本分布　　　　　　单位：户

| 地区 | 家庭问卷 | | 村级问卷 |
|---|---|---|---|
| | 非贫困户 | 贫困户 | |
| 陕西 | 198 | 314 | 33 |
| 甘肃 | 185 | 143 | 32 |
| 湖北 | 287 | 205 | 52 |
| 四川 | 194 | 150 | 44 |
| 安徽 | 247 | 163 | 42 |

| 地区 | 家庭问卷 | | 村级问卷 |
|------|---------|---------|---------|
| | 非贫困户 | 贫困户 | |
| 新疆 | 209 | 199 | 42 |
| 合计 | 1320 | 1174 | 245 |

通过培训、跟访以及对数据进行逻辑关系审核检验并进行10%抽样，确保数据质量。同时，通过与第六次全国卫生服务调查数据进行比较，说明此次调查对全国的健康扶贫描述具有较好的代表性，见表2-4。

表2-4　六省（区）调查与全国卫生服务调查数据对比　　　　单位:%

| 指标 | | 六省（区）调查 | | | 全国卫生服务调查 | | |
|------|------|------|------|------|------|------|------|
| | | 总体 | 中部安徽、湖北 | 西部四川、陕西、甘肃、新疆 | 总体 | 中部 | 西部 |
| 两周患病率 | | 30.8 | 33.7 | 30.0 | 17.78 | 19.5 | 15.9 |
| 两周患病就医率 | | 74.1 | 78.6 | 70.8 | 80.8 | 78.8 | 83.0 |
| 过去一年健康检查率 | | 39.4 | 39.6 | 37.0 | 41.8 | 42.6 | 37.4 |
| 基本医疗参保率 | | 91.8 | 92.2 | 91.5 | 96.8 | 97.1 | 97.7 |
| BMI | 低体重（BMI<18.5） | 7.7 | 6.5 | 8.4 | 9.1 | 9.3 | 10.5 |
| | 正常体重（BMI＝18.5~23.9） | 61.2 | 64.4 | 59.2 | 64.0 | 63.6 | 66.4 |
| | 超重（BMI＝24~27.9） | 26.4 | 25.2 | 27.1 | 22.4 | 22.8 | 19.7 |
| | 肥胖（BMI≥28） | 4.7 | 3.9 | 5.2 | 4.5 | 4.3 | 3.5 |

资料来源：课题组调查和第六次国家卫生服务调查分析报告。

# 第三节　各章节数据分布情况

本书利用在六省（区）开展的"精准健康扶贫与人口发展"专项调查数据，以贫困地区人口为研究对象，探寻不同的精准健康扶贫模式下的特征和适用性、这些扶贫策略对健康人力资本积累及其对该地区人口发展的影响机制。采用社会学、人口学和统计学多学科相结合的研究方法，对贫困地区精准健康扶贫与人口发展现状进行深入研究，对贫困地区精准健康扶贫推进、提升健康人力资本和促进人口发展、推动健康中国建设和实现可持续脱贫具有重要的现实意义。各章节数据分布情况见表2-5。

表2-5　各章节数据分布情况

| 数据类型 | | 调查范围 | 内容 | 使用章节 |
|---|---|---|---|---|
| 宏观数据 | 中国人口与发展研究中心的动态监测数据 | 陕西、甘肃、湖北、四川、安徽及新疆 | 贫困识别管理、病种识别与管理、分类救治、分级诊疗、政策费用保障、卫生总投入、死亡率数据等 | 第十一章、第十四章 |
| 微观数据 | 问卷调查 | 陕西、甘肃、湖北、四川、安徽及新疆 | 村级问卷内容主要包括行政村的基本人口信息、人员构成、经济、环境、卫生室和村干部信息、基本公共卫生服务等 | 第六章、第八章、第九章 |
| | | | 家庭问卷主要包括调查家庭的基本信息、经济和健康、生活习惯等 | 第六章、第七章、第九章、第十章、第十二章、第十三章 |
| | 访谈数据 | 各省区卫生健康委、扶贫办、财政厅、发展改革委、人社厅、民政厅等相关厅局 | 各部门在推进健康扶贫工作中的做法、成效及存在的问题，以及下一步的工作安排 | 第三章、第四章、第五章 |

# 第三章　国家健康扶贫政策沿革分析

本章主要基于倡议联盟框架的视角研究不同时期我国健康扶贫政策的变迁，从而理解健康扶贫政策的演变逻辑，回答我国健康扶贫政策变迁的背景、原因及方式，有助于为后扶贫时代健康扶贫政策的调整和实施提供参考和借鉴。然后基于政策工具法分析我国健康扶贫政策实施的侧重点和局限性，从政策意图方式、政策阶段靶点和政策作用靶点角度，来看待我国健康扶贫政策主要的作用方式及异同，为后扶贫时代背景下健康扶贫政策的完善提供新思路。

## 第一节　基于倡议联盟框架的健康扶贫政策变迁研究

20 世纪 80 年代以来，西方公共政策学者开发多源流理论等理论框架试图来描述动态复杂的政策制定和演变过程。倡议联盟框架便是一个具有较强解释能力的框架，较多地运用于卫生政策的变迁中，在中国最近 20 年来也有部分相关研究，如宋云鹏（2017）提出了倡议联盟框架在卫生政策各领域的应用。李金龙和王英伟（2018）从倡议联盟框架视角考察中国医疗卫生政策历史文献。王沛和刘军军（2020）基于倡议联盟框架分析我国家庭医生政策变迁过程。本节基于倡议联盟框架的视角，探讨不同时期健康扶贫政策的变迁逻辑。

### 一、倡议联盟框架理论介绍

倡议联盟框架（ACF）最早由美国学者 Sabatier 和 Smith 于 20 世纪 80 年代提出，为解释政策稳定和政策变迁提供了一个概念框架（Sabatier and Smith，1983）。倡议联盟框架理论认为政策变迁是由相对稳定因素、外部系统事件和政策学习三方面因素共同作用的结果。相对稳定因素指问题的文化价值、基本事件属性和社会框架等;外部系统事件指经济社会条件、联盟信念动摇等;政策学习指在联盟成员进行的以政策为导向的学习,通过调整不同的信仰,使联盟保持优势地位(王沛、刘军军,2020)。倡议联盟框架将各联盟的信念体系分为3个层面:政策核心、接近(政策)核心和次要方面。政策核心根植于人类本性和特定属性,由最根本的原则理念构成;接近(政策)核心是深层信仰的表现,是以实现根本深层信念为目标的政策;次要方面是指核心信仰下对具体问题的观点,实施特定政策的核心理念为目标的内容(Sabatier,1999)。

通过梳理我国健康扶贫政策的演变历程,党政机关、扶贫对象、社会组织、专家学者及媒体等是政策子系统的参与者,各群体间存在复杂多变的博弈和利益关系。根据政策参与者信念体系、行动目标和利益取向的不同,可将我国健康扶贫政策变迁中政策参与者分为两大政策联盟:支持健康扶贫政策的联盟和反对健康扶贫政策的联盟,两大联盟的信念体系如表3-1所示。同时,在政策变迁中,有一些政策参与者(如中共中央和全国人大等),并不属于这两大倡议联盟,即政策中间人,他们主要负责总揽大局,协调两大倡议联盟的矛盾冲突,并找到政策问题的合理解决方案(李递等,2019)。

表 3-1 中国健康扶贫政策的两大倡议联盟信念体系

| 信念体系 | | 支持联盟 | 反对联盟 |
|---|---|---|---|
| 政策核心 | 人性判断 | 贫困人口是低健康水平的 | 贫困人口存在"等靠要"思想 |
| | 是否体现公平正义 | 缩小健康公平,让贫困人口平等发展 | 将富人的福利转移给穷人不公平 |
| 接近(政策)核心 | 扶贫效果 | 社会公平稳定发展 | 成为官员贪污腐败的途径之一 |
| | 政府权力边界 | 国家发展问题,政府出面 | 依靠社会力量,企业可以解决 |
| | 政策工具选择 | 税收 | 扶贫基金 |
| 次要方面 | 政府不出面的严重性 | 很严重,健康贫富差距进一步拉大 | 不严重,还有社会力量 |
| | 成本预算 | 健康扶贫成本低 | 健康扶贫成本高,财政支出大 |

## 二、健康扶贫政策的变迁架构分析

### （一）健康扶贫萌芽阶段（1985—2000 年）

1. 外部动因分析

倡议联盟框架认为，外部系统事件和相对稳定因素是政策变迁的先决条件。20 世纪 80 年代之前，我国扶贫的重点在于解决温饱问题，在卫生领域主要解决传染病的防控问题。相较而言，贫困地区及贫困人口的健康问题并未得到政府的特别重视。虽然农村地区居民的合作型医疗保障体系已经完成，但由于当时经济发展水平较低，医疗卫生事业总经费投入不足，医疗保障能力有限，医疗资源较为匮乏。因此，看病难、看病贵成为那时我国突出的民生问题，随之中国卫生体制形成以市场为优先的局面，加剧了贫困地区居民看病就医难的问题。如何让卫生服务具有公益性，保障贫困地区居民享有基本卫生服务，促使人人享有健康成为亟须解决的问题。

2. 联盟信仰变革对政策变迁的影响

1985 年，国务院批转卫生部《关于卫生工作改革若干问题的报告》指出，加快卫生事业的发展，把卫生工作搞活。1989 年，国务院在《关于扩大医疗卫生服务有关问题的意见》中，提出卫生事业单位实行"以副补主""以工助医"等政策（张奎力、李晓丽，2021）。民政部、财政部、国家乡村振兴局等政府部门与部分专家、学者以及贫困户等构成了健康扶贫政策变迁的支持联盟，根据倡议联盟框架理论，支持联盟的深层核心理念为贫困人口常是健康状况欠佳的，要人人享有富裕和健康。因此，1996 年，《关于尽快解决农村贫困人口温饱问题的决定》提出建立农村基本医疗保障制度的健康扶贫思路（丁辉侠、张紫薇，2021）。支持联盟次要方面表现为健康扶贫能有效缩小贫富差距，可以促进社会公平稳定发展。开展"健康扶贫行动"，支持贫困农村地区建立、发展合作医疗制度，极大地缓解了贫困地区的医疗困难，对广大农民的医疗救助起到了积极作用。大多数贫困地区乡镇卫生院得到改造或重新建设，缺医少药的状况得到缓解。从对卫生事业的关注到医疗保障制度的建立和疾病防控机制的形成，标志着我国医疗扶贫政策的正式建立

（丁辉侠、张紫薇，2021）。因为此阶段健康扶贫政策还没有正式提出，反对联盟还没有正式形成，这一阶段的政策学习主要是支持联盟的内部性学习。

（二）健康扶贫探索阶段（2001—2015 年）

1. 外部动因分析

倡议联盟框架认为，外部事件为政策变迁提供机遇，相对稳定因素在一定程度上限制联盟能力进而影响政策变迁。21 世纪以来，政府对健康反贫困事业的政策导向发生了巨大转变，以 2002 年中共中央、国务院《进一步加强农村卫生工作的决定》为标志，我国健康与反贫困进入制度化结合阶段（丁辉侠、张紫薇，2021）。2013 年，习近平总书记在湖南花垣县十八洞村考察扶贫工作时首次提出"精准扶贫"，从此我国走上了精准扶贫的道路。在市场机制的作用下，我国医疗卫生资源配置效率虽然得到前所未有的提升，但是开始面临着严重的卫生资源公平性缺失、医疗卫生资源分配不均衡等问题。尤其是在非典型肺炎和禽流感等重大疫情暴发后，充分暴露了公共卫生体系的漏洞，如何使医疗卫生回归公益性和强化政府在医疗卫生领域的责任成为亟须解决的问题（王英伟，2018）。为实现医疗有基本保障的目标，党的十八届五中全会提出"推进健康中国建设"，为健康扶贫提供了良好的政策环境。2015 年，《中共中央　国务院关于打赢脱贫攻坚战的决定》提出医疗救助脱贫和完善农村贫困人口医疗保险理念，正式开启健康扶贫工程新篇章（丁辉侠、张紫薇，2021）。

2. 联盟信仰变革对政策变迁的影响

国家对贫困农村家庭实行医疗救助、探索健康管理服务、完善城乡医疗救助制度等，深化健康扶贫的内涵。同时国家在健康扶贫内容、体制机制、资源分配等方面积极推进，极大地推动了健康扶贫事业的发展。反对联盟并非反对政策方案，而是对政策和目标有着不同的关注点，但是不利于健康扶贫政策的实施和推进。部分学者、部分纳税人以及部分非贫困户是反对联盟的主要成员，他们认为，贫困人口总是"等靠要"，把富人的财富转移给贫困人口显得不公平，健康扶贫成本高，财政支出大，可能成为一些官员贪污的途径，同时健康扶贫涉及部分成员的自身利益。原本占主导地位的支持联盟因为反对联盟的出现，其政策推进受到阻碍，支持联盟为巩固自身地位而进行政策学习，信仰调整并没有动摇深层信念，主要表现在次要方面，支持联盟进一步明确健康扶贫的主体责任单位、服务内容及范围。政府主导型联盟认为，长期以来，政府对医疗卫生事业的投入不够，使得全国范围内基本公共医疗体系不健全，难以抵御突发事件，从而引发了一系列政策变化。

2002年《中共中央　国务院关于进一步加强农村卫生工作的决定》要求推进农村卫生服务体系建设，建立医疗救助制度和以大病统筹为主的新型合作医疗制度，标志着中国健康扶贫进入实质性实施阶段（蒋中一，2008）。同年，我国部分地区实行的医院完全市场化改革，得到了中央政府的肯定和支持（李金龙、王英伟，2018）。2005年，时任国务院总理温家宝在第十届全国人大三次会议上指出，要切实解决群众看病难、看病贵的问题。2006年，政府部门要求以中西部为重点继续推动农村基础卫生设施建设，改建和新建4200个乡镇卫生院，达到规划目标的68%（蒋祎等，2019）。2009年，政府强化基本医疗卫生事业的公益理念，医疗改革向公共利益回归，兼顾效率的价值取向得到了彰显。2012年，民政部等部门下发《关于开展重特大疾病医疗救助试点工作的意见》，提出逐步扩大救助病种范围和提高重特大疾病的救助水平。

（三）健康扶贫成熟阶段（2016年至今）

1. 外部动因分析

倡议联盟框架认为相对稳定因素短期难以改变，但外部事件往往是政策变迁的外部导火线。2016年，国家卫生计生委等15部委联合发布《关于实施健康扶贫工程的指导意见》（国卫财务发〔2016〕26号，以下简称《指导意见》），全面推进和落实健康扶贫工作，提出"实施健康扶贫工程"是打赢脱贫攻坚战、实现农村贫困人口脱贫的一项重要举措，明确了健康扶贫工程的具体目标、任务和保障措施等。2016年10月，国家审议通过"健康中国2030"规划纲要，公众健康得到了前所未有的重视，公共卫生领域的健康扶贫政策得到大力推广。此前，健康扶贫过程中存在政策主体规定不精准，治理碎片化；精准识别瞄准目标偏离，存在精英捕获现象；政策主体资源管理缺乏系统性，动力不足；基层卫生机构卫生服务短缺，异地就医人数增加；

事后补偿为主，过分依赖财政资金支持；政策客体可行能力低下，群众获得感低下；大数据运用不成熟，信息共享程度偏低等问题。2020 年我国全面建成小康社会，消除绝对贫困的任务基本完成，健康扶贫政策面临着向健康乡村建设的转型。农村贫困人口全面脱贫是精准扶贫政策的重要内容，更是乡村振兴战略实施的优先任务。党的十九届五中全会提出要实现巩固拓展脱贫攻坚成果同乡村振兴有效衔接，实施 5 年防返贫的长效机制。随着科学技术的大幅飞跃，互联网、大数据、人工智能、云计算和区块链等技术能够有效应用到健康扶贫工作中。

2. 联盟信仰变革对政策变迁的影响

为了解决问题和完成目标，政府部门陆续出台了大量关于健康扶贫的政策，涉及医疗服务、医疗保障、公共卫生和健康促进多个领域，包括家庭医生签约、"互联网+远程医疗"、医疗联合体建设、分级诊疗等方面，精准健康扶贫迎来高潮。反对联盟认为社会力量应该参与健康扶贫事业，而且在健康扶贫实施过程中，精英捕获、识别不精确等问题依然存在。双方辩论的焦点在于健康扶贫政策该如何精准有效地开展。由于在精准脱贫攻坚的重要时期和最后冲刺阶段，支持联盟不断巩固自身信念并取得主导地位，同时利用政治资源将信念转化为政策产出。随着我国社会经济的发展，反对联盟逐渐意识到健康扶贫的必要性，从而以政策为导向进行学习，反对联盟在跨联盟学习中改变次要方面信仰。这一阶段，在全国脱贫攻坚的大背景下，政策中间人与以前的支持联盟组成新的支持联盟，并根据发展实情制定合理可接受的政策。政策制定者创新性地提出精准扶贫工作机制，对贫困人口的精准识别与致贫成因分析驱动了健康扶贫政策体系的完善与成熟。

为贯彻落实《中共中央 国务院关于打赢脱贫攻坚战的决定》和《指导意见》要求，国家卫生计生委、民政部、财政部、人力资源和社会保障部、中国保监会和国务院扶贫办联合制定了《健康扶贫工程"三个一批"行动计划》（国卫财务发〔2017〕19 号），将健康扶贫落实到人、精准到病，推动健康扶贫工程深入实施。2018 年 12 月，国家卫生健康委、国家发展改革委、财政部、国家医保局和国务院扶贫办联合制定了《健康扶贫三年攻坚行动实施方案》（国卫财务发〔2018〕38号），实施贫困居民大病和慢性病精准救治，贫困地区重点传染病，地方病综合防控，妇幼健康和健康促进、医疗保障扶贫以及贫困地区基层医疗卫生机构能力提升工程。为保障健康扶贫质量，国务院扶贫开发领导小组印发《关于印发健康扶贫领域作风问题专项治理实施方案的通知》（国卫办财务函〔2018〕198号），开展健康扶贫领域作风问题专项治理，推动健康扶贫深入实施。2021年6月，国家卫生健康委及国务院扶贫办（国家乡村振兴局）联合出台《关于印发巩固拓展健康扶贫成果同乡村振兴有效衔接实施意见的通知》（国卫扶贫发〔2021〕6号），确保在5年过渡期内，保持健康扶贫主要政策总体稳定，调整优化支持政策，为脱贫地区接续乡村振兴提供更加坚实的健康保障。

## 第二节　基于政策工具视角的健康扶贫政策分析

2016年6月20日，国家卫生计生委等15部委联合印发了《指导意见》。至此，健康扶贫上升为国家层面战略。自《指导意见》发布以来，我国出台了一系列文件推进和保障健康扶贫政策的实施。政策工具指的是为实现一定的政策目标而制定的各种策略、方法、机制等。本章基于政策工具和健康扶贫作用机制的二维框架对国家健康扶贫政策文本进行量化分析，对健康扶贫政策的完善和优化提出建议；从政策意图方式、政策阶段靶点和政策作用靶点出发，考察我国健康扶贫政策制定者的政策设计方式。

### 一、资料来源与方法

（一）资料来源

政策文本包括规划、实施意见、指导意见、实施方案、法规和管理办法等直接反映政府意志的资料。在国务院及相关部委官方网站上，以"健康扶贫""健康贫困"为关键词进行检索，获取2016年《指导意见》出台以来至2021年7月20日的健康扶贫相关政策文件共计45篇，如表3-2所示。

表 3-2　健康扶贫相关政策

| 序号 | 政策名称 | 发文字号 |
|---|---|---|
| 1 | 《关于实施健康扶贫工程的指导意见》 | 国卫财务发〔2016〕6 号 |
| 2 | 《关于开展健康城市健康村镇建设的指导意见》 | 全爱卫发〔2016〕5 号 |
| 3 | 《关于印发加强三级医院对口帮扶贫困县县级医院工作方案的通知》 | 国卫医发〔2016〕7 号 |
| 4 | 《关于新增部分医疗康复项目纳入基本医疗保障支付范围的通知》 | 人社部发〔2016〕23 号 |
| 5 | 《关于印发全国新型农村合作医疗异地就医联网结报实施方案的通知》 | 国卫基层发〔2016〕23 号 |
| 6 | 《关于促进和规范健康医疗大数据应用发展的指导意见 》 | 国办发〔2016〕47 号 |
| 7 | 《关于印发贫困残疾人脱贫攻坚行动计划（2016—2020 年）的通知》 | 残联发—〔2016〕77 号 |
| 8 | 《关于做好农村最低生活保障制度与扶贫开发政策有效衔接指导意见的通知 》 | 国办发〔2016〕70 号 |
| 9 | 《关于加强健康促进与教育的指导意见》 | 国卫疾控发〔2016〕77 号 |
| 10 | 《关于加强心理健康服务的指导意见》 | 国卫宣传发〔2016〕62 号 |
| 11 | 《关于启动实施贫困地区农村留守儿童健康教育项目的通知》 | 国卫办流管函〔2016〕999 号 |
| 12 | 《关于进一步推进农村户厕建设的通知》 | 国卫医发〔2016〕57 号 |
| 13 | 《关于印发"十三五"全国健康促进与教育工作规划的通知》 | 国卫宣传发〔2017〕2 号 |
| 14 | 《关于印发健康扶贫工程"三个一批"行动计划的通知》 | 国卫财务发〔2017〕19 号 |
| 15 | 《关于印发"十三五"全国人口健康信息化发展规划的通知》 | 国卫规划发〔2017〕6 号 |
| 16 | 《关于推进医疗联合体建设和发展的指导意见》 | 国办发〔2017〕32 号 |
| 17 | 《关于印发农村贫困人口大病专项救治工作方案的通知》 | 国卫办医函〔2017〕154 号 |
| 18 | 《关于印发农村贫困住院患者县域内先诊疗后付费工作方案的通知》 | 国卫办医函〔2017〕186 号 |
| 19 | 《关于调整部分地方三级医院帮扶贫困县县级医院对口关系的通知》 | 国卫办医函〔2017〕421 号 |
| 20 | 《关于印发"光明扶贫工程"工作方案的通知》 | 国卫办医函〔2017〕760 号 |

| 序号 | 政策名称 | 发文字号 |
|------|---------|---------|
| 21 | 《关于做好贫困人口慢病家庭医生签约服务工作的通知》 | 国卫办基层函〔2017〕928 号 |
| 22 | 《关于坚持以人民健康为中心推动医疗服务高质量发展的意见》 | 国卫医发〔2018〕29 号 |
| 23 | 《关于印发全面提升县级医院综合能力工作方案（2018—2020 年）的通知》 | 国卫医发〔2018〕37 号 |
| 24 | 《关于加快推进电子健康卡普及应用工作的意见》 | 国卫办规划发〔2018〕34 号 |
| 25 | 《关于深入开展"互联网+医疗健康"便民惠民活动的通知》 | 国卫规划发〔2018〕22 号 |
| 26 | 《关于印发〈医疗保障扶贫三年行动实施方案（2018—2020 年）〉的通知》 | 医保发〔2018〕18 号 |
| 27 | 《关于进一步做好分级诊疗制度建设有关重点工作的通知》 | 国卫医发〔2018〕28 号 |
| 28 | 《关于印发全国出生缺陷综合防治方案的通知》 | 国卫办妇幼发〔2018〕19 号 |
| 29 | 《关于印发地方病防治专项三年攻坚行动方案（2018—2020 年）的通知》 | 国卫疾控发〔2018〕47 号 |
| 30 | 《关于印发健康扶贫三年攻坚行动实施方案的通知》 | 国卫财务发〔2018〕38 号 |
| 31 | 《关于进一步加强农村贫困人口大病专项救治工作的通知》 | 国卫办医函〔2018〕830 号 |
| 32 | 《关于印发贫困地区健康促进三年攻坚行动方案的通知》 | 国卫办宣传函〔2018〕907 号 |
| 33 | 《关于印发健康扶贫领域作风问题专项治理实施方案的通知》 | 国卫办财务函〔2018〕198 号 |
| 34 | 《关于在脱贫攻坚中做好贫困重度残疾人照护服务工作的通知》 | 民发〔2019〕33 号 |
| 35 | 《关于印发促进社会办医持续健康规范发展意见的通知》 | 国卫医发〔2019〕42 号 |
| 36 | 《关于做好农村订单定向免费培养医学生就业安置和履约管理工作的通知》 | 国卫科教发〔2019〕56 号 |
| 37 | 《关于印发解决贫困人口基本医疗有保障突出问题工作方案的通知》 | 国卫扶贫发〔2019〕45 号 |
| 38 | 《关于进一步加强贫困地区卫生健康人才队伍建设的通知》 | 国卫办人函〔2019〕329 号 |
| 39 | 《关于高质量打赢医疗保障脱贫攻坚战的通知》 | 医保办发〔2020〕19 号 |
| 40 | 《关于新冠肺炎疫情防控期间统筹推进健康扶贫工作的通知》 | 国卫办扶贫函〔2020〕159 号 |

| 序号 | 政策名称 | 发文字号 |
|---|---|---|
| 41 | 《关于进一步扩大农村贫困人口大病专项救治病种范围的通知》 | 国卫办医函〔2020〕338号 |
| 42 | 《关于启用三级医院对口帮扶贫困县县医院工作信息管理系统的通知》 | 国卫办医函〔2020〕429号 |
| 43 | 《关于开展以健康家庭建设为重点深化创建幸福家庭活动的通知》 | 国卫办人口函〔2020〕889号 |
| 44 | 《关于巩固拓展医疗保障脱贫攻坚成果有效衔接乡村振兴战略的实施意见》 | 国卫扶贫发〔2021〕6号 |
| 45 | 《关于印发巩固拓展健康扶贫成果同乡村振兴有效衔接实施意见的通知》 | 国卫扶贫发〔2021〕6号 |

## （二）研究方法

基于政策工具，按照"政策编号—章节/具体条款"对文本内容进行分类、编码。将政策工具的选择运用与健康扶贫作用机制结合起来分析，才能保证结果的全面性、科学性及严谨性。因此基于 X 维度（政策工具维度）和 Y 维度（健康扶贫作用机制维度）分析，构建出我国 2016 年以来健康扶贫政策的分析框架。

### 1. X 维度：政策工具维度

基本政策工具维度，本章采用定量方式对健康扶贫政策文本进行重构、分类、比较，以厘清健康扶贫作用机制，剖析健康扶贫政策体系存在的问题。将健康贫困的政策工具分为供给型、需求型和环境型 3 类，作为政策工具维度，其中政策工具及含义如表 3-3 所示。供给型政策工具表现为对健康扶贫政策的推动力，指政府直接供给卫生健康相关资源，起到直接促进作用且能够提供健康保障的政策。需求型政策表示对健康扶贫政策的拉动力，以减少健康扶贫外在环境的不确定因素，包括公私合作、市场塑造等。环境型政策工具是指通过构建良好的健康扶贫事业外在环境，以改善贫困地区健康状况的政策（郑敏科等，2020）。政策工具对健康扶贫的作用机制如图 3-1 所示。

表 3-3 基本政策工具及含义

| 政策工具类型 | 政策工具含义 |
| --- | --- |
| **供给型** | |
| 资金支持 | 给予贫困地区及人群的健康扶贫专项财力支持 |
| 技术支持 | 对贫困地区医疗的技术帮扶和提供信息服务 |
| 基础建设 | 对贫困地区基础卫生设施、诊疗设备、医疗机构的建设和完善 |
| 人才培养 | 对贫困地区医疗卫生人才的培养 |
| 机制完善 | 优化和完善贫困人口医保制度、签约制度、支付制度、慢性病管理等 |
| 公共服务 | 政府为促进健康扶贫的发展而提供相应的配套服务 |
| **环境型** | |
| 目标规划 | 基于健康扶贫政策推进的需要，对目标做整体上的规划、进度上的把控 |
| 金融金额 | 政府通过融资、贷款或创造融资条件、放宽金融管制等手段推动健康扶贫发展 |
| 税收优惠 | 政府对健康扶贫工程原有债务进行贴息，并出台免税或优惠策略 |
| 法规管制 | 政府为促进健康扶贫的发展对相关领域的个人和企业给予赋税上的减免 |
| 宣传引导 | 通过新闻报道、公益广告、塑造典型事例等为健康扶贫营造良好的舆论氛围 |
| 策略性措施 | 政府为促进健康扶贫的发展而对相关领域采取的措施，如给予人员奖励，建立相关项目或制度等 |
| **需求型** | |
| 政府购买 | 政府直接购买健康扶贫工程的一系列项目，从而推动健康扶贫政策的发展 |
| 服务外包 | 政府将其他项目纳入健康扶贫工程，鼓励其为居民提供相应的服务 |
| 国际交流 | 政府鼓励国际机构及企业同国内合作设立科研机构或项目，以此推动健康扶贫发展 |
| 公私合作 | 政府机构或公立机构与私人企业合作，促成健康扶贫工程的发展 |
| 市场塑造 | 政府通过支持发展多样化的健康扶贫工程，推动居民对健康扶贫服务的需求 |
| 价格补贴 | 建立完善的医疗服务和医疗保障调整机制，明确项目的收费标准，确保健康扶贫可持续发展 |

### 2. Y 维度：健康扶贫作用机制维度

健康扶贫作为政策的作用对象，需要考虑自身的发展逻辑与客观规律。根据既有文献成果分析，将医疗服务、公共卫生、医疗保障、健康促进、管理保障作为健康扶贫作用维度。将行政管理保障工具表现为对健康扶贫领域整体的目标规划、考核督查、政策落实效果等。X 维度与 Y 维度的具体关系如图 3-2 所示。

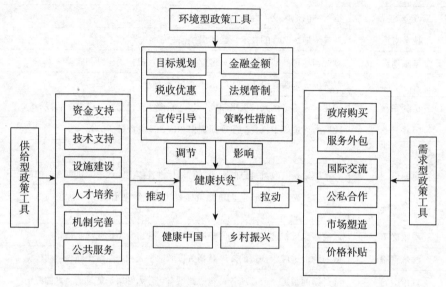

图 3-1　政策工具对健康扶贫的作用机制

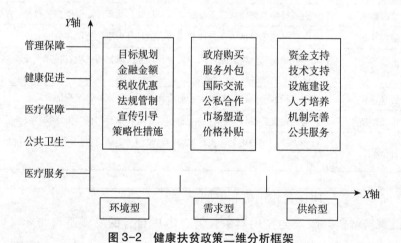

图 3-2　健康扶贫政策二维分析框架

## 二、结果分析

我国健康扶贫政策体系涉及的供给型、环境型和需求型政策工具的力度各不相同。最后得到的编码结果如表3-4所示。由表3-4可知，环境型政策工具是调节健康扶贫工程的主要力量，供给型政策工具是推动健康扶贫工程的次要力量，需求型政策工具的拉动作用较小。

表3-4　健康扶贫政策编码汇总表

| 政策工具名称 | 条文编码 | 频次/次 | 占比/% |
|---|---|---|---|
| 供给型 | | 166 | 38.52 |
| 资金支持 | 1-3-1、4-3、7-4-11、8-4-2、9-7-22、13-6-2、15-5-3、16-5-1、28-4-3、29-4-2、30-7-22、32-3-3、34-3-2、37-2-1、37-6-11、38-4-2、45-5-20 | 17 | 3.94 |
| 技术支持 | 3-2-6、6-2-1、6-2-2、6-2-4-14、6-3-2、7-3-3、7-3-4、7-4-7、9-5-16、……、29-3-6、29-4-3、33-3-1、35-4-15、37-2-3、45-3-13 | 29 | 6.73 |
| 基础建设 | 2-3-3、2-4-1、2-4-2、6-2-1-1、9-6-19、10-6-13、10-7-23、21-5、26-2-4、30-6-17、35-3-7、37-2-1、37-4-7、44-4-10、45-3-9 | 15 | 3.48 |
| 人才培养 | 1-3-2、3-2-3、3-4-3、6-2-4-14、7-4-7、9-6-20、10-6-16、10-6-17、12-3-4、……、35-3-11、36-2、37-3-4、38-2-2、38-2-3、45-3-11 | 22 | 5.10 |
| 机制完善 | 1-2-6、1-2-8、2-2-3、3-4-3、4-3、5-3-1-2、5-3-1-2、5-3-2-2、6-2-4、……、44-2-1、44-3-5、44-3-7、44-3-8、45-2-4、45-2-5、45-3-9 | 67 | 15.55 |
| 公共服务 | 1-2-2、1-2-3、2-2-3、2-4-4、3-2-2、6-2-3-8、7-3-2、9-6-19、10-5-5、10-5-12、16-4-2、24-2-3、26-2-4、31-2-2、44-4-9、45-3-10 | 16 | 3.71 |
| 环境型 | | 222 | 51.51 |
| 目标规划 | 1-1-3、1-4-2、2-1-3、3-1-4、5-3-1-3、5-3-2-3、6-1-3、6-2-4-13、6-3-1、……、38-1-2、39-1、39-4、40-1、42-2、43-2、44-1、45-2 | 44 | 10.21 |
| 金融金额 | 5-3-3-1、7-4-12、16-6-2 | 3 | 0.70 |
| 税收优惠 | 15-4-2、35-1-4、35-3-9 | 3 | 0.70 |

| 政策工具名称 | 条文编码 | 频次/次 | 占比/% |
|---|---|---|---|
| 法规管制 | 2-2-4，2-5-2，2-5-4，3-2-4，5-3-2-1，5-5-5，6-2-4-11，7-5-2，8-3-4，……，34-3-3，35-2-7，35-6-9，36-4，39-6，44-4-15，44-5-15 | 46 | 10.67 |
| 宣传引导 | 1-4-3，2-2-5，3-4-4，5-5-4，6-3-4，7-3-10，7-5-3，9-2-4，9-5-16，9-5-17，……，27-7-3，28-5-2，29-3-4，32-3-5，24-2-5，45-5-21 | 29 | 6.73 |
| 策略性措施 | 1-2-5，2-2-2，2-2-4，2-3-5，3-2-5，3-4-3，5-3-1-1，6-2-2，6-2-3，6-3-2，……，44-3-6，44-4-12，45-2-6，45-3-12，45-4-14，45-4-15 | 97 | 22.51 |
| 需求型 | | 43 | 9.98 |
| 政府购买 | 4-1，6-3-3，7-4-17，10-5-13，10-7-23，20-4-4，34-2-2，35-1-3 | 8 | 1.86 |
| 服务外包 | 5-3-3-2，6-2-2-4，8-4-3，25-3-7，35-1-1 | 5 | 1.16 |
| 国际交流 | 6-3-5 | 1 | 0.23 |
| 公私合作 | 5-3-3-3，6-3-3，15-1，10-5-14，18-5-1，25-2-5 | 6 | 1.39 |
| 市场塑造 | 1-3-3，2-5-3，5-3-3-2，6-2-2-6，6-3-3，7-3-6，7-3-9，7-4-17，14-2-3-4，20-4-4，34-2-5，35-1-2，35-3-10，35-5-17，43-2-6 | 15 | 3.48 |
| 价格补贴 | 1-2-1，7-2-1，7-4-6，8-12-1，16-5-1，30-5-14，34-2-4，44-2-1 | 8 | 1.86 |

## （一）环境型政策工具发挥作用较大

环境型政策工具占比为51.51%，使用比例最高，内部结构维度差异较大，其中策略性措施占22.51%，占据主导地位。政府部门期望通过策略性措施破解健康扶贫存在的难题，不断健全制度和完善策略，寻求针对健康扶贫风险源的有效性措施，瞄准政策靶点，解决根源性问题，然而目前健康扶贫政策缺乏前瞻性，大多为事后补救。法规管制和目标规划分别占10.67%和10.21%，政策工具使用较为合理，通过法规约束管制健康扶贫过程中存在的对象识别不清、资源供给不足、帮扶机制不合理等问题，以完善健康扶贫工程的法律环境。政府主要通过将健康扶贫纳入重点工作任务、落实政府部门责任、定期开展专项督查等方式营造促进健康扶贫的外部环境。政府部门通过制定相应的目标规划，坚持健康扶贫事业有方向性和导向性地开展，由输血性扶贫到造血性扶贫的规划较少。宣传引导使用力度相对合理（占6.73%），贫困地区群众对健康扶贫政策的感知度对推进扶贫进程具有重要作用，虽然宣传性政策执行较好，但是农村地区居民对健康扶贫政策的知晓度有待进一步普及（王高玲、刘军军，2018）。税收优惠和金融金额的使用比例较少（均占0.70%），在健康扶贫政策体系中社会力量发挥的作用效果有限，缺乏银行贷款、基金融资等金融工具的使用。

（二）供给型政策工具各维度使用不足

供给型政策工具在健康扶贫体系中主要起推动作用，保证和优化基层卫生服务是提高贫困地区人群健康水平最主要的途径。其中，机制完善在供给型政策工具中占比最高（15.55%），随着扶贫事业的发展，不断出现新情况、新发现和新问题，健康扶贫的机制在于查漏补缺，完善运行机制。其次是技术支持（占6.73%），技术支持包括公共卫生、医疗服务和健康促进等方面的新技术、新信息和新设备，随着互联网和大数据时代的到来，技术支持在很大程度上能够提高健康扶贫效率和质量。人才培养、公共服务和基础建设的政策使用分别占5.10%、3.71%和3.48%，总体稍显不足。农村地区尚存在资金投入力度不够、医疗设备配置不合理、基层医疗人才队伍建设滞后等问题。供给型政策工具反映了健康扶贫"硬件"的投资和支持，提供基础设备、技术支撑和人力资源，资源供给不足势必影响扶贫开发进程。

（三）需求型政策工具存在缺陷

需求型政策工具在健康扶贫中起拉动作用，在总体分布中仅占9.98%，在健康扶贫政策体系中运用的力度不足，在部分领域没有被充分利用。其中，市场塑造在需求型政策工具中占比为3.48%，包含部分社会力量。政府购买和价格补贴占比均为1.86%，服务外包占比为1.16%，国际交流最小（占0.23%）。可以看出，调动的社会资本和民间力量较少，不利于健康扶贫事业的顺利开展，需求型政策工具有待进一步发展。社会资本参与扶贫的渠道和途径有限，卫生扶贫更多地侧重提供公共卫生服务和基本医疗服务，而决策者开发的需求型政策工具受到卫生服务主体的限制。

# 第三节　本章小结

本章先基于倡议联盟框架对我国各时期健康扶贫政策的变迁进行深入分析，然后基于政策工具法量化政策文本，把政策分为供给型、需求型和环境型进行分析，主要得到以下结论：

第一，政治、经济与社会环境是健康扶贫政策产生与变迁的基础动力，健康扶贫政策变迁是学习效应、协调效应和预期适应性影响的结果。我国健康扶贫政策在向多元化不断完善。在外部动因的影响下，支持联盟不断以政策为导向进行学习与经验总结，不断推进完善健康扶贫政策的信念体系，健康扶贫政策本身是在中国扶贫制度基础上的深化学习。支持联盟主体的转变非但没有对健康扶贫政策产生消极作用，反而获得了一些反对联盟的支持，联盟间共同推进健康扶贫各项工作有机统一，保障健康扶贫政策稳步推进。政府发挥引导性作用，发挥社会组织作用，激励个人参与，促进多元主体、开放性、多形式的健康政策多元发展。

第二，环境型政策工具发挥作用最大，供给型政策工具部分维度使用不足。扶贫策略性措施、法规管制和目标规划相关政策的使用频率较高，金融金额和税收优惠政策使用不足。法规管制使用最多，环境型政策工具为健康扶贫事业的发展提供目标导向，但环境型政策工具在实施过程中具有较大的模糊性，导致健康扶贫政策的效率不高。社会力量对健康扶贫的推动力较弱，金融金额和税收优惠等使用频率较低，金融服务与健康扶贫的结合有待加强。人才培养、资金支持、公共服务和基础建设为健康扶贫工程提供基础保障，在健康扶贫事业紧迫性和艰巨性的背景下，供给型政策工具使用不足，机制完善类政策使用较多，为查漏补缺和完善健康扶贫政策提供引导。健康扶贫筹资方面缺乏多元渠道，政府是资源供给主体，缺少社会力量参与。

第三，需求型政策工具存在缺陷，医疗服务、医疗保障和健康促进维度分布较为均衡，公共卫生维度稍显不足。民间资本和社会力量等外部健康扶贫资源的投入比例较小，公私合作力度不大，政府购买和国际交流有待加强。在健康扶贫的作用维度，管理体制维度最多，公共卫生维度不足，医疗服务、医疗保障和健康促进政策工具的使用较为均衡。国家在健康扶贫工作中非常注重机制完善，对行政执行和作风等要求严格，健康扶贫的需求型政策拉动力不足。

# 第四章　深度贫困地区样本州案例篇

攻克深度贫困堡垒是打赢脱贫攻坚战的艰中之艰。而实施健康扶贫工程，更是打赢脱贫攻坚战的重要战役，也是转向乡村振兴的有力保障。甘肃临夏州、四川凉山州及新疆南疆四地州均是我国深度贫困地区，也是健康扶贫的重点区域。本章将从地区概况及人口状况、健康扶贫实践推进和健康扶贫与乡村振兴衔接等方面对上述 3 个地区的健康扶贫工作进行梳理分析，以期为我国健康扶贫与乡村振兴战略全面有效衔接打下实践基础。

## 第一节　甘肃临夏州

### 一、地区概况及人口状况

（一）地区概况

临夏回族自治州位于甘肃省中部西南面，黄河上游。北与兰州市接壤，东临洮河与定西市相望，西倚积石山与青海省海东市毗邻，南靠太子山与甘南藏族自治州搭界。临夏州成立于 1956 年 11 月，总面积 8169 平方千米，辖 1 个县级市、5 个县、2 个自治县、123 个乡镇、7 个街道办、1090 个行政村、120 个社区。

（二）人口状况

截至 2020 年底，全州户籍人口为 244.86 万人，常住人口为 210.98 万人。按性别分，全州男性人口为 1056107 人，占 50.06%；女性人口为 1053643 人，占 49.94%。临夏州贫困人口全部脱贫，共计 56.32 万人；贫困村全部退出，共计 649 个；贫困县（市）全部"摘帽"，共计 8 个；贫困发生率从 32.5% 下降到 0，脱贫攻坚目标任务如期完成。

## 二、健康扶贫实践推进

### （一）多重医疗保障——看得起病

临夏州全面落实基本医疗保险、大病保险、医疗救助、医疗费用兜底保障、慢病签约服务等健康扶贫政策。通过免缴住院押金、降低大病保险起付线、提高大病保险筹资标准和报销比例，实现医疗保障制度全覆盖，且全州建档立卡贫困群众参保率为 100%，实现了应保尽保。截至 2020 年底，全州参保资助 85.39 万人，落实参保资助 1.39 亿元；建档立卡贫困群众住院费用在政策范围内实际补偿比达到 91%①。通过建立农村贫困群众大病救治台账，制订诊疗方案，合理控制医疗费用，累计集中救治了 30 种大病患者共 0.84 万人，患者平均自付比例为 13.86%，低于 15%，极大地减轻了贫困患者的经济负担。

#### 1. 多重医保政策

从多重医保政策来看，临夏州从 2018 年 6 月 1 日起全面执行新的医保政策，在定点医疗机构提供基本医疗保险、大病保险和医疗救助"一站式"即时结算服务，保障建档立卡贫困户在州域内就诊享受免押金、"先诊疗、后付费"等。全州认真落实"85%"报销、3000 元兜底、"先诊疗、后付费""一站式"结报、贫困人口县域内就诊免起付线、免押金、资金预拨、贫困人口参合参保财政补助及大病保险等健康扶贫政策；扎实开展健康扶贫政策宣讲，"七个知晓"和"一保四有"等医保新政策已深入人心。同时，健全与筹资水平相适应的基本医疗保险待遇调整机制，强化医保基金收支预算，改革医保支付方式，提高基金绩效和管理效率。大力发展各类医疗、疾病、失能收入损失和长期护理等与基本医疗保险相衔接的商业健康保险业务。结合国家要求与户籍和居住证制度改革，异地长期居住人员和常驻异地工作人员也将

---

① 临夏回族自治州人民政府．州卫健委健康扶贫工作纪实［EB/OL］．（2021-07-08）［2021-07-31］. http：//www. linxia. gov. cn/Article/Content？ItemID = 6d07198b - 83d8 - 4097 - afdb - c7b944e54dbe.

纳入异地就医住院医疗费用直接结算覆盖范围。

2. 医疗救助

从医疗救助来看，主要有如下细则：一是救助对象包含最低生活保障对象，特困供养人员，低收入家庭中的老年人、未成年人、重度残疾人和重病患者等，建档立卡贫困户（含脱贫不脱政策人口），县级以上人民政府规定的其他特殊困难人员。二是救助标准及方式：①重点救助对象资助参保。一二类农村低保对象、特困救助供养人员、孤儿个人缴费部分给予全额资助；三四类农村低保对象、建档立卡贫困人口个人缴费给予不低于30%的定额资助。②门诊救助。③住院"一站式"救助。医疗救助对象在定点医疗机构发生的政策范围内住院费用，经基本医疗保险、大病保险报销后，剩余个人负担的费用，在年度救助限额内按75%的比例给予医疗救助，其中特困供养对象按95%的比例给予医疗救助，年度救助限额标准为3万元。④重特大疾病医疗救助对象因患重特大疾病发生的政策范围内诊疗费用，经基本医疗保险、城乡居民大病保险报销后，剩余个人负担的费用在年度救助限额内按80%的比例给予医疗救助，其中特困供养人员按95%的比例给予救助，年度救助限额标准为6万元。

（二）大病、慢性病分类救治——看得好病

1. 大病集中救治一批

临夏州通过制定城乡居民大病保险报销、建档立卡贫困人口等特殊群体大病保险报销等政策，确定单病种付费标准和报销比例，为需要集中到州级、省级医院治疗的大病、重病患者建立绿色通道，确保患者得到及时诊治。2020年，全州农村贫困人口大病专项救治病种数量增加到30种，省、市、县三级均设有大病专项救治定点医院，贫困人口大病患者按照分级诊疗政策规范有序就医。截至2020年底，抽调州、县、乡、村四级医务人员633人，开展东乡县"三种病"排查救治工作，排查核实乙肝患者4500人，肺结核患者663人，脑瘫患者244人，并按病症轻重进行分类评估救治。

2. 慢病签约服务管理一批

临夏州实行家庭医生签约服务，截至2020年底，对康复期的大病、重病患者和慢性病患者，组建家庭医生签约服务团队 1150 个，构建 "4+1 签约医生"（省市、县、乡、村四级签约团队和健康专干），全州 70 多万建档立卡贫困群众和 6.38 万长期慢性病患者签订服务协议书与 "一人一策" 健康帮扶管理卡，提供健康体检、用药指导和随访治疗等医疗服务。为贫困人口落实家庭医生签约服务，重点是做好贫困人口高血压、糖尿病、重型精神障碍和结核病 4 种慢性病签约服务，实现应签尽签。

（三）医疗卫生服务能力建设——看得上病

1. 医疗卫生服务能力

一是从基础设施建设着手，解决医疗机构基础薄弱的问题。截至 2020 年底，新建、改扩建 441 个村卫生室，配齐基本医疗设备，配送 80 种以上药品，使全州 1138 个村卫生室面积、设备、科室设置达到分类建设标准；通过改建、扩建 87 所乡镇卫生院业务用房和职工周转宿舍，配备 94 辆救护车、12 辆巡回医疗车，补齐了乡镇卫生院标准化建设欠账多的问题。二是从医疗设备配备着手，解决医疗设备落后的问题。截至 2020 年底，对全州 106 个乡镇卫生院配备了 DR、彩超、全自动生化仪、心电图机等先进设备，基本形成了 "基层首诊、双向转诊、急慢分治、上下联动" 的就医机制，把乡镇卫生院诊疗病种提升到 50 种以上，满足了广大群众的基本医疗需求。三是从提升诊疗服务能力着手，解决医疗机构服务能力不足的问题。紧紧围绕医疗卫生机构 "三个一"，采取多管齐下的措施，努力实现三级医疗机构全达标。截至 2020 年底，8 县（市）县级综合医院全部达到二级甲等标准，每个临床科室有 1 名合格执业医师，每个乡镇卫生院至少有 1 名全科医生，每个行政村都有 1 名村医，90% 的常见病、多发病能够在县域内得到诊治。

2. 人才建设

临夏州加强人才建设，将提高医护人员医疗技能作为提升医疗服务能力建设的强力抓手，综合施策，加强各类培训。一是通过乡聘村用招录、县域内调剂、乡镇卫生院派驻、乡村医生从业资格培训考试等 "四个一批" 方式，对村卫生室全覆盖配齐合格村医。截至 2020 年底，给 123 所乡镇卫生院配全了执业（助理）医师和全科医生。二是抢抓人才引进政策机遇，以多渠道引进人才、全方位培训人才等机制，有效突破了医疗卫生人员短缺和技术力量不足的"瓶颈"。三是通过与厦门市开展东西部扶贫协作，签订对口帮扶协议，厦门市累计选派346名医务人员进行帮扶，帮助全州开展新技术、新业务314项。同时，采取"请进来"和"送出去"培训、分散式和集中式培训相结合的方式，截至2020年底，举办医疗服务能力、专业技术知识等方面的各级各类培训班46期，培训卫生技术人员6500人次，完成中医适宜技术师资培训836人次，率先在全省完成"三区三州"乡村医生远程项目建设和培训。

3. 医联体、医共体建设

一是全州卫生健康工作以人民健康为中心，着力建设省级公共卫生区域中心，全面推行州（县）医疗机构医联体和县乡医疗机构医共体模式，聚力主攻医疗能力提升、基本公共卫生服务、中医药产业、妇幼保健及新冠肺炎疫情防控5个重点。二是乡镇卫生院通过院建院管等方式，对村卫生室实行"两制、五有、五统一、两独立"措施。

（四）疾病防控和公共卫生工作——防得住病

1. 慢性病、传染病和地方病防控

严格落实传染病、地方病和慢性非传染性疾病防治措施，各类疾病发生率均在控制范围内。加强慢性"四病"综合防治与管理工作，累计举办了多场慢性"四病"综合管理推进培训会，截至2020年底，全州发现高血压患者11.77万人，糖尿病患者3.49万人，重型精神疾病患者在册管理0.9万人，家庭医生签约服务率达97.15%。同时建立了覆盖城乡的预防接种服务网络和疫苗冷链储运系统，8县（市）均已完成预防接种单位等级评审工作，各县（市）医院设置犬伤门诊。且防管并重推进地方病防治，组织开展多种形式的地方病防治知识宣传活动。并邀请国家级、省级地方病专家开展全州地方病防治四轮巡回宣讲活动，包括我国重点地方病流行概况及防治策略、5种重点地方病（克山病、大骨节病、碘缺乏病、地方性氟中毒、地方性砷中毒）防治知识和麻风病例的早期发现与管理流程等。2018年11月，州医改办转发《关于地方病患者享受健康扶贫优惠政策的通知》（甘医改发〔2018〕20号），文件规定自发文之日起，对门诊、住院地方病现症患者地方病医疗费用报销享受建档立卡贫困人口基本医疗保险和大病保险优惠政策。民政部门对符合医疗救治条件的上述地方病患者按照原有政策规定开展医疗救助工作。

2. 妇幼健康工作

截至 2020 年底，农村妇女完成"两癌"检查项目的达 2.82 万人，完成率为 100%，新生儿疾病筛查率为 99.16%，新生儿听力筛查率为 99.03%；全面完成新生儿多种遗传代谢病检测项目；完成国家免费孕前优生健康检查项目总任务数 6800 对，完成率为 100%。

3. 其他工作

一是基本公共卫生服务。截至 2020 年底，免费向城乡居民提供 12 项国家基本公共卫生服务项目，新增的 19 项国家基本公共卫生服务项目逐步开展。建立电子健康档案 201.68 万份，建档率达 96.06%。建立老年人电子健康档案 20.65 万人，完成老年人健康体检 12.85 万人，健康管理率为 95.07%。完成了乡村医生资格考试，144 名乡村医生通过了执业资格考试。二是爱国卫生教育。临夏州不断加大健康扶贫政策宣传力度，拓展宣传手段，丰富宣传内容，全面提高群众对健康扶贫政策的知晓率。印制发放了 10 万本《临夏州城乡居民基本医疗保险政策宣传手册》《基本医疗有保障应知应会手册》等宣传资料，以乡镇为单位，发动乡镇计生干部、乡镇卫生院医护人员、村医组建若干支健康扶贫政策宣传队伍，结队入户宣传，向群众面对面讲解健康扶贫政策。同时多种形式融合广泛宣传健康扶贫政策，引导贫困群众全面了解、掌握签约服务、慢病卡办理、医疗报销和救助等政策措施，全面提升了健康扶贫政策知晓率。

（五）信息化建设——方便看病

1. 远程医疗探索与建设

一是开通村级微医云系统，利用远程系统进行疑难病会诊，在线开展医疗培训学习。在厦门市的支持下，临夏州在全国率先实施"互联网+健康扶贫"项目，项目内容包括为临夏县 2 所县级医院搭建县域智慧医疗中心，配备智能终端一体机，开通微医云系统，形成县域智能分级诊疗平台，承载全民健康信息平台所需的公共卫生、健康管理、医疗保障等业务数据,提供300多种常见病的标准化诊疗系统,连接全国、省、州级专科医联体平台。二是健全健康扶贫动态管理的数据信息方面的举措和进入与送出机制。三是对基层信息管理人员培训措施与成效进行动态监测。四是开展"因病致贫"数据核实工作以及实施"一人一策"健康帮扶计划。五是推广"医保电子凭证",打通医保、医疗和医药三方渠道。

2. 建设成果

厦门援临医疗队来到临夏州后,当地医疗机构与厦门超过510名医生协同配合,积极开展线上、线下相结合的诊疗、医疗技术指导,进行远程会诊、扶贫义诊等活动。截至2020年底,"互联网+健康扶贫"项目已在临夏州7个县落地,覆盖86个乡镇、716个行政村,服务134万农村群众,其中建档立卡贫困群众约为36.2万人。

## 三、健康扶贫与乡村振兴衔接

临夏州将认真配合做好国家贫困退出考核验收工作,并在全州部署开展"四个攻坚战",迅速振兴产业、补齐短板、夯实基础,巩固拓展脱贫攻坚成果,力争与乡村振兴有效衔接。

(一)健全防止返贫监测帮扶机制

继续对脱贫县、脱贫村、脱贫人口开展常态化跟踪监测,对低收入人口产业就业、家庭收入、生活状况变化情况,因残、因病、因灾等引发的收入大幅缩减和刚性支出明显超过上年度收入变化情况进行分析研判,及时监测预警"两不愁三保障"风险,因户因人精准施策,制订帮扶计划,落实帮扶措施,切实消除致贫返贫风险。

(二)总结提炼脱贫攻坚经验做法

全面总结梳理脱贫工作,深入挖掘特色亮点和典型做法,为中国扶贫档案提供资料。讲好临夏的脱贫故事,广泛宣传扶贫一线的感人故事和先进典型,全方位展示临夏州脱贫攻坚的生动实践和重大成果,进一步鼓舞全州上下的热情干劲。

（三）全方位补齐基础设施短板

按照党中央关于"实施乡村建设行动"的重大决策部署，积极抢抓国家脱贫攻坚巩固期扩大农业农村有效投资的有利时机，对照高标准农田、农产品仓储保鲜冷链物流设施、农村人居环境整治、农村供水保障、乡镇污水处理、智慧农业和数字乡村、农村电网7个方面加以落实。抢抓叠加汇集的政策机遇，加大交通水利、城镇基础、公共服务、民生保障、生态环保等方面项目的谋划、争取、实施力度，持续巩固大建设大发展的良好势头。

（四）大力推进健康乡村建设

加快州（县）医疗机构医联体和县乡医疗机构医共体建设，着力发展"互联网+医疗健康"事业和"智慧医院"。加强乡镇卫生院、村卫生室医疗人才队伍建设，加大招聘和人才引进力度，健全完善培养培训机制，持续提高基层医疗和基本公共卫生服务能力。全面实现农村居民基本医疗保险参保全覆盖、资助金全落实、待遇全享受、即时结报全实现、政策宣传全到位。

（五）持续强化农村社会保障

健全完善基本医疗保险、大病保险和医疗救助三重保障制度。全面落实孤弃儿童、事实无人抚养人员基本生活保障政策。对农村低保实行动态管理，实现应保尽保。对农村低保家庭中的特殊困难群众，综合运用多种措施，提高救助水平，保障基本生活。加快推进养老托幼"一老一小"基本公共服务建设，为农村留守儿童和妇女、老年人提供关心关爱服务。健全政府主导、全社会参与、市场化运作的养老服务体系。

（六）加快农业农村信息化进程

实施数字乡村战略，统筹推进网络覆盖、农村电商、网络扶智、信息服务、网络公益五大工程向纵深发展。建立健全农业信息化服务体系，大力发展数字农业，实施智慧农业工程，推进区块链、物联网和"3S"技术应用，加快数字农业进程。发展智慧气象，建立健全与自然灾害相适应的预警发布机制，提高农村灾害预警预报和防灾减灾能力。

（七）以"体育"助推乡村振兴和健康甘肃建设

充分体现体育的多重功能，在全民健身工作上补短板、促均衡、求发展，强化农村体育公共服务能力和水平，在甘肃省农村持续掀起全民健身的热潮，为实施乡村振兴战略提供基础保障，让体育点亮乡村美好生活。

# 第二节　四川凉山州

## 一、地区概况及人口状况

### （一）地区概况

四川凉山州位于四川省西南部，南至金沙江，北抵大渡河，东临四川盆地，西连甘孜州，且成昆铁路和川云国道纵贯全境。全州总面积为6.04万平方千米，下辖2个县级市、14个县、1个自治县。

### （二）人口状况

凉山彝族自治州是全国最大的彝族聚居区。境内有彝、汉、藏、回、蒙等14个世居民族，截至2020年末，全州户籍人口共有533.11万人，其中，少数民族人口为306.85万人，占总人口的57.55%，彝族人口为288.74万人，占总人口的54.16%。全州精准识别贫困村2072个、贫困人口97万人，截至2020年底，11个贫困县全部摘帽，2072个贫困村全部出列，2014—2020年累计减贫105.2万人。

## 二、健康扶贫实践推进

### （一）多重医疗保障——看得起病

凉山州落实"两保、三救助、三基金"医保扶持政策，通过综合措施，确保建档立卡贫困患者，在县域内住院和慢性病门诊维持治疗医疗费用个人支付占比均控制在10%以内。截至2020年底，贫困患者县域内就诊率达到97.81%，因病致贫率较2015年底下降6.4个百分点。坚持全覆盖、保基本、多层次、可持续的方针，遵循"以收定支、收支平衡、略有结余"的原则，城乡居民基本医疗保险筹资标准、保障水平应当与全州经济社会发展水平相适应。实行统收统支的州级统筹，居民医保基金统一纳入州财政专户，各级执行预决算管理，可建立周转金制度等。全州 94.2 万建档立卡贫困户均实现参保个人缴费部分，由财政全额代缴，建档立卡贫困人口 100% 参与城乡居民基本医疗保险，做到基本医疗有保障。17 个县（市）均已实现"先诊疗、后付费"和"一站式"手动结算服务。截至 2018 年 12 月，全州住院建卡贫困患者机构住院医疗总费用达 23410.97 万元，个人自付费用达 1213.76 万元，全州贫困患者医疗费用个人支付比控制在 5.18%。

从多重医保政策来看，一是围绕区域分开，优化整合医疗资源聚焦。促进医疗服务协同发展，减少患者异地就医。二是围绕城乡分开，做强县域医疗服务。按"县强、乡活、村稳、上下联、信息通、模式新"的思路，加快构建县乡一体化、乡村一体化的整合型医疗卫生体系。三是围绕上下分开，落实大医院功能定位。合理控制三级公立医院的总体规模和单体规模。四是围绕合理就医，强化"三医"政策联动。五是围绕服务协同，推进医联体建设发展。六是围绕便民惠民，规范双向转诊服务。七是围绕引育留用，加强人才队伍建设。八是围绕履职尽责，完善监督考核机制。

从医疗救助来看，凉山州实行"十免四补助"政策，建档立卡贫困患者可以享有分娩、白内障手术等 10 项免费的医疗服务，对手术治疗包虫病患者按每人 2.5 万元给予补助，对贫困残疾儿童康复手术、康复训练和辅具适配进行补助等。除此之外，自 2017 年起，四川还对全省 71.75 万患大病的建档立卡贫困人口进行专项救治，扩大救治范围。对所有贫困人口开展免费体检，对建档立卡贫困人口实施卫生扶贫基金救助。

（二）大病、慢性病分类救治——看得好病

1. 大病集中救治一批

制定大病救治"三定两加强"（"三定"为确定定点医院、确定诊疗方案、确定单病种付费标准，"两加强"为加强医疗质量控制、加强责任落实）措施。同时严格落实《国家基本公共卫生服务规范》具体要求。将国家确定的大病扩展至 42 种，制发了包括食管癌、胃癌、儿童白血病、儿童先天性心脏病等相关病种的推荐临床路径。

2. 慢病签约服务管理一批

一是 7 类重点人群：0~6 岁儿童、65 岁以上老年人、原发性高血压患者、孕产妇、2 型糖尿病患者、结核病患者、严重精神障碍（6 类重型精神疾病外的其他严重精神障碍患者）按要求与 20 种分类救治疾病区分，不重复计算。二是"4+N"类慢病管理：原发性高血压患者、2 型糖尿病患者、结核病患者、严重精神障碍患者，以及 33 种大病维持治疗期或康复期同时纳入慢病重病管理。《四川省家庭医生签约服务包指南》的印发明确了四川省签约服务包的内容和标准，即为慢性病患者提供个性化、精准化的健康管理和诊疗服务。

（三）医疗卫生服务能力建设——看得上病

1. 卫生服务能力建设

一是开展贫困人口免费健康体检。二是推行健康教育，主要针对 7 类重点人群。三是实施健康管理，主要针对类风湿关节炎、慢性阻塞性肺疾病和高原性心脏病等患者。四是全州居民健康档案规范化电子建档率达到 95.51%。五是 2018 年启动实施了贫困地区城乡医疗卫生对口支援"传帮带"工程。六是建成"1+8"重大疾病公共卫生医疗救治中心。七是按照精准摸排、精准建档、精准指导、精准管理"四个精准"要求，开展乡村医疗卫生机构全覆盖建设。①

2. "传帮带"工程

一是"精准传"，即传知识、传技能，主要采取临床进修、远程教学、专项培训等方式，尽快提升县、乡两级本土人才学历、职称、执业资格、岗位技能 4 项职业素质。确保 3 年内贫困地区县级医疗机构和中心卫生院主要业务骨干完成进修学习全覆盖，县、乡两级人员远程学习全覆盖，"一乡一全科"和"一村一医"全覆盖。二是"精准帮"，即帮机构、帮学科，主要采

---

① 凉山彝族自治州乡村振兴局.凉山：精准实施健康扶贫行动　立足"全民健康"迈进"全面小康"［EB/OL］.（2020-11-18）［2021-07-31］.http://fpkf.lsz.gov.cn/xxgk/ztzl/fptp/202011/t20201118-1765266.html.

取技术团队下沉、学科团队下沉、管理团队下沉等方式，尽快促进州、县两级机构和中心卫生院达标上等和学科发展。确保每年组织优质学科（专业）团队到受援单位开展至少 2 次大病集中救治指导活动，1 年内实现县级医疗机构人员设备使用专门上岗培训全覆盖，专家兼任副职领导职务促进管理上台阶、上水平、上层次。三是"精准带"，即带个人、带团队，主要采取师带徒、远程治疗指导、质量审查等方式，尽快带动本土人才成长、成才。确保 3 年内实现受援单位主要科室（专业）及人员师带徒全覆盖，实现师带徒对象的所有临床诊疗、妇幼保健、疾病防控、监督执法的服务行为进行核查点评、纠错和指导全覆盖。①

### 3. 人才建设

一是加强医疗卫生人才队伍建设，从定向培养、在职培训、人才招引、人才援助和人才稳定 5 个方面促进卫生人才的振兴。实行"三合一""二合一"兼职兼薪模式，让村医兼职村计生员、村艾防员，通过提高基层卫生人员待遇留住医生。对新聘的村医进行全员注册和岗前培训，实行县、乡、村医疗卫生人才一体化管理。二是四川全省内地优质医疗卫生机构与 88 个贫困县 5 类医疗卫生机构建立"一对一"帮扶关系，要求精准对接需求、配强支援力量，为贫困地区打造一支"靠谱"的本土医疗卫生人才队伍，确保贫困地区医疗卫生机构人员素质逐步提高、服务能力不断提升，全面提升地区医疗水平。三是持续加快全科医生培养步伐，加大培养力度。初步建立了全科医生的薪酬制度、聘用管理、职业发展前景、社会办医和职业荣誉等激励措施，鼓励引导更多优秀卫生人才加入全科医生队伍。

### 4. 医联体、医共体建设

一是本地城市医疗集团探索发展，州域内三级医院 100%参与了医联体建设。二是跨区域协作医联体探索试行。三是依托西昌市人民医院优秀资源，逐步实现区域医疗一体化。2018 年，德昌市紧密型医共体建设启动，组建了

---

① 凉山彝族自治州卫生健康委员会. 凉山迎来首批近 500 名医疗专家城乡医疗卫生对口支援"传帮带"工程正式落地［EB/OL］.（2018－03－22）［2021－07－31］. http：//wjw. lsz. gov. cn/ztzl/lsjkfp/201803/t20180322－900373. html.

2 个县域内医共体。四是 2020 年广东省中西医结合医院与越西县第一人民医院重症医学科（ICU）专科联盟启动仪式举行，这是佛山南海—凉山越西东西部扶贫协作结出的又一硕果。

（四）疾病防控和公共卫生工作——防得住病

1. 慢性病、传染病和地方病防控

开展贫困人口免费健康体检，对贫困县的 0~6 岁儿童、65 岁以上老年人、35 岁以上原发性高血压患者、2 型糖尿病患者、孕产妇、结核病患者及严重精神障碍患者 7 类重点人群实施健康教育、健康管理。同时，加强类风湿关节炎、慢性阻塞性肺疾病和高原性心脏病患者监看管理工作。强力推进预防艾滋病、梅毒和乙肝母婴传播项目。

落实"一地一策"，综合防治两大疾病。一是深入开展艾滋病防治攻坚行动。全面加强"大小凉山"彝区艾滋病防治工作，开展以安全套推广为核心的经性传播干预措施，协同公安等相关部门开展专项整治；提高贫困地区感染者的发现率，狠抓治疗覆盖率和成功率；全面落实"两早一到位"措施，提高婚前检查、住院分娩率，降低母婴传播率。到 2020 年底，凉山州 4 个重点县艾滋病抗病毒治疗覆盖率，从艾防攻坚行动启动前的 41.1% 提升到 93.05%，母婴传播率显著下降。同时，全面夯实"三线一网底"和"1+M+N"人盯人工作体系。二是深入开展藏区包虫病防治。推广石渠县党政齐抓、全员共抓，管人、管犬、管社会、管环境，包虫病综合防治与思想观念转变相结合、与凝聚民心相结合、与依法治理相结合、与经济发展相结合、与生态保护相结合、与脱贫攻坚相结合的"两抓四管六结合"防治模式。以控制传染源为主、中间宿主防治与患者查治相结合的方式，进行包虫病防治，截至 2019 年底，藏区包虫病目标人群筛查覆盖率达 97.06%。

2. 妇幼健康工作

一是强化提高农村孕产妇住院分娩，降低孕产妇死亡率和婴儿死亡率。二是强力推进预防艾滋病、梅毒和乙肝母婴传播项目。三是强化农村育龄妇女增补叶酸，预防神经管缺陷发生。四是婚前医学检查项目与孕前优生检查项目。五是农村妇女"两癌"检查项目。截至 2019 年底，贫困地区"两癌"

检查适龄妇女达 56.69 万人。

凉山州加强了妇幼健康服务体系建设，强化出生缺陷综合防治工程，促进了妇幼公共卫生服务均等化。同时全面落实防治一体的预防母婴传播管理职责，强化预防母婴传播综合干预，扎实推进全州艾滋病防治三年攻坚工作，使得妇幼健康服务水平在全州的努力下稳步提高。

3. 其他工作

一是组织州级医疗保健机构专家对 2018 年度孕产妇、新生儿死亡率及艾滋病阳性孕产妇所生儿童个案进行评审。二是组织召开全州预防艾滋病母婴传播工作落实落地座谈会，开展艾滋病母婴阻断系统操作培训，召开全州孕前优生健康检查管理培训及实验室培训。三是国家、省、州专家对凉山州（县、市）助产医疗机构开展危重孕产妇及新生儿救治专项蹲点督导，并进行现场产儿科急救演练。四是启动实施母婴安全行动计划，开展人身风险防范、危急重症救治、质量安全提升、专科能力建设和便民优质服务等行动，提升妇幼健康服务水平，切实降低孕产妇妊娠风险和婴儿死亡率。五是组织州级医疗保健机构专家对各县医疗保健机构妇幼健康服务工作进行督导检查。六是开展国家贫困地区儿童营养改善项目与 0~6 岁儿童残疾筛查项目。

（五）信息化建设——方便看病

1. 远程医疗探索与建设

一是本地城市医疗集团探索发展，州域内三级医院 100% 参与了医联体建设（紧密型医联体与松散型医联体）。二是县域内医共体建设加快推进。三是跨区域协作医联体探索试行。四是专科联盟（县级胸痛中心联盟、呼吸内科专科联盟等）稳步推进。五是实施"互联网+医疗健康"，推动建立省级远程医疗服务。四川省卫健委、中国电信四川公司在四川省凉山州悬崖村联合启动了"健康扶贫""5G+"智慧医疗试点。

2. 建设成果

全州共建成有明显成效的城市医疗集团 1 个——凉山州第二人民医院，有明显推进手段的县域内医共体 2 个——西昌市人民总医院、德昌以县医院和县中医院为两大核心的紧密型医疗集团。摘帽县的贫困人口 100% 建立了健康档案。

### 三、健康扶贫与乡村振兴衔接

四川凉山州要加快创建巩固拓展脱贫攻坚成果同乡村振兴有效衔接示范区。一是持续巩固健康扶贫成果。做好大病救助保障、慢病签约服务，合理控制医疗费用自付比例。开发防止脱贫人口因病返贫监测系统，依托大数据对脱贫人口健康状况进行色标管理，对医疗费用进行监测预警，坚决防止因病返贫。二是持续提升妇幼老龄健康水平。大力实施"母婴安康工程"，保障城市和农村妇女、儿童平等享有基本医疗卫生服务和妇幼专项健康服务。加快完善老年健康服务体系，支持医养结合机构发展，推进老年医学科建设，增加老年医疗卫生和医养结合服务供给。三是持续强化疾病预防控制。继续实施免疫规划专项攻坚行动，建成 5A 级预防接种门诊 23 个。切实做好结核病、麻风病、血吸虫病和包虫病等重点疾病防控，大力提升严重精神障碍患者规范管理水平。加强职业病危害风险监测、职业卫生监督执法，大力提升从业人员自我保护意识。四是持续强化健康促进和爱国卫生运动。多形式开展健康宣传教育，大力推广健康促进守则、规范。

同时，要以新冠肺炎疫情防控为切入点，针对疫情暴露出的薄弱环节和突出问题，着力补齐乡村公共卫生短板，完善乡村公共卫生医疗体系，把健康扶贫与实施乡村振兴战略结合起来，进一步落实健康扶贫政策，加强农村人居环境整治，引导农民群众增强健康意识，养成良好的卫生习惯。为此，凉山州将开展以下工作：一是启动凉山医专附属医院、州妇女儿童医院和州二医院改（扩）建项目，确保"1+8"重大疾病公共卫生医疗救治中心、州中西医结合医院整体搬迁二期工程、西昌市人民医院改（扩）建等重大项目建成投用。二是启动实施卫生健康乡村振兴"211"工程，推动 20 家中心乡镇卫生院升级为二级医院，建设县域医疗卫生次中心，打造示范引领的乡镇卫生院 100 家，村卫生室 1000 个。全面加强卫生应急体系建设，提升森林草原防灭火等应急救援能力；加快医药卫生体制改革。推动 11 个脱贫县与三甲医院建立托管性质的紧密型医联体，支持建设县域医共体；加快中医药传承创新发展。三是启动《凉山州彝医药传承保护条例》立法，出台州委、州政府《关于促进中医药传承创新发展的实施意见》，挂牌成立四川省彝医医院，支持民族医药制剂研发。同时要加快卫生人才队伍建设。加强高端人才引进，实施招才引智项目，继续实施本土人才定向培养项目。要建立健全在岗人员培训机制，大力提升学历、职称、执业资格和岗位技能"四大职业素质"，做好乡村医生养老保障，切实增加医务人员收入。健全防止返贫监测和帮扶机制，重点关注因病、因残、因灾等贫困人口，以及收入不稳定和边缘易致贫人口，因村制宜、因户施策落实帮扶措施。

# 第三节　新疆南疆四地州

## 一、地区概况及人口状况

新疆南疆四地州位于天山以南，昆仑山系以北。其中，南疆四地州包括克孜勒苏柯尔克孜自治州（以下简称克州）、阿克苏地区、喀什地区、和田地区。

克州位于新疆西南部，地区概况：北部和西部分别与吉尔吉斯斯坦和塔吉克斯坦两国接壤，边境线长达1195千米；东部与阿克苏地区相连；南部与喀什地区毗邻。克州辖阿图什市和阿克陶、乌恰、阿合奇3县，下辖3个街道办事处、39个乡镇（场）。克州首府是阿图什市。人口状况：2020年末，全州总人口为622222人。年龄结构中，0~14岁占比29.63%，15~59岁占比61.61%，60岁以上占比8.76%，其中，65岁以上占比5.89%。如期实现2675户11677人脱贫、38个贫困村退出、阿克陶县摘帽。

阿克苏地区位于新疆中部，地区概况：东邻巴音郭楞蒙古自治州，西接克州，西南与喀什地区接壤，南与和田地区相望，北与伊犁哈萨克自治州毗邻。下辖7县2市、84个乡镇、10个片区管委会、11个街道。人口状况：2020年末，地区总人口为2714422人。年龄结构中，0~14岁占比24.80%，15~59岁占比65.73%，60岁以上占比9.48%，其中，65岁以上占比6.35%。实现269个贫困村退出、65408户246575名贫困人口脱贫。

喀什地区位于新疆西南部，地区概况：东临塔克拉玛干沙漠，西连塔吉克斯坦，是丝绸之路经济带核心区的南疆支点城市和中巴经济走廊的起点城市。下辖 1 市 11 县、183 个乡镇（街道）。人口状况：2020 年末，地区总人口为 4496377 人。年龄结构中，0～14 岁占比 31.11%，15～59 岁占比 60.40%，60 岁以上占比 8.50%，其中，65 岁以上占比 5.72%。全地区累计实现 29.48 万户 119.57 万人脱贫、1543 个贫困村退出、12 个县市全部摘帽，贫困发生率由复核时的 30.3% 降至 0。

和田地区位于新疆维吾尔自治区最南端，地区概况：南抵昆仑山与西藏自治区交界，北临塔克拉玛干沙漠与阿克苏相连，东接巴音郭楞蒙古自治州，西邻喀什地区。下辖 1 个县级市、7 个县。人口状况：2020 年末，全地区总人口为 2504718 人。年龄结构中，0～14 岁占比 34.34%，15～59 岁占比 58.35%，60 岁以上占比 7.31%，其中，65 岁以上占比 4.79%。经过多年奋斗，地区实现了 8 个贫困县（市）摘帽、1216 个贫困村退出、97.66 万贫困人口脱贫，贫困发生率由 2013 年底的 37.43% 降至 0。

## 二、健康扶贫实践推进

### （一）多重医疗保障——看得起病

四地州积极落实全面推进城乡基本医疗制度整合要求，公平普惠提升城乡居民医保待遇。大病保险加大倾斜支持力度，对农村贫困人口实行降低起付线 50%、提高支付比例 5 个百分点、逐步提高并取消封顶线。加大医疗救助帮扶力度，确保年度救助限额内农村贫困人口政策范围内个人自付住院费用救助比例不低于 70%，对特殊困难的救助对象进一步实施倾斜救助。

从多重医保政策来说，四地州整合基本医疗保险、大病保险、医疗救助、疾病应急救助，扶贫基金、财政基金及慈善救助等保障制度，建立完善"基本医疗保险+大病保险+民政医疗救助+补充医疗保险"的四重医疗保障，实现了贫困家庭健康小药箱全覆盖，贫困人口个人负担合规医疗费用年累计自付比例控制在 5% 以下。截至 2019 年底，新疆维吾尔自治区 14 个地（州、市）、县（市、区）级医疗机构全部实现城乡基本医疗保险、大病保险、医疗救助与"一站式"结算，"一站式"结算票据在 13 个地（州、市）得到落实，建档立卡贫困人口住院结算更加便捷，且只需结算个人自付部分，使其幸福感、获得感不断增强。①

从"一站式"结算制度来说，四地州实行"先诊疗、后付费"与"一站式"结算政策，逐步实现信息互联、互通。确定联动报销比例，推动实施按病种付费，农村贫困人口医疗费用"一站式"直接结算，地县级大病专项救治定点医院统一执行"一站式"结算，鼓励自治区级大病专项救治定点医院执行"一站式"结算。提高贫困地区基层经办机构服务能力，提高工作效率，及时审核并按照协议约定向定点医院拨付费用。对于参加自治区城乡居民基本医疗保险的人口，继续落实在县城内基本医疗保险定点医疗机构住院治疗实行"先诊疗、后付费"。

## （二）大病、慢性病分类救治——看得好病

### 1. 大病集中救治一批

按照"三定两加强"原则，对患有大病的农村贫困人口实行集中救治。将贫困人口大病专项救治病种扩至 32 种。认真落实自治区健康扶贫"三个一批"计划，精准施策，加强农村贫困人口大病专项救治工作。2019 年以来，在已开展儿童先心病、儿童白血病等 15 个大病专项救治的基础上，又增加 15 个病种并纳入重大疾病专项救治病种范围。

### 2. 慢病签约服务管理一批

一是建立农村贫困人口健康卡，为符合条件的农村贫困人口每年开展 1 次健康体检。"早发现、早预防、早治疗"，四地州将全民体检常态化，重点从全民免费体检、个性化体检、便民服务等方面提高健康体检质量，做到目标人群体检全覆盖。二是实行签约服务。鼓励县、乡、村三级医疗卫生机构组成家庭医生团队，将农村贫困人口（家庭）作为重点对象进行签约。全面推进家庭医生签约式服务，通过强化家庭医生签约服务，优先覆盖老年人、

---

① 新疆维吾尔自治区人民政府新闻办公室. 新疆举行健康扶贫工作新闻发布会［EB/OL］. （2019－10－15）［2021－07－31］. http：//www. scio. gov. cn/xwfbh/gssxwfbh/xwfbh/xinjiang/Document/ 1666392/1666392. htm.

高血压和糖尿病患者、孕产妇等人群，落实基层首诊和分级诊疗制度。家庭签约医生定期上门为群众检查身体、讲解健康常识，有效开展健康扶贫，助力脱贫攻坚，使得群众满意度、幸福感和获得感大幅提升①。三是开展健康管理。制定符合当地实际的贫困家庭慢性病患者健康管理方案，根据所辖农村贫困家庭慢性病患者病情制定个性化健康管理服务内容。为所有农牧民家庭免费发放家庭小药箱，小药箱里放置常见急救药（物）品，同时放置贫困人口的身份证复印件、医保卡复印件、健康档案、全民健康体检档案、家庭医生签约服务手册、住院治疗相关票据、相关宣传册等物品。

（三）医疗卫生服务能力建设——看得上病

1. 卫生服务能力建设

县级层面采取"托管式"和"组团式"帮扶模式，乡镇层面通过县乡一体建设，村级层面通过乡村一体机制建设，有效实现了"县强、乡活、村稳、上下联、信息通"的县域综合医改目标②。

2. 人才建设

深化院校全科医学教育改革；完善毕业后全科医学教育制度；巩固完善全科继续医学教育制度；开展乡村医生全员全科基本知识技能培训。

3. 医联体、医共体建设

一是在城市内主要组建医疗集团（"1+X"医联体）、在县域内主要组建医疗共同体（医共体）、跨区域组建专科联盟、在边远贫困地区发展远程医疗协作网以及中医民族医疗合体。二是三级医院对口帮扶贫困县县级医院实行"托管式"或"组团式"帮扶模式。三是积极推进县（市）域内医共体模式，各县（市）医院与各乡镇卫生院签订双向转诊协议，大力推动区域内医疗资源的下基层和共享。

---

① 新疆维吾尔自治区人民政府.克州推进健康扶贫　建设健康乡村［EB/OL］.（2020-11-13）［2021-07-31］.http：//www.xinjiang.gov.cn/xinjiang/dzdt/202011/33dab05e154845239377e4206f68a0bf.shtml.

② 新疆维吾尔自治区卫生健康委员会.自治区卫生健康委召开健康扶贫工作会议　统筹推进疫情防控和健康扶贫重点工作［EB/OL］.（2020-08-28）　［2021-07-31］.http：//wjw.xinjiang.gov.cn/hfpc/zhxx1/202008/42c55c6e1847493a80869bebcdce0d53.shtml.

（四）疾病防控和公共卫生工作——防得住病

1. 慢性病、传染病和地方病防控

一是实施心脑血管疾病防治行动。引导居民学习、掌握心肺复苏等自救互救知识技能。对高危人群和患者开展生活方式指导。全面落实35岁以上人群首诊测血压制度，加强高血压、高血糖、血脂异常的规范管理，强化心脑血管疾病早期筛查和早期发现，逐步将符合条件的脑卒中等重大疾病早诊早治适宜技术纳入诊疗常规。提高院前急救、静脉溶栓等应急处置能力。二是实施癌症防治行动。倡导积极预防癌症，推进早筛查、早诊断、早治疗，降低癌症发病率和死亡率，提高生存质量。有序扩大癌症筛查范围。逐步将符合条件的癌症早诊早治适宜技术纳入诊疗常规。开展高发地区重点癌症早诊早治工作。三是实施慢性呼吸系统疾病防治行动。对结核病等传统流行重大疾病，坚持因病施策，不断降低疫情流行水平，有效应对流感等呼吸系统疾病疫情。加强慢阻肺患者健康管理，提高基层医疗卫生机构肺功能检查能力。四是实施糖尿病防治行动。提示居民关注血糖水平，引导糖尿病前期人群科学降低发病风险，强化糖尿病早期筛查和早期发现。指导糖尿病患者加强健康管理，延迟或预防糖尿病的发生、发展。加强对糖尿病患者和高危人群的健康管理。五是实施传染病及地方病防控行动。引导居民提高自我防范意识，讲究个人卫生，预防疾病。充分认识疫苗对预防疾病的重要作用，倡导高危人群在流感流行季节前接种流感疫苗。加强艾滋病、结核病等重大传染病防控，努力控制和降低传染病流行水平。保持控制和消除碘缺乏病、布鲁氏菌病等重点地方病，基本控制包虫病等重点寄生虫病的流行。

2. 妇幼健康工作

孕产期和婴幼儿期是生命的起点。新疆南疆四地州针对婚前、孕前、儿童等阶段特点，积极引导家庭科学孕育和养育健康新生命。扩大新生儿疾病筛查，加强出生缺陷综合防治，构建覆盖城乡居民，涵盖孕前、孕期、新生儿各阶段的出生缺陷防治体系。完善婴幼儿照护服务和残疾儿童康复救助制度。提高妇女常见病筛查率和早诊早治率，扩大妇女"两癌"检查项目覆盖范围。全面实施免费孕前优生健康检查、农村妇女增补叶酸预防神经管缺陷、农村妇女"两癌"筛查、儿童营养改善、新生儿疾病筛查及住院分娩补助等项目,进一步提高妇幼健康水平。

（五）信息化建设——方便看病

1. 远程医疗探索与建设

建立"一站式"医疗便民综合服务平台,并依托该平台延伸建设"全民健康门户网站"和"居民健康"App,同时建成以健康管理和服务为中心、居民电子健康档案和电子病历为基础的卫生信息平台及重点业务应用系统。为所有贫困群众建立居民健康电子档案,并实行动态化管理。积极开展建立居民健康档案、健康教育等14类国家基本公共卫生服务项目。

2. 建设成果

建立了自治区人民医院和新疆医科大学第一附属医院两个远程医疗分中心、14个地（州、市）级医院远程医疗协作网,实现县级医院远程医疗全覆盖。自2019年12月起,联合北京大学人民医院合作开展的省院合作远程医疗政策试点项目全面开始建设。

## 三、健康扶贫与乡村振兴衔接

新疆南疆四地州将切实增强"四个意识"、坚定"四个自信"、做到"两个维护",坚决把思想和行动统一到习近平总书记重要讲话精神和党中央决策部署上来,按照自治区党委的工作部署和党委组的工作要求,在做好常态化疫情防控各项工作的基础上,严格落实"四个不摘"、保持"八个不变",着眼巩固拓展基本医疗有保障成果,同时全面推进乡村振兴,提升各族群众的健康水平。一是巩固拓展脱贫攻坚成果。保持健康扶贫政策总体稳定,投入力度不减、帮扶队伍不撤,坚决守住脱贫攻坚成果,健全防止返贫动态监测和帮扶机制,及时指导帮助提升,逐步实现由资源集中支持脱贫攻坚向全面推进乡村振兴平稳过渡,严防成果"防潮"。二是有效衔接好脱贫攻坚与乡村振兴。做好巩固拓展脱贫成果同乡村振兴有效衔接,推进健康扶贫与乡村振兴战略有机衔接,工作不留空当,政策不留空白,完善防止因病致贫返贫机制,持续实现因病致贫返贫人口、乡村医疗卫生机构和人员"空白点"动态清零。三是总结宣传好脱贫攻坚工作。全面系统总结健康扶贫成就和经验，坚持扶贫与扶智相结合，深化感恩教育，强化典型引领，不断深化舆论宣传，扩大正面宣传，激发内生动力，提升发展能力，巩固拓展脱贫成果，为全面推进乡村振兴提供更加坚实的健康保障。

# 第五章 一般贫困地区样本市（州）案例篇

健康扶贫是打赢脱贫攻坚战的关键战役，了解各省份健康扶贫政策的具体实施内容，对推进健康扶贫工作和推动健康中国建设意义重大。湖北恩施州、安徽安庆市、陕西商洛市是一般贫困地区，也是我国健康扶贫的重点区域。本章将通过地区概况及人口状况、健康扶贫实践推进、健康扶贫与乡村振兴衔接3个部分对这3个市（州）的健康扶贫工作进行梳理分析，为我国全面实施乡村振兴战略和深入推进健康乡村建设提供实践依据。

## 第一节 湖北恩施州

### 一、地区概况及人口状况

#### （一）地区概况

恩施土家族苗族自治州（以下简称恩施州）位于湖北省西南部，东连荆楚，南接潇湘，西临渝黔，北靠神农架，辖恩施、利川两市和建始、巴东、宣恩、来凤、咸丰、鹤峰六县。全州总面积24060.26平方千米，以山地为主，平均海拔高度1000米，海拔1200米以上的地区占总面积的29.4%，海拔800~1200米的地区占总面积的43.6%，海拔800米以下的地区占总面积的27%。州域东西最宽220千米，南北最长260千米①。全州共有97个行政区划单位。其中，市州级单位1个，县级单位8个（含2个县级市），乡级单位88个，其中街道办事处5个，镇54个，乡29个（含4个民族乡）。

---

① 恩施土家族苗族自治州人民政府．美丽恩施［EB/OL］．（2021-01-16）［2021-07-28］．http://www.enshi.gov.cn/zq-50192/26/1115539.shtml.

（二）人口状况

截至 2020 年末，恩施州户籍总人口为 402.22 万人，其中，男性人口为 209.46 万人，占总人口的 52.1%；女性人口为 192.76 万人，占总人口的 47.9%。全年出生人口 3.21 万人，出生率为 7.49‰，人口死亡率为 2.04‰，人口自然增长率为 5.45‰。截至 2021 年初，恩施州 8 个贫困县（市）全部脱贫摘帽，729 个贫困村全部出列，109 万贫困人口全部脱贫[①]。农村因病致贫人口从 2017 年的 7.85 万户 22.15 万人，减少到现存的 1484 户 3619 人。健康扶贫真正缓解了广大贫困户的看病就医难问题，切实减轻了贫困户的负担。

## 二、健康扶贫实践推进

（一）多重医疗保障——看得起病

恩施州为健全健康扶贫保障机制，州卫健委协调医保等部门，研究农村贫困人口基本医疗有保障实施方案，确保"农村贫困人口住院医疗费用个人实际报销比例提高到 90% 左右，大病、特殊慢性病门诊医疗费用个人实际报销比例提高到 80% 左右，年度个人实际负担医疗费用控制在 5000 元以内"的目标实现。2015 年，恩施州医保方面针对贫困人口无特殊政策，贫困人口基本医疗待遇根据参保险种对应政策执行。2016 年，恩施州将贫困人口住院按一、二、三类对象分类救助，政策要求报销比例较上年提高 20% 以上。2017 年，恩施州着力开展"1+5"医疗保障体系（以新农合大病保险、民政医疗救助、临时救助、社会慈善救助和大病补充商业保险为补充的医疗保障体系）建设，贫困人口住院报销政策在政策范围内补偿比例达到 85% 以上。通过该保障体系，逐渐降低建档立卡贫困户医疗费用，直到年度自付合规医疗费用不超过 5000 元为止。2018 年，恩施州执行县域内总费用报销比例 90% 以上，县域外政策内费用报销比例 90% 以上，个人年度自付费用不超过 5000 元，超过部分由补充保险予以兜底等政策。全面实行基本医疗保险、大病保险、医

① 湖北学习平台．湖北恩施：50 万脱贫群众家门口走上致富路［EB/OL］．（2021-01-26）［2021-07-28］．http：//www.71.cn/2021/0126/1115539.shtml．

疗救助、补充医疗保险"四位一体"。2019年下半年，执行县域内政策内费用报销比例90%以上，县域外政策内费用报销比例85%以上，年度政策内自付费用县域内控制在5000元以内，县域外控制在8000元以内，超过部分由补充保险予以兜底，为确保贫困人口基本医疗有保障的可持续性提供了根本的制度保障①。

贫困对象参加基本医疗保险资助政策按50%的标准予以落实，对低保、"五保"等特殊人群按照政策实行全额资助政策。2018年按50%标准资助参保的建档立卡贫困人口有86.13万人，资助金额共计7752.08万元；按100%标准资助参保的建档立卡贫困人口有20.73万人，资助金额共计3731.53万元。到2019年底，按50%标准资助参保的建档立卡贫困人口有88.56万人，资助金额共计9742.07万元；按100%标准资助参保的建档立卡贫困人口有19.11万人，资助金额共计4203.94万元。累计资助参保金额超25429万元。

健康扶贫工作开展以来，恩施州严格执行农村贫困人口基本医疗有保障相关政策，健康扶贫政策制度的稳定性和连续性不断加强，在贫困人口基本医疗保障水平保持稳定的基础上，切实缓解了医保基金的压力，减轻了地方财政的负担。一是对于建档立卡贫困户在州域内定点医疗机构住院，实行了"先诊疗、后付费"制度，取消住院预交费用，进一步减轻贫困患者就医费用支付压力。二是按照要求建立基本医疗保险、大病保险、医疗救助、补充医疗保险"四位一体"保障机制，并将各个系统整合到城乡居民医保系统，进行"一站式、一单清"结算，全州"四位一体""一站式"结算平台于2018年9月3日正式上线运行，方便了基层群众看病就医，实现了让患者少跑路、数据多跑路的目标，减轻了患者的就医成本。

（二）大病、慢性病分类救治——看得好病

1. 大病集中救治一批

2017年，恩施州卫生计生委下发了《关于明确农村贫困人口大病集中救

---

① 恩施州卫生健康委员会. 恩施州卫健委健康扶贫工作总结［EB/OL］.（2020-10-20）［2021-07-28］. http://wjw.enshi.gov.cn/xxgk/fdzdgknr/gzdt_50559/202104/t20210420_1119268.shtml.

治州级定点医院和州级重大疾病临床专家组的通知》，明确了州级大病集中救治后备医院的大病救治专家组。各县（市）均下发"三个一批"行动方案，并集中开展在贫困人口中发生的儿童白血病（急性淋巴细胞性白血病、急性早幼粒细胞白血病）、消化道肿瘤（食管癌、胃癌、结肠癌、直肠癌）、儿童先天性心脏病（房间隔缺损、室间隔缺损）、终末期肾病及白内障疾病等大病的集中救治工作。2019 年新增耐多药结核病、脑卒中、慢性阻塞性肺气肿、艾滋病机会感染 4 个病种，2020 年将膀胱癌、卵巢癌、肾癌、重性精神疾病及风湿性心脏病 5 个病种纳入专项救治范围，达到 30 个病种。2017 年，大病需救治人数为 2.54 万人，已救治人数为 2.11 万人，覆盖率为 83.1%；2018年，全州确诊大病 4.86 万人，已救治 4.72 万人，覆盖率为 97.1%；2019 年，25 种大病需救治人数为 7.09 万人，已救治 7.09 万人，覆盖率为 100%；截至2020 年 9 月 28 日，30 种大病需救治人数为 7.59 万人，已救治 7.54 万人，覆盖率为 99.3%。

2. 慢病签约服务管理一批

恩施州聚力开展慢性病患者签约服务。家庭医生签约服务工作深入推进，充分发挥乡镇卫生院、村卫生室的作用，结合基本公共卫生服务项目，将慢病签约做实做细，聚力开展高血压、糖尿病、重症精神病、结核病慢性病规范管理，积极贯彻落实湖北省卫生计生委《关于推进湖北省家庭医生签约服务的实施意见》，2017 年全州农村建档立卡贫困户签约人数达 7.35 万人，签约率为 79.7%；2018 年全州农村建档立卡贫困户签约人数达 9.65 万人，签约率为 88.2%；2019 年全州农村建档立卡贫困户签约人数为 100.44 万人，签约率为 90.8%；2020 年上半年全州农村建档立卡贫困户签约人数为 88.83 万人，签约率为 80.7%。

（三）医疗卫生服务能力建设——看得上病

1. 医疗卫生服务能力与人才建设

一是建阵地。2017 年，恩施州利用省级财政转贷资金 10685.5 万元，开展 740 所村卫生室建设任务，目前已经全部建成，无村卫生室"空白村"。二是增待遇。自 2013 年起，州级财政每年预算 800 万元补助村卫生室运行经费，全州每个村卫生室年运行经费基本保证在 6000 元以上；乡村医生养老保险财政补助政策已于 2019 年 10 月实现了全覆盖，补贴标准为 2000~5000 元/（人·年）；乡镇卫生院大学生招聘按照大专生每人 1.5 万元、本科生每人 3 万元的标准进行一次性补助；按照村卫生室负责人 1200 元/月，一般工作人员 1000 元/月的标准予以补助，让村卫生室运行有保障，村医待遇有兜底，扎牢基层医疗服务"网底"。三是提素质。恩施州委组织部、州卫生健康委联合印发《恩施州基层卫生人才三年培训计划实施方案》（恩施州卫办〔2020〕18 号），2020—2022 年，共计投入 210 万元，培训乡镇卫生院公共卫生人员 270 名、骨干乡村医生 600 名，通过系统培训，进一步提高全州基层卫生人才队伍整体素质，增强乡镇卫生院、村卫生室基本医疗和公共卫生服务能力，满足城乡居民日益增长的医疗服务和公共卫生服务新需求。四是补血液。恩施州卫健委委托州卫校从 2013 年起开设农村医学专业，专门为村（社区）卫生室订单定向式培养人才，学成后回协议指定的村（社区）卫生室工作。2017 年，恩施州政府委托湖北民族学院科技学院培养农村订单定向本土化医学生，招收 39 名学制 3 年的助产专业专科定向医学生，2018 年又招收临床和助产专业学生各 59 名，2019 年招收临床医学专业学生 100 名。恩施州卫校已培养 900 名农村医学专业学生，2020 年继续招收 150 名。

2. 医联体、医共体建设

一是加强医共体牵头医院人才、技术、临床专科等核心能力建设，完善县级医院诊疗科目设置，加强临床及其支撑专科建设，提升急诊等薄弱专科能力；二是加强与上级医院的技术合作，引进并推广适宜技术项目。2016 年 10 月 27 日，中共中央办公厅、国务院办公厅印发了《关于进一步加强东西部扶贫协作工作的指导意见》，明确提出把恩施州首次纳入国家东西部扶贫协作范畴，由杭州市结对帮扶恩施州到 2020 年。杭州市卫生计生委（现为卫生健康委）选派医疗、卫生信息化专家到恩施州各级医疗机构驻地开展医疗技术支援、信息化建设指导；两地卫生计生委启动实施智慧医疗工程项目，设立智慧医疗专项资金。

3 年来，浙鄂两省、杭恩两地卫生健康系统加强组织领导，强化工作落实，高层频繁互访，各级良性互动，东西部扶贫协作取得显著成效。杭州市62 家医院、8 个区卫健局与恩施州 78 家医院、8 个县（市）卫健局建立了帮扶协作关系，累计帮扶项目资金 9289.71 万元，累计培训医疗技术人员 9893人次，互派专技人才 508 人次。在杭州市的鼎力支持下，恩施州建成 3 个胸痛中心、10 个卒中中心，还建成远程病理系统，填补了微创腰椎斜外侧入路椎间融合术等多项技术空白，杭州市大量的优质医疗资源远程向恩施州开放，极大地方便了群众就医，加快了健康扶贫的进度。

（四）疾病防控和公共卫生工作——防得住病

为让广大群众少生病，恩施州各级卫健部门推进家庭签约服务及健康扶贫工作。一是组建签约团队。截至 2020 年 9 月 28 日，全州累计有签约医生3560 人，签约服务团队 1383 个。二是张贴服务告知牌。在贫困户家中张贴家庭医生签约服务信息告知牌，确保贫困人口能及时联系签约医生。三是转变服务方式。通过主动上门、电话服务等方式，向群众宣传卫生知识，对高血压、糖尿病等慢性病患者进行用药指导，为行动不便的签约百姓提供上门送药服务。让患者"找上门"转变为医生"上门找"，"健康守门人"和"群众贴心人"的服务模式逐步深入人心。

1. 疾病防控

为进一步转变卫生工作理念及方式，促进恩施州疾病预防控制工作，提高卫生应急管理能力和水平，科学、规范地开展突发公共卫生事件应急处置工作，恩施州卫健委举办了全州疾病预防控制和卫生应急能力提升培训班。重点围绕医疗机构、疾控机构突发公共卫生事件应急处置，重点传染病防控，爱卫工作及疾控工作督导等内容进行了重点培训讲解。恩施州定期召开疾病预防控制、爱国卫生和卫生应急工作会议，分别就慢性非传染性疾病防治、传染病防控和卫生应急工作进行了经验交流，分析传染病防控、慢性病防控工作取得的成绩和存在的问题。

2. 妇幼健康工作

恩施州对妇幼健康工作提出以"四强四提"为重点，推进基层卫生工作实现新跨越；以"母婴安全"为核心，确保全面"二孩"政策顺利实施的工作思路。强调"四个坚持""四个促进"：一是坚持以基层为重点，补短板，促进基层卫生和妇幼健康服务能力的提升。二是坚持改革创新，攻难点，促进基层医疗卫生机构和妇幼健康机构的发展活力。三是坚持健康优先，守底线，促进基本公共卫生和妇幼健康预防为主功能的发挥。四是坚持以人民为中心，惠民生，促使人民群众共享改革发展成果。

（五）信息化建设——方便看病

"互联网+医疗健康"恩施行动，建立州、县、乡、村四级医疗机构"一张网、一平台"的远程医疗技术架构，打造州、县、乡、村一体的紧密医联体、医共体模式。恩施州医保局针对人大代表提出的《关于将远程医疗会诊项目纳入医保支付范围的建议》印发《恩施州医疗保障局2020年人大建议和政协提案办理工作方案》[①]，提出大力推广远程医疗会诊项目：利用财政资金建立远程会诊系统，通过信息化手段让优质资源得到了共享，对缓解基层群众看病难、为患者就医节约部分费用提供了便利。远程医疗项目费用部分纳入医保范畴：恩施州目前有远程单学科会诊、远程多学科会诊、远程中医辨证论治会诊、同步远程病理会诊、非同步远程病理会诊、远程心电诊断、远程影像诊断、远程检验诊断、远程病理诊断9个远程医疗项目，按限定条件纳入乙类管理。同时对支付标准做出了规定：按参保地主任医师、副主任医师和医师诊查费管理。参保人员单次住院期间同一种远程医疗费用至多报销1次；享受医保门诊特殊慢性病待遇的参保人员实施门诊远程医疗，年度内同一种远程医疗费用报销不超过2次。

## 三、健康扶贫与乡村振兴衔接

2021年，恩施州健康工作的总体要求是围绕"12320"，即以健康恩施为主线，立足公共卫生和医疗服务两大体系建设，推进补短板、提质效、强队伍三大工程，深化医药卫生体制改革、疾控体系改革、公共卫生服务体系建

---

① 恩施州医保局. 恩施州医保局对州八届人大四次会议第20200015号建议的答复［EB/OL］.（2020–09–20）［2021–07–28］. http://www.enshi.gov.cn/zc/xxgkml/qtzdgknr/jytabl/rddbjyh/202010/t20201014–693639.shtml.

设和健康恩施建设等 20 项具体任务，强化全方位、全生命周期的健康服务，为恩施州乡村振兴战略稳健实施和全州经济社会发展贡献卫健力量。①

恩施州卫生健康委 2021 年工作计划为：一是推进健康恩施建设。出台《推进健康恩施行动实施方案》，扎实开展"323+"健康问题攻坚行动，在解决省定 3 类重大疾病、2 类基础疾病、3 类突出公共卫生问题的基础上，将结核病、风湿病纳入恩施健康攻坚行动，成立专病防治中心及管理办公室。

二是深化医药卫生体制改革。强化医联体、医共体建设，完善综合绩效考核机制，提升县域内医疗服务能力，确保县域内就诊率达 90%。充分发挥医疗服务智能监管系统作用，持续推进按病种付费改革，继续扩大病种范围。

三是推进疾控体系改革和公共卫生服务体系建设。完善疾病预防控制工作网络，加强医防协同，以推进"323+"健康问题攻坚行动为重点，依托专科专病联盟、质量控制中心和学会协会，完善防筛管治研体系。

四是推进卫生健康重大项目建设。充分利用疾控体系改革和公共卫生服务体系建设政策窗口期，补齐公共卫生服务短板。加快项目推进进度，努力推动州疾控中心及保障大楼、州公共卫生临床中心、民大医院医教协同三区、县（市）传染病院和乡镇卫生院发热门诊等项目建设。

五是完善基层医疗服务体系。继续实施基层卫生人才 3 年培训计划，持续推进村医订单定向培养和特设岗位招聘工作，开展恩施职业技术学院预防医学专业订单培养。完成基层医疗卫生机构设备配置，实现移动医疗卫生服务车和智能健康服务包全覆盖。

六是提升妇幼健康服务水平。推进妇幼健康服务机构标准化建设，规范开展妇幼健康服务项目，加强孕产妇和儿童健康管理，强化高危孕产妇管理，提高产儿科救治能力，组织开展孕产妇和新生儿安全管理评审，完善监管督查机制。

七是做好重大疾病防治。进一步做好结核病、艾滋病、地方病、严重精

---

① 恩施州卫生健康委. 恩施州卫生健康委 2020 年工作总结与 2021 年工作计划［EB/OL］. (2021-03-21)［2021-07-28］. http：//www.enshi.gov.cn/zc/xxgkml/fzghgy/gzjhgh/202106/t20210625-1146279.shtml.

神障碍等重大疾病防治工作，开展"十三五"结核病、艾滋病、麻风病、严重精神障碍管理工作的终期评估。

八是提升慢病服务管理能力。启动实施基层呼吸系统疾病早期干预能力提升项目筛查，完成国家级慢病示范区复审工作。提升肿瘤登记随访、心脑血管疾病监测、慢性阻塞性肺疾病患者登记与随访的工作质量，完成地方性氟中毒、克山病监测工作任务。

九是推进智慧医疗建设。全面推进全州健康信息平台建设，建设县级虚拟平台，实现省、州、县三级平台以及与州内所有公立医疗机构的互联互通，逐步提高平台数据的完整性、及时性、连续性和逻辑性，实现各类高质量数据及时规范推送。

# 第二节　安徽安庆市

## 一、地区概况及人口状况

### （一）地区概况

安庆市位于安徽省西南部，长江下游北岸，皖河入江处，西接湖北，南邻江西，西北靠大别山主峰，东南倚黄山余脉，总面积 13589.99 平方千米，其中市区面积 821 平方千米。截至 2020 年 11 月，安庆市下辖 3 个区、5 个县，代管 2 个县级市。

### （二）人口状况

2020 年 11 月，安庆市常住人口为 416.52 万人，男性占比 50.49%，女性占比 49.51%。年龄结构中，0~14 岁占比 16.68%，15~59 岁占比 61.81%，60 岁以上占比 21.50%，其中，65 岁以上占比 17.06%。根据国家健康扶贫动态管理系统数据，截至 2021 年 1 月 20 日，安庆岳西县、潜山市、宿松县、太湖县、望江县摘帽，375 个贫困村全部出列，现行标准下 67.63 万贫困人口全部脱贫。

## 二、健康扶贫实践推进

### （一）多重医疗保障——看得起病

2017 年 1 月 18 日，安徽省人民政府出台了《关于 2017 年实施 33 项民生工程的通知》（皖政〔2017〕10 号），提出一项关于健康脱贫兜底"351"及建档立卡贫困患者慢性病费用补充医疗保障"180"工程。健康脱贫兜底"351"工程就是按照基本医疗保险、大病保险、医疗救助政策补偿后，贫困人口在省内和县域内、市级和省级医疗机构就诊的，个人年度自付封顶额分别为 0.3 万元、0.5 万元和 1.0 万元，年度内个人自付合规费用累计超过个人自付封顶额时，超过部分的合规费用由政府兜底保障。医疗保障"180"工程即贫困人口慢性病患者 1 个年度内门诊医药费用，经"三保障一兜底"综合医保补偿后，剩余合规费用由补充医保再报销 80%。

2019 年 5 月 16 日，安徽省人民政府办公厅印发《关于印发安徽省统一城乡居民基本医疗保险和大病保险保障待遇实施方案（试行）》的通知，安徽省居民医保和新农合将统一报销标准，自 7 月 1 日起实行。基层医院普通门诊医药费用报销比例为 55%，普通住院报销比例为 70%~85%。对普通住院产生的符合规定的医药费用实行保底报销，报销比例：省内医疗机构 45%，省外医疗机构 40%。普通住院起付线与报销比例：一级及以下医疗机构起付线 200 元，报销比例为 85%；二级和县级医疗机构起付线 500 元，报销比例为 80%；三级（市属）医疗机构起付线 700 元，报销比例为 75%；三级（省属）医疗机构起付线 1000 元，报销比例为 70%[①]。

跨区域住院报销比例有变化，到市域外（不含省外）住院治疗的，上述类别医疗机构起付线增加 1 倍，报销比例降低 5 个百分点。到省外医疗机构住院治疗的，起付线按当次住院总费用的 20% 计算（不足 2000 元的按 2000 元计算，最高不超过 1 万元），报销比例 60%。封顶线 20 万~30 万元，保底

---

① 宜秀区医保局．宜秀区 2020 年健康脱贫综合医疗保障实施办法［EB/OL］．（2020-12-17）［2021-07-28］．http：//aqxxgk．anqing．gov．cn//show．php？id=816526．

报销 40%~45%。

关于大病保险，省内医疗机构大病保险封顶线 20 万~30 万元。大病保险起付线以上 5 万元以内段，报销比例为 60%；5 万~10 万元段，报销比例为 65%；10 万~20 万元段，报销比例为 75%；20 万元以上段，报销比例为 80%。各市可对普通门诊、常见慢性病、特殊慢性病、普通住院、大病保险等报销比例上下浮动不超过 5 个百分点。

（二）大病、慢性病分类救治——看得好病

1. 大病集中救治一批

大病专项救治病种扩大到 27 个，降低大病保险起付线。开展 15 种大病专项救治。统筹优势医疗资源，确定市、县 15 家定点医院，按照农村贫困人口大病专项救治 15 个病种的临床路径开展救治。强化大病保险保障。贫困人口大病保险起付线由 1 万~2 万元降至 0.5 万元，分段补偿比例由 50%~80% 提高至 60%~90%。加大医疗救助力度。贫困人口全部纳入医疗救助范围，医疗救助水平按年度住院医药总费用（含特殊慢性病门诊）的 10% 给予救助。

2. 慢病签约服务管理一批

常见慢性病门诊实行按病种付费，补偿比例提高至 75%；特殊慢性病门诊参照住院治疗的补偿标准给予保障。在乡镇卫生院、县级、市级和省级医疗机构住院治疗的，积极推行按病种付费，补偿比例分别提高到 80%、70%、65% 和 60%，其中患特殊慢性病住院治疗的再提高 5 个百分点，患重大疾病按相关规定并在定点医疗机构治疗，补偿比例提高至 70%。

（三）医疗卫生服务能力建设——看得上病

1. 医疗卫生服务能力及人才建设

2017—2020 年，安庆市标准化乡镇卫生院和标准化村卫生室的比例从 25% 上升到 100% 以上，"群众满意的乡镇卫生院"和"群众满意的村卫生室"的比例从 20% 上升到 80% 以上，中心卫生院符合二级综合医院标准的比例从

10%上升到40%以上。安庆市卫生健康委员会2020年健康脱贫工作要点中指出①，要扎实推进县域医疗卫生服务能力建设。积极争取各级、各类项目和资金，改造、完善县级医院基础设施，配备医疗设备。加快推进贫困地区标准化乡镇卫生院建设，实施村卫生室改造升级的惠民工程。加强三级医院对口帮扶贫困县县级医院工作，落实帮扶责任，细化帮扶协议，提升贫困地区常见病、多发病和部分危急重症的诊疗能力。按照"两包三单六贯通"的建设路径，实现紧密型县域医共体建设全覆盖，推进区域医疗资源共享。加大基层医疗卫生人才培养培训力度。开展全科医师规范化培训、助理全科医生培训、转岗培训等，加大农村订单定向免费医学生培养力度，开展公费定向培养3年制专科医学生充实乡村医生工作队伍，扩大村医来源。继续做好县、乡、村卫生人才能力提升项目。对乡村医生开展实用技能和适宜技术培训，提高乡村医生常见病、多发病诊治和中医药服务能力。

2. 医联体、医共体建设

2017年，安徽省在全国率先开展县域医共体建设，66个县域医共体试点县的县外住院人次同比下降4.88%。2018年，安庆市建立了首个紧密型跨区域医联体。构建城市医院医联体及推进市级医院对口支援县级医院的工作，实现"县域内90%就诊率"等综合医改的目标。2020年，安庆市7个县（市）均开展紧密型县域医共体建设，到2020年底，实现紧密型县域医共体县（市）全覆盖。目标明确、权责清晰、公平有效的分工协作机制和责权一致的引导机制趋于完善，基层首诊、双向转诊、急慢分治、上下联动的分级诊疗模式基本建立，重点人群家庭医生签约服务履约质量进一步提升，县域医疗卫生服务能力进一步增强。2020年底，县域内就诊率达到90%左右或较上年提升10个百分点，县域内基层就诊率达到65%左右②。到2022年，全市县域医共体功能形态更加健全完善，县域公共卫生服务体系更加优质高效，

① 安庆市卫生健康委员会. 安庆市卫生健康委2020年健康脱贫工作要点［EB/OL］.（2020-04-16）［2021-07-28］. http://wjw.anqing.gov.cn/content/article/2000253271.
② 安庆市卫生健康委员会. 安庆市全面推进紧密型县域医共体建设实施方案［EB/OL］.（2020-03-25）［2021-07-28］. http://wjw.anqing.gov.cn/content/article/2000425051.

县域服务能力明显提升，分级诊疗便捷有序，健康管理精准实施，财政保障和医保支付可持续，县域内群众医药费用负担得到合理控制，健康水平明显提高，健康服务获得感明显增强。

### （四）疾病防控和公共卫生工作——防得住病

#### 1. 疾病防控

安庆市排名前十的病种为高血压、脑血管病、糖尿病、重性精神病、慢性阻塞性肺气肿、冠心病、类风湿性关节炎、肺结核、肝炎和重型老年慢性支气管炎。血吸虫病防治工作是一项重要的民生工程。持续巩固和提升血吸虫病防治成果，是实施健康扶贫、精准扶贫的关键举措，对全面建成小康社会、推动健康安徽安庆建设具有十分重要的意义。

#### 2. 妇幼健康工作

2016 年，安庆市妇幼健康服务工作紧紧抓住保障全面"二孩"政策全面实施这个重点，关注生育全程的基本医疗保健服务，强化出生缺陷三级预防，加强剖宫产手术管理，扎实推进妇幼民生工作项目和重大公共卫生项目，有效保障了全市妇女儿童的生命健康安全。2017 年，安庆市妇幼健康服务工作进一步加强服务能力建设，继续全面推进生育全程基本医疗保健服务，完善高危孕产妇和危重新生儿救治中心建设，切实保障母婴安全。扎实推进基本公共卫生服务和民生工程项目工作，实现妇幼健康事业发展，为推进健康安庆建设做出新贡献。

#### 3. 爱国卫生运动

2018 年 3 月 22 日，安庆市卫健委出台《关于印发安庆市 2018 年爱国卫生工作计划要点》的通知，以改善城乡环境、促进人民健康为目的，以卫生创建、健康村镇建设、病媒生物防治、城乡环境卫生整洁行动为抓手，深入推进爱国卫生运动发展，努力开创爱国卫生工作新局面，要加强健康环境营造，推进健康村镇建设，提升爱国卫生工作水平。

### （五）信息化建设——方便看病

为持续提升贫困地区基层医疗卫生服务能力，加强卫生健康信息化建设，加快推进贫困地区远程医疗服务，向下辐射有条件的乡镇卫生院和村卫生室，开展远程医疗、健康咨询、健康管理服务。安庆市积极推进"互联网+医疗健康"服务新模式，积极拓展完善"智医助理"功能，将"智医助理"全科辅助诊疗系统建设纳入政府民生工程，为基层医务人员提供智能辅诊、医学知识检索、病案查询、慢性病智能随访和远程医疗援助，有效降低疾病的误诊、漏诊，让患者能够及时得到最有效的诊断和治疗。目前，"智医助理"逐步成为基层医生的"智能工具书"。安庆市开展智联网医院建设，向基层医疗机构提供协同诊疗服务，运用互联网、远程诊疗等技术，实现了优质医疗卫生资源下沉、分级诊疗、双向转诊，有效缓解贫困地区医疗卫生资源不足的状况，基层老百姓足不出户即可享受优质医疗资源。

## 三、健康扶贫与乡村振兴衔接

"脱贫摘帽不是终点，而是新生活、新奋斗的起点。"打赢脱贫攻坚战、全面建成小康社会后，要进一步巩固拓展脱贫攻坚成果，接续推动脱贫地区发展和实现乡村全面振兴。一是强化综合医改攻坚。把更多精力聚焦到解难题、抓落实、见实效上，推动公立医院高质量发展，加快完善现代医院管理制度，健全药品供应保障制度。二是强化人才队伍建设。坚持好干部标准，在实践中锻炼、检验干部和发现干部，扎实做好人才引进、培养、使用大文章。三是强化信息化建设。以"互联网+医疗健康"示范省建设为抓手，注重顶层设计和整体布局，加强对医疗卫生机构信息化建设的指导。四是强化工作推进机制。进一步发挥好绩效考核"指挥棒"作用，持续加强对各市和公立医院绩效考核，以转变服务理念改进机关作风，在政策上等高对接长三角地区。

2021年是"十四五"规划的开局之年，安庆市重点要做到"八个聚力"：聚力精准施策，毫不放松抓好常态化新冠肺炎疫情防控；聚力补短强弱，全面推进公共卫生体系建设；聚力能力提升，加快优质医疗资源提质扩容；聚力难题破解，持续深化医药卫生体制改革；聚力填平补齐，切实加强基层医疗卫生服务能力建设；聚力提质增效，统筹抓好重点人群健康服务；聚力传承创新，加快打造中医药强省；聚力支撑保障，不断增强事业改革发展合力。持续巩固拓展健康扶贫攻坚成果，实现巩固拓展脱贫攻坚成果同乡村振兴有效衔接。

# 第三节　陕西商洛市

## 一、地区概况及人口状况

### （一）地区概况

商洛市位于陕西省东南部，秦岭南麓，与鄂、豫两省交界。东与河南省的灵宝市、卢氏县、西峡县、淅川县接壤；南与湖北省的郧阳区、郧西县相邻；西、西南与陕西省安康市的汉滨区、宁陕县、旬阳县和西安市的长安区、蓝田县毗邻；北与陕西省渭南市的华州区、潼关县、华阴市相连。东西长约229 千米，南北宽约 138 千米。总面积约 1.93 万平方千米，占全省总面积的9.36% 。商洛市辖 1 个市辖区、3 个开发区、6 个县、86 个镇、12 个街道办、1133 个村。

### （二）人口状况

截至 2020 年 11 月，商洛市常住人口为 204.12 万人，与 2010 年第六次全国人口普查相比减少 30.05 万人，下降了 12.83%。其中，男性人口为104.83 万人，占比 51.36%；女性人口为 99.29 万人，占比 48.64%。年龄结构中，0～14 岁占比 20.57%，15～59 岁占比 59.97%，60 岁以上占比19.45%，65 岁以上占比 13.74%。商洛全市 47.88 万贫困人口中因病致贫、因病返贫的贫困人口数达 12.14 万人，因病致贫返贫率为 25.36%。

## 二、健康扶贫实践推进

### （一）多重医疗保障——看得起病

为了解决贫困群众"看得起病"这一问题，商洛市卫计局与扶贫部门对接，掌握贫困人口底子，精准识别，实现贫困人口"应保全保"。进一步完善政策，对镇卫生院住院报销参合贫困人口不设起付线，门诊报销一般诊疗费由新农合全额报销，取消个人负担部分。制定《商洛市门诊特殊慢病管理办法》，确定 24 种日常花费较大、费用较高的慢性病，报销封顶线提高 20%，全面提升了贫困人口保障水平。密切协作，建立"一站式"服务窗口，新农合基本医疗保险、大病保险、民政医疗救助"一站式"服务窗口在镇卫生院、县级医院和新农合管理服务机构实现全覆盖；2018 年，商洛市域内医疗机构和 7 县（区）新农合经办服务机构建立"一站式"服务窗口 163 个，全面实现了"一站式""一单式"报销服务，让信息多跑腿，让群众少跑路。同时，对家庭特别困难者，建立贫困人口兜底保障制度，由政府替贫困户承担部分费用，让贫困人口患者医疗费用在初次报销之后，再进行一次报销，最大限度地降低贫困人口医疗费用。

2017 年，陕西省城乡居民基本医疗保险个人缴费按人均年不低于 150 元筹集，对贫困人口、社会弱势群体按照有关规定减免个人缴费，减免部分由各市政府确定的相关部门缴纳，统筹区域政策范围内住院医药费用报销比例保持在 75% 左右。各县（区）的参合率必须达到 98% 以上的筹资目标，其中贫困人口参合率要达到 100%。2018 年，商洛市财政投入 9230.2 万元资助贫困人口 48.58 万人，实现了新农合和大病保险全覆盖，贫困人口患者住院报销比例提高 10 个百分点，贫困人口患者医保保障水平得到了较大提高。

（二）大病、慢性病分类救治——看得好病

1. 大病集中救治一批

实施农村贫困人口大病专项救治工作方案，确定救治定点医院、诊疗方案和收费标准；对小儿先天性心脏病、唇腭裂、白内障等一次性能治愈的疾病集中治疗，结核病、艾滋病、肝炎等需要维持治疗的传染病患者安排定点医院治疗。2018 年，大病救治的贫困人口达 13758 人，占比 2.87%。商洛市洛南县对筛查确定的 25 种大病患者，严格按照确定定点医院、确定诊疗方案、确定单病种付费标准、确定报销比例，加强医疗质量管理、加强责任落实的原则，确定县医院为全县贫困人口大病专项救治定点医院。通过健康体检和合疗核报系统核实两条路径识别，县健康扶贫办、县医院、镇村分别建立贫困人口大病患者三方台账管理，夯实定点医院救治责任，实行"一人一档，一病一方"集中救治，确保农村贫困人口25种大病患者住院实际费用报销达到80%以上。到2019年5月底，洛南县累计集中救治25种大病473人，其中2019年救治204人，合规费用报销比例达83.80%①。

2. 慢病签约服务管理一批

慢性病按照"一病一方案、一人一团队"。实行有1个家庭医生签约服务团队、有1份电子健康档案、有1张健康签约服务连心卡、每年有1次免费健康体检。家庭医生对慢性病患者制订个性化健康管理方案、提供签约服务。商洛市洛南县按照"1+3+1"模式组建家庭医生签约服务团队，即县级指导医生1名，镇办全科医生、公卫医生、医技或护士各1名，村医1名，组织成立83个家庭医生服务团队，进行了全面签约和服务。2019年6月6日召开了签约服务整改推进暨业务培训会，分析了存在的问题及原因，提出进一步整改和规范实施签约服务的具体措施。对高血压、糖尿病、肺结核、严重精神障碍、大骨节病、克山病、氟骨症、Ⅱ度及以上甲状腺肿大患者每年至少随访4次；对患有脑血管病、冠心病、慢性阻塞性肺病、重型老年慢性支气管炎、类风湿性关节炎、骨关节炎6类慢性病的贫困人口开具发放健康教育处方，每年提供1次随访服务，保障慢性病患者的及时服务与治疗。2018年，慢性病管理的贫困人口为6.52万人，占比13.62%。截至2019年5月底，慢病签约服务管理1.14万人。

(三) 医疗卫生服务能力建设——看得上病

1. 县域医疗卫生服务能力及人才建设

加强基层建设，让贫困群众"看得了病"。商洛市卫计局争取项目资金，不断加大硬件投入，为57所镇卫生院配备救护车、彩超、DR等医疗设备120台（件），为701个贫困村卫生室配备了健康一体机，争取840万元全市建成

---

① 商洛市人民政府. 洛南实施"三个一批"推动健康扶贫显成效［EB/OL］.（2019-07-02)［2021-07-28］. http：//www. shangluo. gov. cn/info/1057/82961. htm.

71 个中医馆，"南药王"科普作品《韦善俊在洛南》创成刊发，中医"简、便、验、廉"特色优势在贫困群众中传播[①]。2019 年，商洛市紧扣让贫困群众"有地方看病、有医生看病"的要旨，紧紧抓住人才招聘、现有人员能力提升、人才队伍规范化管理、对口帮扶等工作，确保医疗机构人才队伍素质持续提高，县域内就诊率达到 90% 以上。全力实行人才定向招聘、人才能力提升、人才队伍管理、对口医疗帮扶 4 项人才建设工作。

2. 医联体、医共体建设

积极开展助力帮扶，目前有 8 家省际、省内城市三级医院对口支援商洛市 10 所县级公立医院，20 家县级医疗卫生机构对口帮扶商洛市 21 所镇卫生院，3 家城市公立医院与商洛市 19 家县级医院、25 所镇卫生院建立了紧密型医疗联合体，进一步推进优质资源下沉，基层服务水平得到了提升。同时，建立补偿机制，多渠道提高村医待遇，稳定村医队伍，让群众在家门口就能得到便捷的医疗服务。

（四）疾病防控和公共卫生工作——防得住病

1. 疾病防控

商洛市积极开展疾病防控工作，提早安排部署流感、出血热、狂犬病、手足口病等防控工作，鼓励高危人群自愿接种流感疫苗，实施健康知识普及、基本公共卫生服务补短板、重点传染病专病专防、慢性病综合防治。要求各地各部门要加强分析判断，按不同病种进行宣传，提高公众防病意识，有效应对流感、H7N9、狂犬病、手足口病等易发传染病，确保人民群众的身体健康。突出重点任务，提升防控效果，发挥艾滋病防治领导小组协调作用，推进新型结核病防治的管理模式，落实出血热综合防控策略，加强狂犬病联防联控，扎实开展乙肝防控工作，加强手足口病防控工作，持续加强含麻疹、腮腺炎成分疫苗的常规免疫和查漏补种工作。推行以镇为主、村级为辅的预防接种服务模式，以镇为单位的免疫规划疫苗报告接种率保持在 95% 以上。

---

[①]　商洛市卫生和计划生育局. 商洛健康扶贫"实打实"［EB/OL］.（2018-06-01）［2021-07-28］. http://wjw. shangluo. gov. cn/pc/index/article/58429.

### 2. 妇幼健康工作

为了实施健康扶贫疾病预防控制八大行动，从源头上预防控制疾病，加强妇女儿童保健管理，提升健康水平，助推脱贫攻坚，商洛市在开展妇幼保健行动推进健康扶贫工作实施方案中主要明确以下任务：一是孕产妇系统保健免费基本服务项目实现全覆盖；二是加强出生缺陷防治；三是加强贫困地区危重孕产妇和新生儿救治中心建设；四是整合实施"母亲健康工程""两癌"免费筛查项目，提高妇女、儿童的健康水平；五是实施全面"二孩"政策，改革完善计划生育服务管理，市、县、镇妇幼保健计划生育服务机构整合率达到100%。

### 3. 爱国卫生运动

商洛市爱国卫生运动委员会办公室站在维护人民群众身体健康和公共卫生安全的高度，广泛开展以环境卫生专项整治、病媒生物防治、健康教育为重点的爱国卫生运动。各县（区）发挥广播电视报刊、微博微信、公交广告、户外屏幕等各种媒体作用，采取多种形式，积极开展卫生健康防病知识宣传；通过展出展板、发放资料、健康咨询等不同形式宣传健康教育知识和常识，组织开展科普宣传，普及流感、不明原因肺炎等呼吸道传染病的防治知识，提高人民群众自我防护意识和能力。实施爱国卫生运动，整治民居环境，开展病媒监测及消杀，减少传染病传播媒介，扎实开展重点人群、重点场所的传染病防控工作。此外，商洛市还积极开展做实做细国家公共卫生服务项目、创建国家卫生城市健康教育、督查创建国家卫生城市传染病防治工作等活动。

### （五）信息化建设——方便看病

2018年6月，商洛市卫健局与南京市鼓楼医院、南京市第一医院就远程诊疗等8个项目达成合作协议，南京最优秀的医疗专家和最好的医疗技术通过远程医疗会诊系统下沉、辐射到商洛，为商洛患者服务，使商洛的疑难杂症实现就地诊治。远程医疗会诊系统项目确定后，南京市卫健委网络中心与医院做了前期对接，为商洛市中心医院提供了价值30余万元的远程诊疗设备并完成安装调试①。商洛市中心医院进一步加强与鼓楼医院的业务联系，建立常态化会诊机制，协商约定具体会诊时间，定期收集病例，每周或每两周在固定时间开展会诊工作，对个别急危重症病例，畅通会诊渠道，随时联系南京专家会诊。逐步开展医学影像、心电、检验等方面的远程会诊，以鼓楼医院为核心，进一步拓展到与南京市其他医院的交流合作。并依托会诊系统，大力开展人员培训、学术交流，加强人才梯队建设，提升医疗服务水平。商洛市中心医院计划将此项业务拓展到一区六县，建立了南京栖霞区、江宁区、雨花台区、溧水区、六合区、浦口区、高淳区分别与商州区、洛南县、丹凤县、商南县、山阳县、镇安县、柞水县的帮扶关系，实现市、县两级互联互通，带动县级医院整体协同发展。

洛南县通过苏陕协作帮扶措施，加大对远程医疗的投入支持，江宁区投入 410 万元为洛南县镇卫生院增配 9 台 DR，并开通了县医院与 15 所镇卫生院的远程影像系统；同时加强远程医疗业务知识培训和业务指导，提高远程医疗系统的应用效率，规范远程医疗系统日常管理，切实发挥远程医疗的重要作用。山阳县一方面加强与城市三级医院对口支援协作，开展远程诊疗服务；另一方面为服务能力较强的 5 所镇卫生院配置 DR，但用于远程诊疗的使用效率不高。利用"互联网+医疗"的优势，加强远程会诊平台建设，在完成省卫健委远程会诊项目的同时，与交大一附院、陕西省肿瘤医院、西北妇幼儿童医院建成临床与病理远程会诊中心，顺利完成远程会诊、远程病理诊断及远程教学。商南县建立了远程会诊平台，县医院、县妇计中心分别与常州市第一人民医院、西北妇女儿童医院开通远程会诊平台，对疑难病例邀请上级医院专家会诊；县医院与县域内 5 所镇办卫生院开通远程会诊平台，根据各镇办卫生院工作需要，县医院选派相关人员参与诊疗活动。柞水县在全县 1 家县级医疗机构和 5 所镇（中心）卫生院建立了完善的远程医疗会诊系统，有效提升了县域内医疗服务体系建设。高淳区向柞水县捐赠彩超、心电监护仪、自动中药熏蒸器、婴儿温箱等设备。镇安县目前已有云镇、大坪、米粮、铁

---

① 商洛市人民政府 . 宁商扶贫协作远程医疗会诊系统开通［EB/OL］.（2018-06-26）［2021-07-28］. http：//shangluo. gov. cn/info/1056/76598. htm.

厂、茅坪、达仁、柴坪 7 所中心卫生院安装了 7 台 DR 与县医院联通，进行影像会诊。且目前有 15 家镇卫生院、县医院、县中医院加入商洛市心医国际远程医疗平台。

## 三、健康扶贫与乡村振兴衔接

商洛健康扶贫工作坚持减存量、控增量"两手抓"的总体思路和基本医疗有保障"三个有"的工作目标，尽锐出战、攻坚克难，与健康商洛建设、深化医改、乡村振兴同谋划、齐推进。全市 98 家镇办医疗卫生机构达标建成并投入使用；1283 个行政村（社区）均实现了标准化村卫生室、合格村医全覆盖，"三个一"标准保障了医疗服务和健康教育全覆盖，247 个易地扶贫搬迁安置点全部落实基本医疗卫生服务，全市 3.56 万因病致贫户全部实现脱贫，县域内就诊率达到 92.61%，为乡村振兴奠定了坚实的健康基石。

（一）强化医疗机构建设，夯实乡村振兴基础

一是重点项目建设顺利进行。新建市精神卫生中心、市全科医生培训基地、商州区妇保院江南分院投入使用。市中医医院改造提升项目、镇安县中医医院门诊综合楼项目、柞水县中医医院迁建项目等重点建设工程进展顺利。全市 3 家三级公立医院、20 家二级公立医院、98 所镇办卫生院全部加入医联体。二是对口帮扶不断深化。大力推进宁商医疗协作、三级医院对口支援、城市公立医院医疗集团、县域医共体等帮扶体系建设。市中心医院远程诊疗平台覆盖 81 家基层医疗卫生机构，全面实现数据对接和资源共享，有效推进优质医疗资源下沉，全市县域内就诊率达到 92.61%。促进了优质医疗资源下沉，提升基层服务能力。三是基层队伍建设高效推进。在全市开展乡村医生实用技能和适用技术培训，提高乡村医生常见病、多发病诊治能力。2020 年线上集中培训基层医务业务骨干 241 名、村医 3146 名。培养注册全科医生 630 名，每万名常住人口拥有全科医生 2.61 人，确保基层医疗卫生机构"有人看病"。

（二）巩固脱贫成果，对接乡村振兴

多措并举巩固健康脱贫成果，推进健康扶贫与乡村振兴战略的有效衔接，

由健康扶贫向健康防贫转变。一是持续做好动态系统管理。"一比对二调查三评估"数据识别经验在全市推广实施，与全市脱贫攻坚大数据平台数据定期比对，继续实施"周通报、月评比"制度确保"账账相符，账实相符"，为各级政府巩固脱贫成效、助推乡村振兴提供依据。二是继续做好签约服务管理。全市组建家庭医师团队 1011 个，签约服务高血压、糖尿病等 4 种重点慢性病患者 7.34 万人，履约率达到 100%。全市救治建档立卡大骨节病 541 人次、克山病 60 人次、轻度氟骨症 191 人次，将地方病患者全部纳入慢性病管理，实行家庭医生签约服务。三是扎实开展大病救治工作。商洛市结合本地实际及时将病种范围扩大到 30 种，按照"一病一方案、一人一团队"模式，分类施策、精准施治。目前，全市累计确诊大病病例达 20215 例，入院救治服务达 20130 例，救治率为 99.57%。四是完善公共卫生服务体系。进一步完善公共卫生服务项目综合评价考核体系，免费提供 12 类 46 项基本公共卫生服务，全面落实艾滋病、结核病、出血热等 10 种重点传染病专病专防策略，规范设置预防接种门诊 128 家。

（三）建设健康商洛，助力乡村振兴

加快实施健康商洛 18 个专项行动，深入开展新时期爱国卫生运动，推进农村人居环境治理，树立科学健康观念，大力普及健康防病知识。一是以健康村庄、健康家庭、健康学校、健康企业等 8 类健康细胞示范建设为载体，商洛积极开展全民健身、全民控烟、保卫蓝天、合理膳食、食品放心、城乡环境卫生整治等重大行动，大力推进健康主题公园、健康步道、健康小屋建设。二是进一步营造健康生活环境，提高广大群众的健康素养，将健康知识送到人、健康政策送到家、健康服务送到户，有效提高群众健康扶贫政策知晓率和受益面，使群众养成健康文明的生活方式，从源头上斩断因病致贫、因病返贫的"病根"。

# 第六章 人口健康状况及卫生服务利用

贫困地区居民的健康生活方式需进一步改进，而且部分地区地方病、传染病形势较为严峻，再者贫困地区基层医疗卫生机构建设缓慢，卫生服务能力仍是短板，因此深入分析贫困地区人口的健康及卫生服务利用情况具有重要意义。本章通过分析贫困户与非贫困户、深度贫困地区与一般贫困地区的人口健康状况及卫生服务利用情况，为进一步提高贫困地区人口健康水平和医疗卫生服务能力、扎实推动全民健康社会建设提供理论依据。

## 第一节 人口健康状况

本节从生理健康、心理健康、健康素养以及个人医疗卫生支出4个方面，对比分析贫困户与非贫困户、深度贫困地区与一般贫困地区人口的健康状况。

### 一、生理健康

生理健康状况主要通过 BMI 指数、自评健康水平、健康状况和过去4周是否身体不适来反映。其中，BMI 指数根据世界卫生组织按照中国人情况制定的标准来衡量，具体是 18.5~23.9 为正常水平，小于 18.5 为偏瘦，24~27.9 为超重，28 及以上为肥胖。本节通过询问受访者身高和体重、"您认为自己的健康状况如何？"和"过去4周是否身体不适？"来了解不同群体生理健康方面的差异。

表 6-1 汇报了按贫困户分组的受访者生理健康分析结果。从 BMI 指数来看，总体上 7.7%的受访者 BMI 指数低于 18.5，属于偏瘦体型，26.4%的受访者处于超重状态（BMI 指数为 24~27.9），体型肥胖的受访者占 4.7%（BMI>28），BMI 指数正常的占 61.2%，表明总体身体健康素质处于中等偏上水平。

从自评健康水平来看，总体上受访者自评健康为"比较好"的比例最大
（37.4%），"非常差"的占4.0%；非贫困户受访者自评健康为"非常差"的
占3.4%，低于总体水平；贫困户受访者中自评健康为"非常好"的占
13.5%，高于总体与非贫困户，自评健康为"非常差"的占4.6%，同样高于
总体水平。从健康状况来看，总体上受访者处于健康状态的占72.4%，伤残
或患病的受访者占27.6%；非贫困户受访者中有79.8%的处于健康状态，高
于总体水平；贫困户受访者中有35.4%的处于伤残或患病状态，高于总体水
平。非贫困户受访者的健康状况显著高于贫困户受访者的健康状况。在BMI
指数和过去4周身体状态方面，非贫困户受访者与贫困户受访者不存在显著
差异。总体而言，大部分受访者身体状况都处于健康状态，但仍有30.8%的
受访者过去4周感觉身体不舒服，比例较高，因此这部分群体更应重视自身
的生理健康，注重身体素质的提升。

表6-1　按贫困户分组的受访者生理健康分析结果　　　　单位:%

| 指标 | 总体 | 贫困户 | 非贫困户 | LR/T 检验 |
|---|---|---|---|---|
| **BMI 指数** | (2179) | (1049) | (1130) | |
| 偏瘦 | 7.7 | 8.1 | 7.3 | |
| 正常 | 61.2 | 59.4 | 62.9 | ns |
| 超重 | 26.4 | 27.1 | 25.8 | |
| 肥胖 | 4.7 | 5.4 | 4.1 | |
| **自评健康水平** | (2240) | (1076) | (1164) | |
| 非常好 | 12.7 | 13.5 | 11.9 | |
| 比较好 | 37.4 | 36.3 | 38.3 | |
| 一般 | 32.2 | 32.2 | 32.2 | ns |
| 比较差 | 13.8 | 13.5 | 14.1 | |
| 非常差 | 4.0 | 4.6 | 3.4 | |
| **健康状况** | (2174) | (1050) | (1124) | |
| 健康 | 72.4 | 64.6 | 79.8 | ＊＊＊ |
| 伤残或患病 | 27.6 | 35.4 | 20.2 | |

续表

| 指标 | 总体 | 贫困户 | 非贫困户 | LR/T 检验 |
|---|---|---|---|---|
| 过去 4 周是否身体不适 | (2208) | (1057) | (1151) | |
| 是 | 30.8 | 30.7 | 30.9 | ns |
| 否 | 69.2 | 69.3 | 69.1 | |

注：＊＊＊表示 $p<0.001$，ns 表示不显著。

表 6-2 汇报了按贫困地区分组的受访者生理健康分析结果。从 BMI 指数来看，深度贫困地区受访者 BMI 指数处于正常范围的比例略低于一般贫困地区受访者。从自评健康水平来看，深度贫困地区受访者自评健康为"非常差"的占 3.3%，低于总体和一般贫困地区；自评健康为"非常好"的占 17.2%，高于总体与一般贫困地区。从健康状况来看，深度贫困地区有 69.5% 的受访者处于健康状态，有 30.5% 的处于伤残或患病状态，高于总体和一般贫困地区；一般贫困地区受访者的健康状况好于深度贫困地区受访者。在过去 4 周身体状态方面，深度贫困地区受访者身体状态显著好于一般贫困地区受访者，深度贫困地区受访者身体不适的占 26.2%，低于一般贫困地区受访者。总体上，深度贫困地区受访者的实际身体状况较一般贫困地区来说较差。

表 6-2　按贫困地区分组的受访者生理健康分析结果　　　　单位:%

| 指标 | 总体 | 深度贫困地区 | 一般贫困地区 | LR/T 检验 |
|---|---|---|---|---|
| BMI 指数 | (2179) | (838) | (1341) | |
| 偏瘦 | 7.7 | 7.8 | 7.6 | |
| 正常 | 61.2 | 58.7 | 62.8 | + |
| 超重 | 26.4 | 27.4 | 25.7 | |
| 肥胖 | 4.7 | 6.1 | 3.9 | |
| 自评健康水平 | (2239) | (882) | (1357) | |
| 非常好 | 12.7 | 17.2 | 9.7 | |
| 比较好 | 37.3 | 36.2 | 38.1 | |
| 一般 | 32.2 | 30.3 | 33.5 | ＊＊＊ |
| 比较差 | 13.8 | 13.0 | 14.3 | |
| 非常差 | 4.0 | 3.3 | 4.4 | |

| 指标 | 总体 | 深度贫困地区 | 一般贫困地区 | LR/T 检验 |
|---|---|---|---|---|
| 健康状况 | (2174) | (813) | (1361) | |
| 健康 | 72.4 | 69.5 | 74.2 | * |
| 伤残或患病 | 27.6 | 30.5 | 25.8 | |
| 过去 4 周是否身体不适 | (2208) | (864) | (1344) | |
| 是 | 30.8 | 26.2 | 33.8 | * * * |
| 否 | 69.2 | 73.8 | 66.2 | |

注：* * *表示 $p<0.001$，*表示 $p<0.05$，+表示 $p<0.1$。

## 二、心理健康

心理健康包括抑郁度与生活满意度两个方面。抑郁度通过向受访者询问"您觉得每天过得都很有意义""您经常觉得高兴不起来""您常因一些小事而烦恼""您经常觉得自己很孤独""您觉得生活很幸福"等问题的感知来测度。生活满意度通过向受访者询问"您的生活条件很好""您对您现在的生活不满意""您没有得到生活中您想要的东西""您现在的生活基本上和您理想的生活状态一致"等问题的感知来测度。其中，正向问题赋值"4、3、2、1、0"，负向问题赋值"0、1、2、3、4"，抑郁度得分在 0~20 分，得分越高，表明抑郁程度越严重，心理健康福利越差。生活满意度得分在 0~16 分，得分越高，表明对生活越满意，心理健康福利越好。

表 6-3 汇报了按贫困户分组的受访者心理健康分析结果。从抑郁度来看，总体上受访者的抑郁度得分为 7.92 分，其中贫困户抑郁度得分为 7.88 分，非贫困户抑郁度得分为 7.96 分，说明受访者普遍抑郁程度较低，心理健康福利较好。从生活满意度来看，总体上受访者生活满意度得分为 7.60 分，说明受访者对生活满意度处于中等层面。贫困户受访者与非贫困户受访者在抑郁度及生活满意度方面不存在显著差异。

表6-3　按贫困户分组的受访者心理健康分析结果

| 指标 | 分类 | N | 均值 | 标准差 | 均值的标准误 | 单因素<br>ANOVA 检验 |
|---|---|---|---|---|---|---|
| 抑郁度 | 总体 | 2146 | 7.92 | 3.614 | 0.078 | ns |
| | 贫困户 | 1026 | 7.88 | 3.657 | 0.114 | |
| | 非贫困户 | 1120 | 7.96 | 3.576 | 0.107 | |
| 生活满意度 | 总体 | 2143 | 7.60 | 3.093 | 0.067 | ns |
| | 贫困户 | 1025 | 7.57 | 3.089 | 0.096 | |
| | 非贫困户 | 1118 | 7.63 | 3.099 | 0.093 | |

注：ns 表示不显著。

表6-4汇报了按贫困地区分组的受访者心理健康分析结果。从抑郁度来看，受访者抑郁度得分总体上为7.92分，深度贫困地区受访者抑郁度得分（7.21分）显著低于一般贫困地区受访者（8.39分），说明深度贫困地区受访者并不因自己所在地区的贫困程度而感到抑郁。从生活满意度来看，受访者生活满意度得分总体上为7.60分，深度贫困地区受访者生活满意度得分（8.16分）显著高于一般贫困地区受访者（7.24分）。从抑郁度和生活满意度两方面来看，深度贫困地区受访者的高生活满意度和其较低的抑郁度相对应，更有力地表明深度贫困地区受访者心理健康福利较好。

表6-4　按贫困地区分组的受访者心理健康分析结果

| 指标 | 分类 | N | 均值 | 标准差 | 均值的标准误 | 单因素<br>ANOVA 检验 |
|---|---|---|---|---|---|---|
| 抑郁度 | 总体 | 2145 | 7.92 | 3.615 | 0.078 | |
| | 深度贫困地区 | 854 | 7.21 | 3.423 | 0.117 | ＊＊＊ |
| | 一般贫困地区 | 1291 | 8.39 | 3.663 | 0.102 | |
| 生活满意度 | 总体 | 2142 | 7.60 | 3.093 | 0.067 | |
| | 深度贫困地区 | 849 | 8.16 | 3.191 | 0.110 | ＊＊＊ |
| | 一般贫困地区 | 1293 | 7.24 | 2.974 | 0.083 | |

注：＊＊＊表示 $p < 0.001$。

## 三、健康素养

健康素养通过向受访者询问"是否定期进行健康检查""看病习惯""现在是否吸烟""关注健康保健方面的知识""吃饭时注意合理搭配饮食"以及"参加体育活动频率"等问题，来了解贫困户与非贫困户、深度贫困地区与一般贫困地区受访者在日常生活中对身体健康的重视程度，以及在健康素养方面存在的差异。

表6-5汇报了按贫困户分组的受访者健康素养分析结果。从是否定期健康检查情况来看，总体上受访者中定期健康检查的只占总体的19.1%，大部分受访者（80.9%）没有定期健康检查，说明受访者的健康素养普遍较低。从看病习惯来看，总体上受访者中选择症状加重时去看病和能不看病就不看病的比例分别为34.6%和23.0%，说明有一半以上的受访者看病习惯较差，抱着"小病抗，大病拖"的侥幸心理，或由于卫生支付能力差，看不起病。从现在是否吸烟角度来看，总体上受访者中吸烟的比例（47.3%）低于不吸烟的比例（52.7%），但这一比例仍相对较高。从是否关注健康保健方面的知识来看，总体上受访者中平时不关注健康保健方面知识的占63.2%，而贫困户受访者中平时关注健康保健方面知识的比例为38.8%，高于总体和非贫困户。从吃饭时注意合理搭配饮食来看，总体上受访者中经常注意饮食合理搭配的仅占14.8%，从不注意饮食合理搭配的占32.7%。从参加体育活动频率来看，总体上受访者中从不锻炼的占45.7%，比例较高，而每月进行1~3次体育锻炼的仅占17.5%，说明大部分群体没有参加体育活动的习惯。而贫困户受访者中每月锻炼1~3次的比例为15.7%，低于非贫困户（19.1%）。受访者在是否定期进行健康体检、看病习惯、现在是否吸烟以及吃饭时注意合理搭配饮食方面与其是否为贫困户没有显著关联。

表 6-5　按贫困户分组的受访者健康素养分析结果　　　　单位:%

| 指标 | 总体 | 贫困户 | 非贫困户 | LR/T 检验 |
|---|---|---|---|---|
| **是否定期进行健康检查** | (2010) | (941) | (1069) | |
| 是 | 19.1 | 20.2 | 18.1 | ns |
| 否 | 80.9 | 79.8 | 81.9 | |
| **看病习惯** | (2237) | (1073) | (1164) | |
| 出现不适就去看病 | 42.4 | 42.5 | 42.4 | |
| 症状加重时去看病 | 34.6 | 35.1 | 34.1 | ns |
| 能不看病就不看 | 23.0 | 22.4 | 23.5 | |
| **现在是否吸烟** | (2223) | (1067) | (1156) | |
| 是 | 47.3 | 48.8 | 45.9 | ns |
| 否 | 52.7 | 51.2 | 54.1 | |
| **是否关注健康保健方面的知识** | (2007) | (943) | (1064) | |
| 会 | 36.8 | 38.8 | 35.1 | + |
| 不会 | 63.2 | 61.2 | 64.9 | |
| **吃饭时注意合理搭配饮食** | (2224) | (1069) | (1155) | |
| 经常 | 14.8 | 15.2 | 14.4 | |
| 偶尔 | 52.5 | 52.3 | 52.6 | ns |
| 从不 | 32.7 | 32.5 | 33.0 | |
| **参加体育活动频率** | (1939) | (900) | (1039) | |
| 每天 | 15.2 | 15.7 | 14.8 | |
| 每周 3~5 次 | 10.2 | 9.8 | 10.6 | |
| 每周 1~2 次 | 11.3 | 13.4 | 9.5 | * |
| 每月 1~3 次 | 17.5 | 15.7 | 19.1 | |
| 从不锻炼 | 45.7 | 45.4 | 46.0 | |

注：* 表示 $p<0.05$，+ 表示 $p<0.1$，ns 表示不显著。

表 6-6 汇报了按贫困地区分组的受访者健康素养分析结果。从是否定期健康检查情况来看，深度贫困地区受访者定期健康体检的占 18.2%，低于一般贫困地区受访者（19.5%），两部分群体中定期健康检查的比例都较低，说明大部分受访者的体检意识淡薄，深度贫困地区居民的健康素养更差，仍有待提高。从看病习惯来看，深度贫困地区受访者中出现不适就去看病的占

47.0%，高于总体和一般贫困地区受访者，而且症状加重时去看病和能不看病就不看病的比例均低于总体和一般贫困地区，说明深度贫困地区居民有良好的看病习惯。从现在是否吸烟角度来看，深度贫困地区受访者中吸烟的比例（42.8%）低于一般贫困地区受访者中吸烟的比例（50.2%），并且低于总体水平。从是否关注健康保健方面的知识来看，深度贫困地区受访者中平时关注健康保健方面知识的比例为43.0%，比一般贫困地区高约10%。这说明相较于深度贫困地区，条件较好地区的受访者，对健康保健方面的知识关注较少。从吃饭时注意合理搭配饮食来看，深度贫困地区受访者中经常注意饮食合理搭配的仅占18.2%，高于一般贫困地区（12.6%），偶尔和从不注意饮食合理搭配的比例低于一般贫困地区。从参加体育活动频率来看，深度贫困地区受访者中每天进行锻炼和每周3~5次锻炼的比例分别为17.6%和11.8%，均高于一般贫困地区，但差距并不是很大。

表6-6　按贫困地区分组的受访者健康素养分析结果　　　　单位:%

| 指标 | 总体 | 深度贫困地区 | 一般贫困地区 | LR/T 检验 |
|---|---|---|---|---|
| **是否定期进行健康检查** | （2009） | （653） | （1356） | |
| 是 | 19.1 | 18.2 | 19.5 | ＊＊＊ |
| 否 | 80.9 | 81.8 | 80.5 | |
| **看病习惯** | （2236） | （881） | （1355） | |
| 出现不适就去看病 | 42.4 | 47.0 | 39.5 | |
| 症状加重时去看病 | 34.6 | 31.1 | 36.8 | ＊＊ |
| 能不看病就不看 | 23.0 | 21.9 | 23.7 | |
| **现在是否吸烟** | （2222） | （878） | （1344） | |
| 是 | 47.3 | 42.8 | 50.2 | ＊＊＊ |
| 否 | 52.7 | 57.2 | 49.8 | |
| **是否关注健康保健方面的知识** | （2006） | （661） | （1345） | |
| 会 | 36.8 | 43.0 | 33.8 | ＊＊＊ |
| 不会 | 63.2 | 57.0 | 66.2 | |

| 指标 | 总体 | 深度贫困地区 | 一般贫困地区 | LR/T 检验 |
|------|------|------------|------------|----------|
| 吃饭时注意合理搭配饮食 | (2223) | (877) | (1346) | |
| 经常 | 14.8 | 18.2 | 12.6 | |
| 偶尔 | 52.5 | 50.3 | 53.9 | ＊＊ |
| 从不 | 32.7 | 31.5 | 33.5 | |
| 参加体育活动频率 | (1938) | (646) | (1292) | |
| 每天 | 15.2 | 17.6 | 14.0 | |
| 每周 3~5 次 | 10.2 | 11.8 | 9.4 | |
| 每周 1~2 次 | 11.4 | 10.7 | 11.7 | ＋ |
| 每月 1~3 次 | 17.4 | 16.4 | 18.0 | |
| 从不锻炼 | 45.8 | 43.5 | 46.9 | |

注：＊＊＊表示 $p<0.001$，＊＊表示 $p<0.01$，＋表示 $p<0.1$。

可以发现，受访者无论是贫困户还是非贫困户，其健康检查、看病习惯、饮食习惯与体育锻炼的意识都比较缺乏，说明居民的健康素养仍存在欠缺，对自身的健康关注不足。这不仅会对这些地区人口健康造成危害，还有可能造成经济上的负担，形成因病致贫、因病返贫的恶性循环。因此，亟须提高对贫困地区居民健康素养的教育。

## 四、个人医疗卫生支出

个人医疗卫生支出能直观反映居民健康贫困的现状，健康扶贫的途径之一就是通过减少居民医疗卫生支出，间接提高贫困户及贫困地区人民的生活质量，从而助力全面脱贫。个人医疗卫生支出通过询问受访者"平时看一次感冒大概花费多少钱""过去一年医疗费用支出""过去一年自付医疗支出"来测度。

表 6-7 汇报了按贫困户分组的受访者医疗卫生支出分析结果。从感冒费用来看，总体上受访者平时看一次感冒平均花费 131.93 元，非贫困户平时看一次感冒所花费用 142.01 元，高于贫困户。从医疗费用支出来看，总体上受访者过去一年平均医疗费用支出为 7629.32 元，而贫困户平均医疗费用支出

为8292.03元，比非贫困户高约1260元。从自付医疗支出来看，总体上受访者过去一年平均自付医疗支出为4225.79元，而贫困户平均医疗费用支出为3908.45元，比非贫困户低约600元。贫困户的高医疗费用支出和低自付医疗支出表明健康扶贫政策起到了至关重要的作用，在很大程度上减轻了贫困户的看病负担，让其看得起病、看得好病。

表6-7 按贫困户分组的受访者医疗卫生支出分析结果 单位：元

| 指标 | 总体 | 贫困户 | 非贫困户 | 单因素 ANOVA 检验 |
|---|---|---|---|---|
| 感冒费用 | （2178） | （1052） | （1126） | * |
| 均值 | 131.93 | 121.14 | 142.01 | |
| 医疗费用支出 | （1845） | （874） | （971） | ns |
| 均值 | 7629.32 | 8292.03 | 7032.81 | |
| 自付医疗支出 | （1994） | （955） | （1039） | ns |
| 均值 | 4225.79 | 3908.45 | 4517.48 | |

注：* 表示 $p<0.05$，ns 表示不显著。

表6-8 汇报了按贫困地区分组的受访者医疗卫生支出分析结果。从感冒费用来看，总体上受访者平时看一次感冒平均花费131.99元，深度贫困地区受访者平时看一次感冒所花费用为121.70元，低于一般贫困地区，两者存在显著差异，一方面是深度贫困地区受访者可能由于地理位置及村庄硬件设施差，只能选择去村卫生室就诊，从而花费相对较少；另一方面一般贫困地区总体贫困状态较轻，经济状况较好的受访者有着更好的就医看病习惯，在感冒等小病上有较高的费用支出。从医疗费用支出来看，深度贫困地区受访者过去一年平均医疗费用支出为7437.00元，低于一般贫困地区。从自付医疗支出来看，深度贫困地区受访者平均自付医疗支出为4588.30元，高于一般贫困地区。健康扶贫政策应当加大深度贫困地区居民的报销力度，缓解其就医压力。

表 6-8　按贫困地区分组的受访者医疗卫生支出分析结果　　　　单位：元

| 指标 | 总体 | 深度贫困地区 | 一般贫困地区 | 单因素 ANOVA 检验 |
|---|---|---|---|---|
| **感冒费用** | (2177) | (852) | (1325) | |
| 均值 | 131.99 | 121.70 | 138.60 | * |
| **医疗费用支出** | (1845) | (578) | (1267) | |
| 均值 | 7629.32 | 7437.00 | 7717.06 | ns |
| **自付医疗支出** | (1993) | (734) | (1259) | |
| 均值 | 4227.91 | 4588.30 | 4017.80 | ns |

注：* 表示 $p < 0.05$，ns 表示不显著。

# 第二节　卫生服务利用

卫生服务利用是需求者实际利用卫生服务的数量，是卫生服务需要量和卫生资源供给量相互制约的结果，是科学制定健康促进规划和合理配置区域卫生资源的重要依据。居民卫生服务的利用程度综合反映了居民的卫生服务需求、卫生资源配置合理性、卫生服务可及性及公平性，对居民的健康水平提升及家庭发展起着重要作用。

表 6-9 汇报了按贫困户分组的受访者卫生服务利用分析结果。总体上，受访者过去 4 周患病就诊率超过七成，但选择到基层医疗卫生机构就诊的比例并不高，其中选择到村卫生室就诊的不到 35%。并且在过去 4 周患病就诊率和就诊机构选择方面，贫困户与非贫困户不存在显著差异。

表 6-9　按贫困户分组的受访者卫生服务利用分析结果　　　　单位：%

| 指标 | 总体 | 贫困户 | 非贫困户 | LR/T 检验 |
|---|---|---|---|---|
| **过去 4 周患病是否就诊** | (672) | (333) | (339) | |
| 是 | 72.9 | 74.5 | 71.4 | ns |
| 否 | 27.1 | 25.5 | 28.6 | |

续表

| 指标 | 总体 | 贫困户 | 非贫困户 | LR/T 检验 |
|---|---|---|---|---|
| **就诊机构** | （589） | （289） | （300） | |
| 村卫生室 | 34.1 | 31.8 | 36.3 | |
| 镇卫生院 | 25.8 | 26.6 | 25.0 | ns |
| 本县医院 | 21.9 | 21.8 | 22.0 | |
| 本市或市级以上医院 | 16.6 | 18.0 | 15.3 | |
| 省外医院 | 1.5 | 1.7 | 1.3 | |

注：ns 表示不显著。

表 6-10 汇报了按贫困地区分组的受访者卫生服务利用分析结果。在过去 4 周患病就诊率和就诊机构选择方面，深度贫困地区受访者和一般贫困地区受访者存在显著差异。其中，在过去 4 周患病就诊方面，一般贫困地区受访者过去 4 周患病就诊率比深度贫困地区高约 10%。在就诊机构选择方面，一般贫困地区受访者去村卫生室就诊的比例较高（36.5%），其次为选择到本县医院就诊；而深度贫困地区受访者选择去镇卫生院和本市或市级以上的比例较高。这在一定程度上反映出农村居民基层卫生服务利用率并不高。

表 6-10　按贫困地区分组的受访者卫生服务利用分析结果　　单位：%

| 指标 | 总体 | 深度贫困地区 | 一般贫困地区 | LR/T 检验 |
|---|---|---|---|---|
| **过去 4 周患病是否就诊** | （671） | （158） | （332） | |
| 是 | 73.0 | 66.7 | 76.5 | ＊＊ |
| 否 | 27.0 | 33.3 | 23.5 | |
| **就诊机构** | （588） | （199） | （389） | |
| 村卫生室 | 34.2 | 29.6 | 36.5 | |
| 镇卫生院 | 25.7 | 30.7 | 23.1 | |
| 本县医院 | 21.9 | 17.6 | 24.2 | ＊ |
| 本市或市级以上医院 | 16.7 | 20.6 | 14.7 | |
| 省外医院 | 1.5 | 1.5 | 1.5 | |

注：＊＊表示 $p < 0.01$，＊表示 $p < 0.05$。

# 第三节　本章小结

本章从受访者的生理健康、心理健康、健康素养和个人医疗卫生支出4个方面分析了居民的健康状况及卫生服务利用情况，最终得出以下结论：

第一，大部分居民生理健康状况处于中上水平，但贫困户和深度贫困地区居民生理健康状况相对较低。贫困户中身体为伤残或患病的比例显著高于非贫困户，其余方面无明显差异；自评健康水平和过去4周患病率方面，深度贫困地区居民显著好于一般贫困地区居民，但前者BMI指数为正常的比例及身体状况为健康的比例相对于后者偏低。

第二，居民的心理健康状况处于中等水平，而且多数居民健康意识薄弱。心理健康方面，贫困户与非贫困户心理健康状况均处于中等水平，无明显差异，但深度贫困地区居民的心理健康水平高于一般贫困地区居民。健康素养方面，在关注健康保健知识和参加体育活动上，贫困户的情况比非贫困户略好。相较于深度贫困地区居民，一般贫困地区居民更注重定期健康检查。而深度贫困地区居民在其余4个方面的健康意识更高。

第三，贫困户的医疗费用报销比例明显高于非贫困户。非贫困户和一般贫困地区居民平时看一次感冒所花费用高于贫困户和深度贫困地区。在自付医疗支出占医疗费用总支出上，贫困户的报销比例较高，但深度贫困地区居民的自付医疗占比高于一般贫困地区。

第四，居民过去4周患病就诊率较高，但基层卫生服务利用率较低。居民过去4周患病就诊率超过七成，但选择到基层医疗卫生机构就诊的比例并不高，其中选择到村卫生室就诊的不到35%；一般贫困地区居民过去4周患病就诊率比深度贫困地区居民高约10%，而且在就诊机构选择方面，前者选择到村卫生室就诊的比例较高，而贫困户与非贫困户在这两方面无明显差异。

# 第七章　健康扶贫现状分析

保障贫困人口的健康权力，防止因病致贫、因病返贫，是健康扶贫工程实施的重要目标，也是深入实施健康中国行动面临的巨大挑战。实施健康扶贫工程以来，围绕贫困人口基本医疗有保障的要求，不断提高医疗卫生服务水平，落实各项医疗综合保障政策，已取得了显著成效。但贫困地区由于基层医疗卫生服务能力较差，贫困人口疾病风险防范能力弱，因病致贫、因病返贫仍是扶贫的主攻方向。通过对健康扶贫政策实施现状及居民政策感知进行分析，有助于发现并解决健康扶贫政策实施过程中存在的问题，从而"对症下药"。本章主要从健康扶贫政策的实施状况及健康扶贫的主观感知状况入手，分析贫困地区健康扶贫现状。

## 第一节　健康扶贫政策的实施现状

贫困户帮扶情况包括致贫原因、帮扶措施获得情况和帮扶效果 3 个指标。其中，致贫原因通过向贫困户提问"您家的主要致贫原因是什么"来测度，可选项有因病、因残、因学、因灾、缺土地、缺水、缺技术、缺劳力、缺资金和其他 10 个方面；帮扶措施获得情况通过向贫困户提问"您家是否获得了以下帮扶措施"来测度，可选项有危房改造、医疗救助、小额信用贷款、子女助学补贴、最低生活保障、劳动力技能培训、易地扶贫、参与村庄建设而获得收入和发展特色产业 9 个方面；帮扶效果通过向贫困户提问"在政府的帮助下，您认为您家近一年来下列方面是否有改善"来测度，选项有收入增加、住房条件改善、医疗费用降低、子女读书条件改善、就业人数增加和生活条件改善 6 个方面。

由表 7-1 可知，10 个致贫原因中，超过一半的贫困户因病、因缺技术、因缺劳力和因缺资金而导致贫困。其中，致贫原因比例最高的是因缺资金导致贫困，比例高达71.2%。其次是缺劳力，比例达61.6%。再次是因缺技术导致贫困，比例达53.0%。最后是因病致贫，比例为50.5%。因学致贫的比例也相对较高，达到44.7%。

表7-1  贫困户致贫原因分析结果                单位:%

| 致贫原因 | 比例 | 致贫原因 | 比例 |
|---|---|---|---|
| 因病 | 50.5 | 缺水 | 8.7 |
| 因残 | 20.6 | 缺技术 | 53.0 |
| 因学 | 44.7 | 缺劳力 | 61.6 |
| 因灾 | 13.0 | 缺资金 | 71.2 |
| 缺土地 | 22.6 | 其他 | 1.6 |

由表7-2可知，9个帮扶措施中，贫困户在危房改造、医疗救助、小额信用贷款、最低生活保障和子女助学补贴5个方面获得的帮扶措施比例较高。其中贫困户获得帮扶措施比例最高的是医疗救助，达79.4%，这与健康扶贫政策的精确实施密不可分。其次是子女助学补贴，比例为61.0%。再次是最低生活保障，比例为55.4%。最后是小额信用贷款，所占比例为46.6%。贫困户获得劳动力技能培训、易地扶贫、参与村庄建设而获得收入和发展特色产业这些帮扶措施的比例分别为27.6%、29.2%、21.9%和18.2%。

表7-2  贫困户帮扶措施获得情况                单位:%

| 帮扶措施 | 比例 | 帮扶措施 | 比例 |
|---|---|---|---|
| 危房改造 | 47.9 | 劳动力技能培训 | 27.6 |
| 医疗救助 | 79.4 | 易地扶贫 | 29.2 |
| 小额信用贷款 | 46.6 | 参与村庄建设而获得收入 | 21.9 |
| 子女助学补贴 | 61.0 | 发展特色产业 | 18.2 |
| 最低生活保障 | 55.4 | | |

由表7-3可知，贫困户帮扶效果最为明显的是医疗费用降低，比例达

80.9%。其次是生活条件改善，比例为72.7%。再次是住房条件改善，比例为70.0%。就业人数增加所占比例仅为23.7%，这与贫困户享受劳动力技能培训帮扶占比低相对应，因此提升就业方面还需引起重视。

表7-3　贫困户帮扶效果分析结果　　　　　　　　　　　　　　单位：%

| 帮扶效果 | 比例 | 帮扶效果 | 比例 |
|---|---|---|---|
| 收入增加 | 58.3 | 子女读书条件改善 | 62.6 |
| 住房条件改善 | 70.0 | 就业人数增加 | 23.7 |
| 医疗费用降低 | 80.9 | 生活条件改善 | 72.7 |

在是否愿意退出贫困户的调查中，64.8%的受访者表示愿意退出贫困户。这说明扶贫先扶智的重要性，扶贫措施应该以提升居民的"自我造血"能力为主，不能单纯依靠政府的政策与资金的扶持，在家庭能够承担基本的生活医疗费用的情况下，提升家庭内生发展动力才是关键，才有助于其脱真贫和真脱贫。

# 第二节　健康扶贫的主观感知状况

本节通过调查受访者对健康扶贫项目知晓度、需求度和感知度来分析项目实施过程中存在的问题，从而为政策的进一步完善提供参考。

## 一、健康扶贫项目知晓度

扶贫项目包括居民建立电子健康档案、重特大疾病医疗救助、慢性病签约管理、县域内贫困人口先诊疗后付费服务、农村贫困人口家庭医生签约服务和贫困人口大病分类救治服务6个部分。健康扶贫项目知晓度主要通过询问受访者"是否知晓这些项目"来测度，表7-4和表7-5给出了不同群体和不同区域下健康扶贫项目知晓度的分析结果。

表 7-4　按贫困户分组受访者健康扶贫项目知晓度分析结果　　　单位:%

| 项目 | 总体 | 贫困户 | 非贫困户 | LR/T 检验 |
|---|---|---|---|---|
| 建立电子健康档案 | (2144) | (1022) | (1122) | |
| 是 | 57.0 | 57.1 | 56.9 | ns |
| 否 | 43.0 | 42.9 | 43.1 | |
| 重特大疾病医疗救助 | (2144) | (1024) | (1120) | |
| 是 | 57.1 | 55.3 | 58.8 | + |
| 否 | 42.9 | 44.7 | 41.2 | |
| 慢性病签约管理 | (2144) | (1023) | (1121) | |
| 是 | 37.7 | 37.4 | 37.9 | ns |
| 否 | 62.3 | 62.6 | 62.1 | |
| 县域内贫困人口先诊疗后付费服务 | (2130) | (1016) | (1114) | |
| 是 | 48.3 | 47.5 | 48.9 | ns |
| 否 | 51.7 | 52.5 | 51.1 | |
| 农村贫困人口家庭医生签约服务 | (2135) | (1019) | (1116) | |
| 是 | 37.8 | 37.5 | 38.0 | ns |
| 否 | 62.2 | 62.5 | 62.0 | |
| 贫困人口大病分类救治服务 | (2136) | (1021) | (1115) | |
| 是 | 43.6 | 40.0 | 46.9 | ＊＊ |
| 否 | 56.4 | 60.0 | 53.1 | |

注:＊＊表示 $p<0.01$,+表示 $p<0.1$,ns 表示不显著。

根据表 7-4,总体上贫困户与非贫困户在重特大疾病医疗救助和贫困人口大病分类救治服务两方面的知晓度差异显著,而在其余 4 个方面,贫困户与非贫困不存在显著差异。重特大疾病医疗救助方面,总体上 57.1%的受访者知晓此项目,贫困户中有 55.3%的受访者知晓此项目,略低于总体水平,而非贫困户中知晓此项目的受访者比例(58.8%)高于贫困户,说明健康扶贫项目的宣传及落实情况仍有待提高。贫困人口大病分类救治服务方面,总体上有 43.6%的受访者知晓此项目,贫困户与非贫困户对此项目的知晓率分别为 40.0%和 46.9%,均未达到 50%。建立电子健康档案方面,受访者中知晓此项目的比例为 57.0%。慢性病签约管理、县域内贫困人口先诊疗后付费服务及农村贫困人口家庭医生签约服务 3 个方面,总体上知晓这些项目的受访者所占比例均低于49%，而且知晓慢性病签约管理和农村贫困人口家庭医生签约服务的受访者占比不超过38%。这说明居民对健康扶贫项目的服务内容知晓率较低，在一定程度上，贫困户对部分健康扶贫项目的服务内容知晓率低于非贫困户，一方面说明贫困户对相关政策的关心力度不够，对他们应该享受到的服务和政策不是很了解；另一方面也说明相关政策的宣传和落实情况较差，仍有待提高。

表7-5　按贫困地区分组受访者健康扶贫项目知晓度分析结果　　　　单位：%

| 项目 | 总体 | 深度贫困地区 | 一般贫困地区 | LR/T 检验 |
|---|---|---|---|---|
| 建立电子健康档案 | (2143) | (853) | (1290) | |
| 是 | 57.0 | 59.6 | 55.3 | * |
| 否 | 43.0 | 40.4 | 44.7 | |
| 重特大疾病医疗救助 | (2143) | (852) | (1291) | |
| 是 | 57.1 | 60.2 | 55.1 | * |
| 否 | 42.9 | 39.8 | 44.9 | |
| 慢性病签约管理 | (2143) | (851) | (1292) | |
| 是 | 37.7 | 42.2 | 34.8 | ＊＊ |
| 否 | 62.3 | 57.8 | 65.2 | |
| 县域内贫困人口先诊疗后付费服务 | (2129) | (842) | (1287) | |
| 是 | 48.3 | 47.1 | 49.0 | ns |
| 否 | 51.7 | 52.9 | 51.0 | |
| 农村贫困人口家庭医生签约服务 | (2134) | (843) | (1291) | |
| 是 | 37.8 | 38.4 | 37.3 | ns |
| 否 | 62.2 | 61.6 | 62.7 | |
| 贫困人口大病分类救治服务 | (2136) | (845) | (1291) | |
| 是 | 43.6 | 48.2 | 40.6 | ＊＊ |
| 否 | 56.4 | 51.8 | 59.4 | |

注：＊＊表示 $p<0.01$，＊表示 $p<0.05$，ns 表示不显著。

根据表7-5，总体上深度贫困地区受访者与一般贫困地区受访者除县域内贫困人口在先诊疗后付费服务和农村贫困人口家庭医生签约服务两个方面的知晓度无明显差异外，其余4个方面均存在显著差异。建立电子健康档案方面，深度贫困地区受访者中知晓此项目的比例为 59.6%，高于一般贫困地区。重特大疾病医疗救助方面，深度贫困地区有 60.2% 的受访者知晓此项目，比一般贫困地区受访者知晓度高约 5%。慢性病签约管理和贫困人口大病分类救治服务方面，虽然深度贫困地区知晓此类项目的受访者占比高于一般贫困地区，但仍有超过 50% 的人并不知道或了解这些健康扶贫项目。同样，县域内贫困人口先诊疗后付费服务和农村贫困人口家庭医生签约服务方面，受访者知晓度较低。总体上，对于疾病保障类健康扶贫项目，深度贫困地区受访者知晓度高于一般贫困地区。一方面深度贫困地区贫困程度深，脱贫任务重，在政策制定及实施上，在一定程度上向深度贫困地区倾斜；另一方面也说明相关政策的落实一定要落实到每户每人。

## 二、健康扶贫项目需求度

健康扶贫项目需求度是受访者结合自身情况，选择对这些项目的需求度，有"很需要""一般"和"不需要"3 个选项。表 7-6 和表 7-7 给出了不同群体和不同区域下健康扶贫项目需求度的分析结果。

表 7-6　按贫困户分组的受访者健康扶贫项目需求度分析结果　　单位:%

| 项目 | 总体 | 贫困户 | 非贫困户 | LR/T 检验 |
|---|---|---|---|---|
| **建立电子健康档案** | (2112) | (993) | (1119) | |
| 很需要 | 65.0 | 67.9 | 62.5 | |
| 一般 | 31.7 | 28.8 | 34.2 | * |
| 不需要 | 3.3 | 3.3 | 3.3 | |
| **重特大疾病医疗救助** | (2104) | (991) | (1113) | |
| 很需要 | 71.0 | 71.1 | 70.9 | |
| 一般 | 26.0 | 26.4 | 25.7 | ns |
| 不需要 | 3.0 | 2.5 | 3.4 | |
| **慢性病签约管理** | (2110) | (992) | (1118) | |
| 很需要 | 64.1 | 64.3 | 63.9 | |
| 一般 | 31.4 | 31.3 | 31.6 | ns |
| 不需要 | 4.5 | 4.4 | 4.6 | |

| 项目 | 总体 | 贫困户 | 非贫困户 | LR/T 检验 |
|---|---|---|---|---|
| 县域内贫困人口先诊疗后付费服务 | (2103) | (989) | (1114) | |
| 很需要 | 70.7 | 72.2 | 69.4 | ns |
| 一般 | 25.6 | 24.6 | 26.6 | |
| 不需要 | 3.7 | 3.2 | 4.0 | |
| 农村贫困人口家庭医生签约服务 | (2112) | (998) | (1114) | |
| 很需要 | 63.3 | 63.8 | 62.7 | ns |
| 一般 | 31.7 | 31.7 | 31.7 | |
| 不需要 | 5.1 | 4.5 | 5.6 | |
| 贫困人口大病分类救治服务 | (2107) | (996) | (1111) | |
| 很需要 | 67.1 | 67.6 | 66.7 | * |
| 一般 | 28.6 | 27.0 | 30.0 | |
| 不需要 | 4.3 | 5.4 | 3.3 | |

注：* 表示 $p<0.05$，ns 表示不显著。

根据表 7-6，在健康扶贫项目需求度上，贫困户与非贫困户在建立电子健康档案和贫困人口大病分类救治服务方面存在明显差异，其余 4 个方面均无显著差异。建立电子健康档案方面，总体上有 65.0% 的受访者对此项目表示很需要，非贫困户中有 62.5% 的受访者表示很需要此项目，明显低于贫困户中需要此项目的比例（67.9%）。贫困人口大病分类救治服务需求度方面，总体上有 67.1% 的受访者对此项目表现出很需要，依然是贫困户对此项目很需要的比例（67.6%）高于非贫困户对此项目很需要的比例（66.7%），但对此项目表示不需要的贫困户比例（5.4%）高于非贫困户（3.3%）。从某种程度上说，非贫困户对国家医疗政策保持不拒接的态度，有政策就享受；而贫困户对部分政策的低需求度说明他们可能不需要此政策，或者对政策还不够了解。慢性病签约管理方面，贫困户与非贫困户对此项目的需求表现与总体水平相一致。重特大疾病医疗救助、县域内贫困人口先诊疗后付费服务及农村贫困人口家庭医生签约服务方面，大部分受访者都表示很需要这些健康扶贫项目。

表7-7　按贫困地区分组的受访者健康扶贫项目需求度分析结果　　单位:%

| 项目 | 总体 | 深度贫困地区 | 一般贫困地区 | LR/T 检验 |
|---|---|---|---|---|
| **建立电子健康档案** | (2111) | (821) | (1290) | |
| 很需要 | 65.0 | 64.7 | 65.3 | |
| 一般 | 31.6 | 32.0 | 31.4 | ns |
| 不需要 | 3.3 | 3.3 | 3.3 | |
| **重特大疾病医疗救助** | (2103) | (815) | (1288) | |
| 很需要 | 71.0 | 70.8 | 71.2 | |
| 一般 | 26.0 | 26.0 | 26.0 | ns |
| 不需要 | 2.9 | 3.2 | 2.8 | |
| **慢性病签约管理** | (2109) | (819) | (1290) | |
| 很需要 | 64.1 | 66.5 | 62.6 | |
| 一般 | 31.4 | 29.2 | 32.9 | ns |
| 不需要 | 4.5 | 4.3 | 4.6 | |
| **县域内贫困人口先诊疗后付费服务** | (2102) | (814) | (1288) | |
| 很需要 | 70.7 | 70.5 | 70.9 | |
| 一般 | 25.6 | 25.8 | 25.5 | ns |
| 不需要 | 3.7 | 3.7 | 3.6 | |
| **农村贫困人口家庭医生签约服务** | (2111) | (821) | (1290) | |
| 很需要 | 63.3 | 65.9 | 61.6 | |
| 一般 | 31.6 | 30.0 | 32.7 | + |
| 不需要 | 5.1 | 4.1 | 5.7 | |
| **贫困人口大病分类救治服务** | (2106) | (818) | (1288) | |
| 很需要 | 67.1 | 68.0 | 66.5 | |
| 一般 | 28.6 | 27.6 | 29.2 | ns |
| 不需要 | 4.3 | 4.4 | 4.3 | |

注: +表示 $p<0.1$, ns 表示不显著。

根据表7-7,深度贫困地区受访者与一般贫困地区受访者除在农村贫困人口家庭医生签约服务方面需求度存在明显差异外,其余5个方面均无明显差异。农村贫困人口家庭医生签约服务方面,深度贫困地区有65.9%的受访者表示很需要此项目,高于一般贫困地区受访者很需求此项目的比例

（61.6%）。深度贫困地区自然条件差，经济基础弱，卫生服务体系不够完善，而农村贫困人口家庭医生签约服务一方面方便了贫困人口看病，另一方面为签约居民提供在线签约、健康咨询、预约就诊、健康管理、慢性病随访等服务，提高了诊治能力，在一定程度上最大限度地减轻了贫困人口中慢性病、重病患者的就医负担。建立电子健康档案、重特大疾病医疗救助、慢性病签约管理、县域内贫困人口先诊疗后付费服务和贫困人口大病分类救治服务方面，深度贫困地区受访者需求度与一般贫困地区受访者需求度与总体水平基本类似，有65%左右的受访者对这些项目持很需要的态度。这说明健康扶贫政策对贫困群体，尤其是因病致贫返贫群体的意义重大。

## 三、健康扶贫项目感知度

健康扶贫项目感知度通过9个问题来衡量（见表7-8）。受访者选择"非常同意""比较同意""一般""比较不同意"及"非常不同意"来表达自己对健康扶贫项目实施效果的看法。表7-8给出了不同群体和不同区域下健康扶贫项目感知度的分析结果。

表7-8 按贫困户和贫困地区分组的受访者健康扶贫项目感知度分析结果 单位:%

| 项目 | 总体 | 贫困户 | 非贫困户 | LR/T检验 | 深度贫困地区 | 一般贫困地区 | LR/T检验 |
|---|---|---|---|---|---|---|---|
| 降低居民医疗支出 | （1936） | （901） | （1035） | | （644） | （1291） | |
| 非常同意 | 32.3 | 31.3 | 33.1 | | 33.1 | 31.9 | |
| 比较同意 | 44.0 | 43.8 | 44.2 | | 42.4 | 44.8 | |
| 一般 | 16.6 | 16.9 | 16.3 | ns | 17.5 | 16.1 | ns |
| 比较不同意 | 4.1 | 4.8 | 5.5 | | 4.3 | 5.0 | |
| 非常不同意 | 2.4 | 2.4 | 2.3 | | 2.6 | 2.2 | |

| 项目 | 总体 | 贫困户 | 非贫困户 | LR/T 检验 | 深度贫困地区 | 一般贫困地区 | LR/T 检验 |
|---|---|---|---|---|---|---|---|
| 村民因扶贫项目的利益产生冲突 | (1935) | (900) | (1035) | | (643) | (1291) | |
| 非常同意 | 12.5 | 11.2 | 13.6 | | 14.0 | 11.8 | |
| 比较同意 | 26.0 | 27.3 | 24.8 | ns | 23.5 | 27.2 | ns |
| 一般 | 33.1 | 32.9 | 33.2 | | 33.3 | 33.0 | |
| 比较不同意 | 20.4 | 21.2 | 19.6 | | 22.4 | 19.4 | |
| 非常不同意 | 8.1 | 7.3 | 8.7 | | 6.8 | 8.7 | |
| 提高了家庭劳动力质量 | (1932) | (896) | (1036) | | (641) | (1290) | |
| 非常同意 | 17.3 | 16.4 | 18.1 | | 17.5 | 17.2 | |
| 比较同意 | 37.7 | 36.6 | 38.6 | | 32.1 | 40.4 | |
| 一般 | 28.4 | 29.9 | 27.0 | ns | 34.9 | 25.1 | *** |
| 比较不同意 | 12.9 | 13.2 | 12.7 | | 12.2 | 13.3 | |
| 非常不同意 | 3.7 | 3.9 | 3.6 | | 3.3 | 4.0 | |
| 改善了本地卫生环境 | (1934) | (899) | (1035) | | (641) | (1292) | |
| 非常同意 | 22.1 | 20.5 | 23.5 | | 16.5 | 24.8 | |
| 比较同意 | 37.1 | 37.4 | 36.8 | | 35.9 | 37.7 | |
| 一般 | 25.3 | 25.7 | 24.9 | ns | 31.4 | 22.2 | *** |
| 比较不同意 | 9.7 | 11.0 | 8.5 | | 11.2 | 8.9 | |
| 非常不同意 | 5.9 | 5.5 | 6.3 | | 5.0 | 6.3 | |
| 健康保健意识提高 | (1935) | (899) | (1036) | | (642) | (1292) | |
| 非常同意 | 18.2 | 17.0 | 19.3 | | 15.7 | 19.5 | |
| 比较同意 | 35.2 | 33.1 | 37.0 | | 34.3 | 35.7 | |
| 一般 | 29.9 | 31.5 | 28.6 | * | 31.6 | 29.0 | + |
| 比较不同意 | 11.7 | 13.7 | 9.9 | | 13.7 | 10.7 | |
| 非常不同意 | 5.0 | 4.7 | 5.2 | | 4.7 | 5.1 | |

续表

| 项目 | 总体 | 贫困户 | 非贫困户 | LR/T 检验 | 深度贫困地区 | 一般贫困地区 | LR/T 检验 |
|---|---|---|---|---|---|---|---|
| **看病没有以前方便** | (1934) | (898) | (1036) | | (642) | (1291) | |
| 非常同意 | 9.0 | 8.9 | 9.2 | | 8.1 | 9.5 | |
| 比较同意 | 17.6 | 16.7 | 18.3 | | 16.4 | 18.2 | |
| 一般 | 21.5 | 22.3 | 20.8 | + | 24.3 | 20.1 | ns |
| 比较不同意 | 35.8 | 38.2 | 33.8 | | 36.0 | 35.8 | |
| 非常不同意 | 16.0 | 13.9 | 17.9 | | 15.3 | 16.4 | |
| **有了新农合等政策生大病也不怕** | (1933) | (899) | (1034) | | (641) | (1291) | |
| 非常同意 | 16.9 | 16.4 | 17.3 | | 16.5 | 17.0 | |
| 比较同意 | 32.1 | 30.0 | 33.9 | | 31.4 | 32.5 | |
| 一般 | 22.8 | 22.7 | 22.8 | ns | 22.9 | 22.6 | ns |
| 比较不同意 | 20.9 | 23.1 | 19.0 | | 22.3 | 20.2 | |
| 非常不同意 | 7.3 | 7.8 | 7.0 | | 6.9 | 7.6 | |
| **村民可发表关于新农合等政策的意见** | (1933) | (899) | (1034) | | (641) | (1291) | |
| 非常同意 | 13.0 | 11.6 | 14.2 | | 10.0 | 14.5 | |
| 比较同意 | 29.8 | 28.5 | 31.0 | | 28.2 | 30.7 | |
| 一般 | 35.5 | 37.7 | 33.7 | ns | 36.3 | 35.1 | ns |
| 比较不同意 | 15.1 | 15.2 | 14.9 | | 17.6 | 13.8 | |
| 非常不同意 | 6.6 | 7.0 | 6.2 | | 7.8 | 6.0 | |
| **有漏掉贫困户或错给非贫困户** | (1931) | (898) | (1033) | | (641) | (1290) | |
| 非常同意 | 20.8 | 20.8 | 20.7 | | 20.4 | 20.9 | |
| 比较同意 | 29.7 | 31.0 | 28.6 | | 27.5 | 30.8 | |
| 一般 | 30.1 | 31.6 | 28.8 | * | 34.6 | 27.8 | * * |
| 比较不同意 | 13.7 | 12.2 | 15.0 | | 13.3 | 14.0 | |
| 非常不同意 | 5.7 | 4.3 | 7.0 | | 4.2 | 6.5 | |

注：＊＊＊表示 $p<0.001$，＊＊表示 $p<0.01$，＊表示 $p<0.05$，+表示 $p<0.1$，ns 表示不显著。

　　根据表7-8，从贫困户与非贫困户在健康扶贫项目感知上有无差异来看，健康保健意识提高、看病没有以前方便和有漏掉贫困户或错给非贫困户这3

个方面，贫困户和非贫困户存在明显差异。其中，总体上有53.4%的受访者认为村民健康保健意识提高了，有50.1%的贫困户认为村民健康保健意识得到了提高，低于非贫困户中持积极态度的受访者比例（56.3%）。看病没有以前方便方面，总体上有51.8%的受访者不同意该说法，贫困户中有52.1%的受访者持否定看法，低于非贫困户持否定看法的受访者比例（51.7%）。贫困户指标存在错给或漏给方面，总体上50.5%的受访者认为存在此种情况，贫困户中有51.8%的受访者同意此说法，非贫困户中有49.3%的受访者表示同意，可能是健康扶贫项目实施过程中，部分地区存在违规操作或是政策宣传不到位，致使贫困户不确定自己是否为贫困户。而在其余6个方面，贫困户与非贫困户无明显差异。

根据表7-8，在降低居民医疗支出、村民因扶贫项目的利益产生冲突、看病没有以前方便以及有了新农合等政策生大病也不怕4个方面，深度贫困地与一般贫困地区无明显差异。提高了家庭劳动力质量方面，总体上有55.0%的受访者认为家庭劳动力质量有了提高，深度贫困地区中49.6%的受访者认为家庭劳动力质量得到了提高，低于一般贫困地区持此种看法的受访者比例（57.6%）。改善了本地卫生环境方面，总体上有59.2%的受访者认为改善了本地卫生环境，而深度贫困地区中认为改善了本地卫生环境的受访者比例比一般贫困地区低10.1%。健康保健意识提高方面，深度贫困地区中有50.0%的受访者认为村民健康保健意识提高了，低于一般贫困地区（55.2%）。村民可发表关于新农合等政策的意见方面，总体上有42.8%的受访者同意此说法，深度贫困地区中有38.2%的受访者持肯定看法，低于一般贫困地区（45.2%）。贫困户指标存在错给或漏给方面，深度贫困地区中有47.9%的受访者赞同此说法，明显低于一般贫困地区（51.7%）。

远程医疗是解决贫困地区医疗人才匮乏和医疗卫生资源严重不足的有效手段。如表7-9所示，远程医疗项目感知度通过5个问题来衡量。受访者选择"非常同意""比较同意""一般""比较不同意"及"非常不同意"来表达自己对健康扶贫项目实施效果的看法。

表7-9 按贫困户和贫困地区分组的受访者远程医疗项目感知度分析结果 单位:%

| 项目 | 总体 | 贫困户 | 非贫困户 | LR/T 检验 | 深度 困地区 | 一般 贫困地区 | LR/T 检验 |
|---|---|---|---|---|---|---|---|
| **网络视频就诊有帮助** | (1913) | (887) | (1026) | | (630) | (1283) | |
| 非常同意 | 14.3 | 14.5 | 14.0 | | 12.1 | 15.8 | |
| 比较同意 | 30.3 | 29.4 | 31.0 | | 29.2 | 28.1 | |
| 一般 | 32.9 | 34.7 | 31.3 | ns | 34.1 | 33.1 | * |
| 比较不同意 | 15.8 | 15.8 | 15.8 | | 19.2 | 15.7 | |
| 非常不同意 | 6.8 | 5.5 | 7.9 | | 5.4 | 7.2 | |
| **网络视频就诊更简便** | (1913) | (887) | (1026) | | (629) | (1284) | |
| 非常同意 | 14.6 | 14.8 | 14.4 | | 12.4 | 18.2 | |
| 比较同意 | 28.5 | 25.4 | 31.2 | | 34.2 | 30.8 | |
| 一般 | 33.5 | 35.2 | 32.0 | + | 29.1 | 29.2 | ＊＊ |
| 比较不同意 | 16.8 | 18.0 | 15.8 | | 18.3 | 15.0 | |
| 非常不同意 | 6.6 | 6.7 | 6.6 | | 6.0 | 6.7 | |
| **需要的时候，愿意网络视频就诊** | (1913) | (888) | (1025) | | (630) | (1285) | |
| 非常同意 | 16.3 | 15.8 | 16.8 | | 9.4 | 16.7 | |
| 比较同意 | 31.9 | 33.0 | 31.0 | | 31.3 | 29.1 | |
| 一般 | 29.2 | 27.6 | 30.5 | ns | 33.3 | 31.0 | ＊＊＊ |
| 比较不同意 | 16.1 | 17.2 | 15.1 | | 19.8 | 16.7 | |
| 非常不同意 | 6.5 | 6.4 | 6.5 | | 6.2 | 6.5 | |
| **网络视频就诊能弥补传统医疗缺点** | (1915) | (889) | (1026) | | (633) | (1285) | |
| 非常同意 | 14.3 | 13.7 | 14.8 | | 16.3 | 22.9 | |
| 比较同意 | 29.8 | 29.2 | 30.3 | | 36.2 | 33.5 | |
| 一般 | 31.7 | 32.1 | 31.5 | ns | 28.0 | 29.8 | ＊＊＊ |
| 比较不同意 | 17.7 | 17.7 | 17.7 | | 14.4 | 8.6 | |
| 非常不同意 | 6.4 | 7.3 | 5.7 | | 5.2 | 5.1 | |

| 项目 | 总体 | 贫困户 | 非贫困户 | LR/T检验 | 深度困地区 | 一般贫困地区 | LR/T检验 |
|---|---|---|---|---|---|---|---|
| 若周围有人使用视频就诊，自己也愿意使用 | (1918) | (890) | (1028) | | (633) | (1285) | |
| 非常同意 | 20.7 | 20.2 | 21.1 | | 16.3 | 22.9 | |
| 比较同意 | 34.4 | 33.9 | 34.8 | ns | 36.2 | 33.5 | ＊＊＊ |
| 一般 | 29.2 | 29.9 | 28.6 | | 28.0 | 29.8 | |
| 比较不同意 | 10.5 | 10.6 | 10.5 | | 14.4 | 8.6 | |
| 非常不同意 | 5.2 | 5.4 | 5.0 | | 5.2 | 5.1 | |

注：＊＊＊表示 *p*<0.001，＊＊表示 *p*<0.01，＊表示 *p*<0.05，+表示 *p*<0.1，ns 表示不显著。

根据表 7-9，针对网络视频就诊更简便这一说法，总体上有 43.1% 的受访者持肯定看法，贫困户中有 40.2% 的受访者表示同意，显著低于非贫困受访者中持肯定看法的比例（45.6%）。其余 4 个方面，总体上均有 45% 左右的受访者持肯定看法，而且超过 55% 的受访者认为若周围有人使用视频就诊，自己也愿意使用，但贫困户与非贫困户在这 4 个方面无显著差异。这说明大部分受访者仍倾向于去医疗点就诊，相比线下就诊，一方面网络视频就诊虽然可以享受更好的医疗服务，但大部分人对此仍持怀疑态度；另一方面居民接受网络视频就诊是一个长期过程。

根据表 7-9，网络视频就诊有帮助方面，总体上 44.6% 的受访者认为有帮助，而深度贫困地区中同意此说法的受访者比例比一般贫困地区低 2.6%。网络视频就诊更简便、需要的时候愿意网络视频就诊及网络视频就诊能弥补传统医疗缺点这 3 个方面，总体上持支持看法的受访者比例均未超过 50%，而且深度贫困地区受访者中持肯定看法的比例均低于一般贫困地区。总体上有 55.1% 的受访者认为若周围有人使用网络视频就诊，自己也愿意使用，深度贫困地区中有 52.5% 的受访者同意此说法，而一般贫困地区有 56.4% 的受访者持此看法。

## 四、健康扶贫项目满意度

针对健康扶贫项目的 15 项说法，正向说法赋值"5、4、3、2、1"，负向说法赋值"1、2、3、4、5",总得分在 15~75 分,得分越高,表明对健康扶贫项目越满意,即健康扶贫项目的实施得到了认可。

根据表 7-10,总体上受访者对健康扶贫项目的满意度得分为 49.08,其中贫困户受访者的满意度得分为 48.70 分,非贫困户受访者的满意度得分为 49.42 分,两者差异并不明显。深度贫困地区受访者对健康扶贫项目的满意度为 48.32 分,低于一般贫困地区受访者的满意度得分(49.45 分)。

表 7-10　受访者健康扶贫项目满意度分析结果

| | 性质 | N | 均值 | 标准差 | 均值标准误 | 单因素 ANOVA 分析 |
|---|---|---|---|---|---|---|
| 感知满意度 | 贫困户 | 889 | 48.70 | 6.607 | 0.222 | * |
| | 非贫困户 | 1025 | 49.42 | 6.873 | 0.215 | |
| | 总体 | 1914 | 49.08 | 6.758 | 0.154 | |
| | 深度贫困地区 | 629 | 48.32 | 6.558 | 0.261 | * * |
| | 一般贫困地区 | 1285 | 49.45 | 6.826 | 0.190 | |
| | 总体 | 1914 | 49.08 | 6.758 | 0.154 | |

注:＊＊表示 $p<0.01$,＊表示 $p<0.05$。

# 第三节　本章小结

健康扶贫是脱贫攻坚的重要一环,本章通过对调查地区健康扶贫政策的实施状况以及健康扶贫的主观感知状况进行对比分析,最终得出以下结论:

第一,缺资金是贫困户的主要致贫原因之一,贫困户获得医疗救助帮扶措施的比例最高,而且帮扶效果也最为明显。从致贫原因来看,占比最高的是缺资金,其次是缺劳力,再次是缺技术,因病致贫的比例也较高。从帮扶措施获得情况来看,贫困户获得帮扶措施占比较高的依次为医疗救助、子女助学补贴和最低生活保障。从帮扶效果来看,贫困户帮扶效果最为明显的是医疗费用降低,其次是生活条件改善,但提升劳动力就业方面效果较为微弱。

第二,总体上有约六成的居民知晓建立电子健康档案和重特大疾病医疗救助,但知晓慢性病签约管理和农村贫困人口家庭医生签约服务的居民不到

40%。在贫困人口大病分类救治服务和重特大疾病医疗救助上，非贫困户知晓度高于贫困户。在建立电子健康档案、重特大疾病医疗救助、慢性病签约管理及贫困人口大病分类救治服务方面，深度贫困地区的居民知晓度均比一般贫困地区高。

第三，总体上居民对 6 类健康扶贫项目的需求度都超过六成，重特大疾病医疗救助需求度最高，其次是县域内贫困人口先诊疗后付费服务。仅在建立电子健康档案和贫困人口大病分类救治服务方面，贫困户需求度高于非贫困户。深度贫困地区居民对农村贫困人口家庭医生签约服务的需求度更高，其余项目无显著差异。

第四，居民对各项健康扶贫项目的看法不一，但有 76.3%的居民对降低居民医疗支出持肯定看法，而且有超过一半的居民认为健康扶贫项目存在错给、漏给情况。非贫困户中认为健康扶贫项目提高了居民健康保健意识的比例高于贫困户。深度贫困地区与一般贫困地区居民除在降低居民医疗支出、村民因扶贫项目的利益产生冲突、看病没有以前方便以及有了新农合等政策生大病也不怕这 4 个方面看法无明显差异外，其余方面均存在显著差异。

第五，居民对远程医疗的接受度并不高，从众心理较强。有超过一半的居民对周围有人使用视频就诊，自己也愿意使用持肯定看法，贫困户赞同网络视频就诊更简便的比例低于非贫困户，其他方面无显著差异。从贫困地区分组角度来看，一般贫困地区居民对远程医疗项目的看法均高于深度贫困地区居民，在网络视频就诊有帮助这一看法上，深度贫困地区持肯定看法的居民不到50%。居民对健康扶贫项目的满意度处于中上水平，健康扶贫项目仍有待进一步完善。贫困户与深度贫困地区居民对健康扶贫项目的满意度均略低于非贫困户和一般贫困地区居民。

# 第八章　健康乡村建设现状分析

营造健康环境和优化健康服务是健康乡村建设的重点，也是全面推进农业农村现代化进程的关键举措。为了解村级卫生资源环境和卫生服务状况，本章从生活环境、卫生资源及医疗服务、基本公共医疗项目 3 个方面入手，对比分析贫困村与非贫困村、深度贫困地区与一般贫困地区的健康乡村建设现状。

## 第一节　生活环境

生活环境状况主要由村地区性质、做饭主要水源、家庭常用厕所类型、垃圾倾倒地来反映。随着工业化进程的深入推进，水中细菌与微生物较过去更多，水污染严重，农村居民受传统观念的影响，将河水和雨水等受污染的水源用于洗衣和做饭，而做饭用水的污染不仅影响村生活环境状况，还直接影响村民的身体健康状况；农村厕所卫生状况和类型，不仅直接影响村环境质量和村形象，也影响村民的健康；农村垃圾露天堆放，不仅影响农村空气质量，也会对村容村貌产生不良影响。规范处理农村垃圾，改善农村生活条件，是提升乡村宜居水平的重要措施。

本节通过调查村基本情况并询问村干部"本村属于以下哪种地区""本村家庭做饭用的最主要燃料是什么""本村家庭做饭用水的最主要水源是什么""本村家庭最常用的厕所是什么类型""本村家庭的垃圾主要倒在哪里"5 个问题来了解村民的生活环境状况。

根据表 8-1，从贫困村与非贫困村的村地区性质来看，总体上，60.0% 的行政村是少数民族村落；非贫困村中村地区为革命老区的占 12.2%，高于总体，其余均低于总体；贫困村中少数民族、边疆地区、自然灾害频发地区和生态脆弱及资源保护区的占比均高于非贫困村和总体水平。总体而言,贫困村处于生态脆弱区的比例显著高于非贫困村,解决贫困问题,不仅是解决经济贫困,还要关注生态贫困,生态环境的保护与贫困的消除是有机统一的整体。

表 8-1  村地区性质分析结果  单位:%

| | 总体 | 非贫困村 | 贫困村 | LR/T 检验 | 一般贫困地区 | 深度贫困地区 | LR/T 检验 |
|---|---|---|---|---|---|---|---|
| 村地区性质 | (236) | (115) | (121) | | (127) | (109) | |
| 少数民族 | 60.0 | 58.1 | 61.8 | | 37.8 | 85.0 | |
| 革命老区 | 11.0 | 12.2 | 9.9 | | 16.5 | 4.6 | |
| 边疆地区 | 11.3 | 10.2 | 24.8 | *＊＊ | 1.6 | 23.0 | ＊ |
| 自然灾害频发地区 | 17.4 | 9.6 | 24.8 | | 11.8 | 23.9 | |
| 生态脆弱及资源保护区 | 17.4 | 11.3 | 23.1 | | 22.8 | 11.0 | |

注: ＊＊＊表示 $p<0.001$, ＊表示 $p<0.05$。

根据表 8-1,从深度贫困地区与一般贫困地区的村地区性质来看,绝大多数深度贫困地区处于少数民族地区,占比为 85.0%,说明我国少数民族地区是深度贫困的集中地,破解少数民族地区深度贫困是我国现阶段脱贫攻坚的重中之重、坚中之坚。深度贫困地区处于边疆地区和自然灾害频发地区的比例分别为 23.0% 和 23.9%,均高于一般贫困地区和总体水平,说明深度贫困地区往往是自然灾害频发区,自然灾害的频发造成了生态保护和发展之间的矛盾。

根据表 8-2,从贫困村与非贫困村的做饭主要水源来看,总体上,68.3%的村通了自来水,以此作为做饭主要水源,但仍有一部分村落使用江、河、湖、溪、泉水和井水,只有极少一部分村落还在使用雨水、窖水作为做饭主要水源;非贫困村做饭水源主要为自来水,没有村落使用雨水做饭;贫困村中做饭水源也主要为自来水,也有少部分是使用江、河、湖、溪、泉水和井水,占比分别为 16.9% 和 10.5%。在做饭水源上,非贫困村与贫困村不存在显著差异。长期饮用不洁净的水更易引发消化系统和泌尿系统疾病,因此,提高村民的健康状况，应该从根本上杜绝不洁净水源。

表 8-2　做饭主要水源分析结果

单位:%

| 做饭主要水源 | 总体 | 非贫困村 | 贫困村 | LR/T 检验 | 一般 贫困地区 | 深度 贫困地区 | LR/T 检验 |
|---|---|---|---|---|---|---|---|
| 做饭主要水源 | (243) | (119) | (124) | | (126) | (117) | |
| 江、河、湖、溪、泉水 | 17.3 | 17.6 | 16.9 | | 20.5 | 13.7 | |
| 井水 | 11.5 | 12.6 | 10.5 | | 13.4 | 9.4 | |
| 自来水 | 68.3 | 68.1 | 68.5 | ns | 63.0 | 74.4 | + |
| 雨水 | 0.4 | 0.0 | 0.8 | | 0.0 | 0.9 | |
| 窖水 | 1.2 | 1.7 | 0.8 | | 2.4 | 0.0 | |
| 其他 | 1.2 | 0.0 | 2.4 | | 0.8 | 1.7 | |

注：+表示 $p<0.1$，ns 表示不显著。

根据表 8-2，从深度贫困地区与一般贫困地区的做饭主要水源来看，无论是一般贫困地区还是深度贫困地区，只有极少一部分村民使用雨水、窖水作为做饭主要水源。深度贫困地区使用自来水作为做饭主要水源的占比为 74.4%，高于一般贫困地区和总体水平；深度贫困地区使用江、河、湖、溪、泉水和井水以及窖水作为做饭主要水源的占比低于一般贫困地区且低于总体水平。持续巩固脱贫攻坚成果，确保农村居民长期稳定喝上安全水、放心水，才能稳固脱贫攻坚成果。

根据表 8-3，从贫困村与非贫困村的家庭常用厕所类型来看，总体上，家庭使用室内冲水和开放式水泥坑较多，占比分别为 36.0% 和 25.1%，使用室内马桶（无冲水）和室外冲水公厕较少，占比均为 3.4%；非贫困村有 41.4% 的家庭使用室内冲水型厕所，高于总体水平；贫困村只有 31.4% 家庭使用室内冲水型厕所，低于非贫困村和总体水平，并且有 29.4% 的贫困村在使用开放式水泥坑，13.8% 的贫困村在使用开放式土坑。贫困村与非贫困村在家庭常用厕所类型上有差异，乡村卫生厕所还未普及。

表 8-3　家庭常用厕所类型分析结果　　　　　　　　　　　　单位:%

| 家庭常用厕所类型 | 总体 | 非贫困村 | 贫困村 | LR/T 检验 | 一般贫困地区 | 深度贫困地区 | LR/T 检验 |
|---|---|---|---|---|---|---|---|
| 家庭常用厕所类型 | (203) | (94) | (109) | | (127) | (76) | |
| 室内冲水 | 36.0 | 41.4 | 31.4 | | 52.0 | 9.2 | |
| 室内马桶（无冲水） | 3.4 | 4.3 | 2.8 | | 2.4 | 5.3 | |
| 室外冲水公厕 | 3.4 | 3.2 | 3.7 | | 3.1 | 3.9 | |
| 室外非冲水公厕 | 17.7 | 21.3 | 14.7 | ns | 15.0 | 22.4 | ＊＊＊ |
| 开放式水泥坑 | 25.1 | 20.2 | 29.4 | | 23.6 | 25.1 | |
| 开放式土坑 | 11.3 | 8.5 | 13.8 | | 2.4 | 26.3 | |
| 其他 | 3.0 | 2.1 | 3.7 | | 1.6 | 5.3 | |

注：＊＊＊表示 $p<0.001$，ns 表示不显著。

根据表 8-3，从深度贫困地区与一般贫困地区的家庭常用厕所类型来看，一般贫困地区家庭常用厕所类型以室内冲水型为主，占比高达 52.0%，高于总体水平；而深度贫困地区只有 9.2% 的家庭使用室内冲水厕所，深度贫困地区家庭常用厕所类型多为室外非冲水公厕、开放式水泥坑和开放式土坑，三类型占比均高于一般贫困地区和总体水平，累计占比高达 73.8%。一般贫困地区与深度贫困地区在家庭常用厕所类型上有显著差异，深度贫困地区卫生厕所的普及率较低。由此说明深度贫困地区还有相当一部分贫困村没有保持环境卫生清洁干净的意识和习惯，人居环境较差。

根据表 8-4，从贫困村与非贫困村的垃圾倾倒地来看，公共垃圾桶/箱已经开始普及，54.2% 的村落将垃圾倾倒在公共垃圾桶/箱，将垃圾倾倒在附近的河沟、住房周围、土粪坑和随处倒的现象明显减少；非贫困村有中 58.5% 的村落可以做到将垃圾倾倒在公共垃圾桶/箱，略高于总体水平，还有 21.3% 的村落垃圾有专人收集；贫困村中也有 50.5% 的村落可以做到将垃圾倾倒在公共垃圾桶/箱，略低于总体水平。非贫困村与贫困村在垃圾倾倒地上仍有显著差异，贫困村中将垃圾倾倒在附近的河沟、住房周围、土粪坑和随处倒的占比均高于非贫困村和总体水平。垃圾的倾倒不规范不仅影响村民的健康水平，还会导致耕地退化、环境污染等问题，因此仍要继续加强对贫困村垃圾倾倒规范化的管理。

表8-4　垃圾倾倒地分析结果　　　　　　　　　单位:%

| | 总体 | 非贫困村 | 贫困村 | LR/T 检验 | 一般 贫困地区 | 深度 贫困地区 | LR/T 检验 |
|---|---|---|---|---|---|---|---|
| 垃圾倾倒地 | (203) | (94) | (109) | | (127) | (76) | |
| 公共垃圾桶/箱 | 54.2 | 58.5 | 50.5 | | 61.4 | 42.1 | |
| 附近的河沟 | 6.4 | 3.2 | 9.2 | | 2.4 | 13.2 | |
| 住房周围 | 7.9 | 7.4 | 8.3 | ns | 7.1 | 9.2 | ＊＊ |
| 土粪坑 | 4.9 | 3.2 | 6.4 | | 5.5 | 3.9 | |
| 随处倒 | 8.9 | 5.3 | 11.9 | | 3.9 | 17.1 | |
| 有专人收集 | 16.7 | 21.3 | 12.8 | | 18.9 | 13.2 | |
| 其他 | 1.0 | 1.1 | 0.9 | | 0.8 | 1.3 | |

注：＊＊表示$p<0.01$，ns表示不显著。

根据表8-4，从深度贫困地区与一般贫困地区的垃圾倾倒地来看，深度贫困地区将垃圾倾倒在公共垃圾桶/箱的占比（42.1%）显著低于一般贫困地区（61.4%）和总体水平（54.2%），而将垃圾倾倒在附近的河沟、住房周围和随处倒的比例高于一般贫困地区和总体水平，值得关注的是，深度贫困地区将垃圾倒入附近河沟和随处倒的现象较一般贫困地区更为严重；由于农村"厕所革命"的推进，深度贫困地区将垃圾倾倒在土粪坑的比例较少，为3.9%，低于一般贫困地区和总体水平。由此可见，深度贫困地区的垃圾治理是持续提升乡村宜居水平的重要环节，也是实现乡村振兴战略的有力措施。

## 第二节　卫生资源及医疗服务

卫生资源是指在一定社会经济条件下，社会对医疗卫生部门提供的人力、物力、财力的总称，包括硬资源和软资源两大类。卫生资源是开展医疗服务的基本条件，基本卫生机构的全面建成是促进健康扶贫的一个重要因素，只有将基本卫生设施全面建成，才能更好地提供卫生服务，杜绝因病致贫，因病返贫现象的出现。本节通过询问村干部"本村是否有卫生室""本村卫生室面积是多少平方米""本村卫生室行医方式""从卫生室到居民家庭的最远距离为多少"4个问题来了解村卫生资源配置状况。

医疗服务是指医疗服务机构利用医疗资源对患者进行诊断、治疗、康复等方面的服务,以及与这些服务有关的业务,其核心是诊断和治疗。《"十四五"优质高效医疗卫生服务体系建设实施方案》中明确提出要努力让广大人民群众就近享有公平可及、系统连续的高质量医疗卫生服务。医疗卫生服务是民生关切,推动医疗卫生服务体系高质量发展是改善民生的重要保障。本节通过询问村干部"本村卫生室乡村医生是否与贫困家庭有签约服务""您是否了解远程会诊""本村卫生室是否有远程医疗服务""您觉得本村今后是否需要远程医疗服务"4个问题来了解村医疗服务情况。

根据表8-5,从贫困村与非贫困村的村卫生室数量来看,总体上,村卫生室的覆盖率较高,有91.1%的受访村建有村卫生室;非贫困村卫生室的覆盖率为88.4%,低于总体水平;而贫困村的村卫生室覆盖率高于非贫困村和总体水平。由此说明,贫困地区村卫生室建设取得了成效,但是关注贫困村的同时也要关注非贫困村的村卫生室的建设情况。

表8-5　村卫生室数量分析结果　　　　　　　　　　单位:%

| | 总体 | 非贫困村 | 贫困村 | LR/T检验 | 一般贫困地区 | 深度贫困地区 | LR/T检验 |
|---|---|---|---|---|---|---|---|
| 本村是否有卫生室 | (239) | (117) | (122) | | (127) | (112) | |
| 有 | 91.1 | 88.4 | 93.5 | * * * | 94.5 | 85.5 | * * * |
| 没有 | 8.9 | 11.6 | 6.5 | | 5.5 | 14.5 | |

注: * * *表示 $p<0.001$。

根据表8-5,从深度贫困地区与一般贫困地区的村卫生室数量来看,一般贫困地区的村卫生室覆盖率为94.5%,高于深度贫困地区总体水平。深度贫困地区的村卫生室覆盖率虽然高达85.5%,但是低于一般贫困地区。由此说明,对于深度贫困地区还应继续加大建设力度。

根据表8-6,从贫困村与非贫困村的村卫生室面积来看,总体上,村卫生室面积均值为118.26平方米,非贫困村和贫困村的村卫生室面积均值分别为 119.60 平方米和 117.18 平方米，非贫困村与贫困村的村卫生室面积相差不大。只有村卫生室面积达到标准，才能保障村卫生室中各类诊疗室的工作顺利开展。从深度贫困地区与一般贫困地区的村卫生室面积来看，深度贫困地区村卫生室面积均值为 102.44 平方米，明显低于一般贫困地区的 127.08 平方米且低于总体水平。由此可知，贫困地区村卫生室面积能达到标准水平，但是深度贫困地区较一般贫困地区还有一定的差距。

表 8-6　村卫生室面积分析结果　　　　　　　　单位：平方米

| | 总体 | 非贫困村 | 贫困村 | 一般贫困地区 | 深度贫困地区 |
|---|---|---|---|---|---|
| 村卫生室面积 | 118.26 | 119.60 | 117.18 | 127.08 | 102.44 |

根据表 8-7，从贫困村与非贫困村的村卫生室行医方式来看，总体上，村卫生室的行医方式都是西医为主和中西医结合大约各占一半，中医为主的卫生室极少，深度贫困地区与一般贫困地区的村卫生室行医方式也是西医为主和中西医结合。村民选择在村卫生室就诊的疾病多是一些常见病和多发病，西医可以更有效、更快速地治疗这些疾病，中西医结合具有花钱少、见效快、疗效好等优势，适合贫困地区民众看病治疗。

表 8-7　村卫生室行医方式分析结果　　　　　　　　单位：%

| | 总体 | 非贫困村 | 贫困村 | LR/T检验 | 一般贫困地区 | 深度贫困地区 | LR/T检验 |
|---|---|---|---|---|---|---|---|
| 村卫生室行医方式 | (190) | (85) | (105) | | (124) | (66) | |
| 西医为主 | 45.3 | 50.6 | 41.0 | | 41.1 | 53.0 | |
| 中（藏/蒙）医为主 | 3.7 | 4.7 | 2.9 | ns | 3.2 | 4.5 | ns |
| 中西医结合 | 51.1 | 44.7 | 56.2 | | 55.6 | 42.4 | |

注：ns 表示不显著。

根据表 8-8，从贫困村与非贫困村的卫生室到居民家庭最远距离来看，总体上，卫生室到居民家庭最远距离在 5 千米以上的村比例最大，为 26.0%，不足 1 千米的村占比最小，为 9.4%；非贫困村中卫生室到居民家庭最远距离为 3~4 千米的占比最大，4~5 千米的占比最小；贫困村中卫生室到居民家庭最远距离在5千米以上的占比最大，高于非贫困村和总体水平，不足1千米的村占比最小，低于非贫困村和总体水平。总体而言，被调查村的卫生室到居民家庭距离较远，特别是贫困村，不能满足农村居民对基本医疗卫生服务的需求。

表8-8　卫生室到居民家最远距离分析结果　　　　　　单位:%

| 卫生室到居民家庭最远距离 | 总体 | 非贫困村 | 贫困村 | LR/T检验 | 一般贫困地区 | 深度贫困地区 | LR/T检验 |
|---|---|---|---|---|---|---|---|
| | (192) | (85) | (107) | | (124) | (68) | |
| 不足1千米 | 9.4 | 11.8 | 7.5 | | 6.5 | 14.7 | |
| 1~2千米 | 14.6 | 14.1 | 15.0 | | 12.1 | 19.1 | |
| 2~3千米 | 16.7 | 20.0 | 14.0 | ns | 18.5 | 13.2 | * |
| 3~4千米 | 17.7 | 22.4 | 14.0 | | 21.8 | 10.3 | |
| 4~5千米 | 15.6 | 10.6 | 19.6 | | 18.5 | 10.3 | |
| 5千米以上 | 26.0 | 21.2 | 29.9 | | 22.6 | 32.4 | |

注：* 表示 $p < 0.05$，ns 表示不显著。

根据表8-8，从深度贫困地区与一般贫困地区的卫生室到居民家庭最远距离来看，无论是深度贫困地区还是一般贫困地区，卫生室到居民家庭最远距离占比最大的都是5千米以上，并且深度贫困地区中最远距离为5千米以上的比例高于一般贫困地区且高于总体水平。值得关注的是，深度贫困地区卫生室到居民家庭最远距离不足1千米和1~2千米的占比分别为14.7%和19.1%，显著高于一般贫困地区和总体水平。由此可知，贫困地区的村卫生室到居民家庭距离总体上较远，但是由于健康扶贫政策的实施，使得深度贫困地区对村卫生室到居民家庭距离较远的问题受到了重视，得到了一定程度的缓解。

根据表8-9，从深度贫困地区与一般贫困地区的乡村医生签约服务情况来看，一般贫困地区乡村医生有签约服务的比例高达80.8%，高于总体水平；深度贫困地区乡村医生有签约服务的比例为37.9%，显著低于一般贫困地区和总体水平。由此可知，一般贫困地区乡村医生签约服务的覆盖率较为可观，但是深度贫困地区乡村医生签约服务的覆盖率较低，要继续加大乡村医生签约服务的实施力度，提升乡村医生签约服务的实施效果。

表 8-9　乡村医生签约服务情况分析结果　　　　　　　　单位:%

| | 总体 | 非贫困村 | 贫困村 | LR/T检验 | 一般贫困地区 | 深度贫困地区 | LR/T检验 |
|---|---|---|---|---|---|---|---|
| 乡村医生是否与贫困家庭有签约服务 | (191) | (85) | (106) | * | (125) | (66) | * * * |
| 有 | 66.0 | 74.1 | 59.4 | | 80.8 | 37.9 | |
| 无 | 34.0 | 25.9 | 40.6 | | 19.2 | 62.1 | |

注: * * * 表示 $p<0.001$ , * 表示 $p<0.05$ 。

根据表 8-10,从贫困村与非贫困村对远程会诊的了解程度来看,总体上,有 37.1% 的受访村对远程会诊了解程度为一般,非常了解的受访村仅占 7.1%,更有 10.7% 的受访村是非常不了解的。从贫困村与非贫困村的远程医疗服务覆盖率来看,总体上,有高达 84.3% 的受访村的卫生室没有远程医疗服务,远程医疗服务覆盖率较低;非贫困村卫生室有远程医疗服务的占比为 12.2%,低于总体水平;贫困村卫生室远程医疗服务的覆盖率高于非贫困村和总体水平,但是覆盖率仍然较低。从贫困村与非贫困村对远程医疗服务的需求来看,总体上有高达 67.5% 的受访村对远程医疗服务表示很需要,仅有 4.5% 的受访村对远程医疗服务表示不需要;非贫困村与贫困村对远程医疗服务的需求度与总体水平相差不大。在对远程会诊的了解程度和对远程医疗服务的需求上,非贫困村与贫困村没有显著差异。总体而言,无论是贫困村还是非贫困村,对远程医疗服务的需求感都很强烈,但是,远程医疗的施行力度还不大,了解程度也较低,应继续加强远程医疗能力建设。

表 8-10　远程会诊的了解程度结果　　　　　　　　　　单位:%

| | 总体 | 非贫困村 | 贫困村 | LR/T检验 | 一般贫困地区 | 深度贫困地区 | LR/T检验 |
|---|---|---|---|---|---|---|---|
| 您是否了解远程会诊 | (197) | (89) | (108) | | (124) | (73) | |
| 非常了解 | 7.1 | 9.0 | 5.6 | | 10.5 | 1.4 | |
| 比较了解 | 21.8 | 21.3 | 22.2 | | 22.6 | 20.5 | |
| 一般 | 37.1 | 34.8 | 38.9 | ns | 37.1 | 37.0 | * |
| 比较不了解 | 23.4 | 22.5 | 24.1 | | 23.4 | 23.3 | |
| 非常不了解 | 10.7 | 12.4 | 9.3 | | 6.5 | 17.8 | |

续表

| | 总体 | 非贫困村 | 贫困村 | LR/T 检验 | 一般 贫困地区 | 深度 贫困地区 | LR/T 检验 |
|---|---|---|---|---|---|---|---|
| **本村卫生室是否有 远程医疗服务** | (198) | (90) | (108) | | (125) | (73) | |
| 有 | 15.7 | 12.2 | 18.5 | ns | 17.6 | 12.3 | ns |
| 没有 | 84.3 | 87.8 | 81.5 | | 82.4 | 87.7 | |
| **今后是否需要 远程医疗服务** | (157) | (74) | (83) | | (98) | (59) | |
| 很需要 | 67.5 | 68.9 | 66.3 | ns | 62.2 | 76.3 | ns |
| 一般需要 | 28.0 | 27.0 | 28.9 | | 32.7 | 20.3 | |
| 不需要 | 4.5 | 4.1 | 4.8 | | 5.1 | 3.4 | |

注：＊表示 $p<0.05$，ns 表示不显著。

根据表 8-10，从深度贫困地区与一般贫困地区对远程会诊的了解程度来看，深度贫困地区对远程会诊的了解程度低于一般贫困地区，其中，深度贫困地区非常了解远程会诊的占比仅为 1.4%，非常不了解远程会诊的占比为 17.8%。从深度贫困地区与一般贫困地区的远程医疗服务覆盖率来看，深度贫困地区有高达 87.7% 的村落表示本村卫生室没有远程医疗服务，占比高于一般贫困地区和总体水平。从深度贫困地区与一般贫困地区对远程医疗服务的需求来看，无论是一般贫困地区还是深度贫困地区，都对远程医疗服务有着较高的需求，其中，深度贫困地区受访村对远程医疗服务表示很需要的占比为 76.3%，显著高于一般贫困地区和总体水平。总体而言，无论是一般贫困地区还是深度贫困地区，受访村对远程会诊的了解程度都不深，远程医疗的施行力度也不大，但是都对远程医疗服务有较大的需求。

## 第三节　基本公共医疗项目

基本公共医疗项目实施状况关系着贫困村脱贫的具体落实情况，了解基本公共医疗项目实施力度和效果，可以对服务项目进行总结分析，及时发现存在的问题，改善和满足对健康设施的需求。本节从健康教育、预防接种、传染病防治、糖尿病等慢性病管理、精神疾病管理、儿童保健、孕产妇保健、老年人保健 8 个基本公共医疗项目的设立情况、实施力度、效果评价 3 个方面来衡量受访村对基本公共医疗服务的感受。其中，实施力度设为"力度大""一般""力度小" 3 个选项，效果评价设为"效果好""一般""效果差" 3 个选项。

## 一、基本公共医疗项目设立情况

根据表 8-11，从贫困村与非贫困村的基本公共医疗项目设立情况来看，总体上，贫困村与非贫困村在糖尿病等慢性病管理、精神疾病管理和儿童保健 3 项基本项目的设立上有显著差异；从糖尿病等慢性病管理项目的设立情况来看，总体上有 68.2%的受访村设立了此项基本项目，贫困村中有 65.5%的受访村设立了此项基本项目，低于非贫困村和总体水平，说明我国对慢性病管理的覆盖率较低，管理的力量不足。从精神疾病管理项目的设立情况来看，总体上有 59.7%的受访村设立了此项基本项目，贫困村中有 54.0%的受访村设立了此项基本项目，显著低于非贫困村和总体水平，说明还需要扩大对贫困地区精神障碍患者服务项目的覆盖面。从儿童保健项目的设立情况来看，总体上有 82.6%的受访村设立了此项基本项目，贫困村中有 79.5%的受访村设立了此项基本项目，低于非贫困村和总体水平。对于预防接种，总体上有 91.0%的受访村设立了此项基本项目。健康教育和传染病防治两项基本项目，总体上设立的受访村所占比例均低于 90%，对于孕产妇保健和老年人保健两项基本项目，总体上设立的受访村所占比例均低于 80%。总体而言，贫困村对于基本项目的设立比例低于非贫困村。

表 8-11 基本公共医疗项目设立情况 单位:%

| | 总体 | 非贫困村 | 贫困村 | LR/T 检验 | 一般 贫困地区 | 深度 贫困地区 | LR/T 检验 |
|---|---|---|---|---|---|---|---|
| **健康教育** | (155) | (68) | (87) | ns | (107) | (48) | ns |
| 是 | 82.6 | 80.9 | 83.9 | | 85.0 | 77.1 | |
| 否 | 17.4 | 19.1 | 16.1 | | 15.0 | 22.9 | |

| | 总体 | 非贫困村 | 贫困村 | LR/T 检验 | 一般 贫困地区 | 深度 贫困地区 | LR/T 检验 |
|---|---|---|---|---|---|---|---|
| **预防接种** | (155) | (66) | (89) | | (106) | (49) | |
| 是 | 91.0 | 92.4 | 89.9 | ns | 87.7 | 98.0 | * |
| 否 | 9.0 | 7.6 | 10.1 | | 12.3 | 2.0 | |
| **传染病防治** | (155) | (67) | (88) | | (106) | (49) | |
| 是 | 85.8 | 83.6 | 87.5 | ns | 87.8 | 81.6 | ns |
| 否 | 14.2 | 16.4 | 12.5 | | 12.3 | 18.4 | |
| **糖尿病等慢性病管理** | (154) | (67) | (87) | | (106) | (48) | |
| 是 | 68.2 | 71.6 | 65.5 | ns | 76.4 | 50.0 | * * |
| 否 | 31.8 | 28.4 | 34.5 | | 23.6 | 50.0 | |
| **精神疾病管理** | (154) | (67) | (87) | | (106) | (48) | |
| 是 | 59.7 | 67.2 | 54.0 | + | 67.0 | 43.8 | * * |
| 否 | 40.3 | 32.8 | 46.0 | | 33.0 | 56.3 | |
| **儿童保健** | (155) | (67) | (88) | | (106) | (49) | |
| 是 | 82.6 | 86.6 | 79.5 | ns | 85.8 | 75.5 | ns |
| 否 | 17.4 | 13.4 | 20.5 | | 14.2 | 24.5 | |
| **孕产妇保健** | (152) | (67) | (85) | | (105) | (47) | |
| 是 | 73.7 | 74.6 | 72.9 | ns | 76.2 | 68.1 | ns |
| 否 | 26.3 | 25.4 | 27.1 | | 23.8 | 31.9 | |
| **老年人保健** | (155) | (67) | (88) | | (106) | (49) | |
| 是 | 78.1 | 79.1 | 77.3 | ns | 82.1 | 69.4 | + |
| 否 | 21.9 | 20.9 | 22.7 | | 17.9 | 30.6 | |

注：＊＊表示 $p<0.01$，＊表示 $p<0.05$，+表示 $p<0.1$，ns 表示不显著。

根据表 8-11，从深度贫困地区与一般贫困地区的基本公共医疗项目设立情况来看，总体上，一般贫困地区受访村与深度贫困地区受访村的 8 项基本公共医疗项目的设立情况存在显著差异，深度贫困地区只有预防接种项目的设立情况好于一般贫困地区，其他项目覆盖率均低于一般贫困地区。从健康教育项目的设立情况来看，深度贫困地区受访村设立此项目的占比为 77.1%，低于一般贫困地区和总体水平，但一般贫困地区的占比高于总体水平。从预防接种项目的设立情况来看，深度贫困地区受访村的覆盖率高达98.0%，比一般贫困地区高10.3%，说明我国对预防接种的重视程度高，宣传力度较大，取得了良好成效。从传染病防治、糖尿病等慢性病管理、精神疾病管理、儿童保健、孕产妇保健和老年人保健等项目的设立情况来看，一般贫困地区受访村设立这些项目的占比均高于深度贫困地区和总体水平，其中，对于精神疾病管理项目的设立，深度贫困地区受访村设立此项目的占比为43.8%，有超过一半的受访村没有设立此项服务。总体而言，对于基本公共医疗项目的设立情况，深度贫困地区受访村覆盖率低于一般贫困地区，卫生资源应该在一定程度上向深度贫困地区倾斜。

## 二、基本公共医疗项目实施力度

根据表8-12，从贫困村与非贫困村的基本公共医疗项目实施力度感受来看，预防接种、精神疾病管理、儿童保健和孕产妇保健4个项目上的实施力度感受存在明显差异，其余4个项目无明显差异。在预防接种实施力度感受上，总体上，有68.1%的受访村认为此项目实施力度大，低于非贫困受访村中认为此项目实施力度大的比例（71.9%），高于贫困村受访村中认为此项目实施力度大的比例（65.0%）。在精神疾病管理实施力度感受上，非贫困受访村认为其实施力度大的有63.5%，高于总体（57.7%），也显著高于贫困受访村（42.1%），但总体上认为此项目实施力度小的比例有9.3%，贫困村（21.1%）的比例显著高于非贫困村（9.6%）。在儿童保健和孕产妇保健实施力度感受上，依然是非贫困村认为此项目实施力度大的比例高于总体且高于贫困村，从一定程度上说，非贫困村对基本公共医疗项目实施力度的感受较贫困村的感受要好。在健康教育、传染病防治、糖尿病等慢性病管理和老年人保健的实施力度感受上，贫困村与非贫困村的实施力度感受与总体水平相一致，并认为力度大的比例均在50%以上。

根据表8-12，从深度贫困地区与一般贫困地区的基本公共医疗项目实施力度感受来看，两地区实施力度感知均存在明显差异，深度贫困地区认为基本服务实施力度大的比例均小于一般贫困地区，且均低于总体水平。在健康教育、糖尿病等慢性病管理、孕产妇保健和老年人保健的实施力度感受上，总体上认为实施力度大的比例均在 50%~60%，一般贫困地区居民认为实施力度大的比例均在 60%~70%，深度贫困地区均在 30%~40%，深度贫困地区对于基本服务项目的实施力度感受较差。在预防接种的实施力度感受上，深度贫困地区认为实施力度大的比例为 60.8%，低于一般贫困地区的 72.0% 且低于总体水平，但深度贫困地区和一般贫困地区的预防接种实施力度感受是 8 项基本服务项目中差距最小的。在传染病防治、精神疾病管理和儿童保健的实施力度感受上，一般贫困地区认为实施力度大的比例均在 60%~70%，深度贫困地区均在 40%~50%，深度贫困地区居民认为实施力度一般的比例在 50% 左右。

表 8-12　基本公共医疗项目实施力度　　　　　　　单位:%

| | 总体 | 非贫困村 | 贫困村 | LR/T 检验 | 一般贫困地区 | 深度贫困地区 | LR/T 检验 |
|---|---|---|---|---|---|---|---|
| 健康教育 | (128) | (56) | (72) | | (89) | (39) | |
| 力度大 | 51.6 | 51.8 | 51.4 | | 60.7 | 30.8 | |
| 一般 | 46.1 | 46.4 | 45.8 | ns | 39.3 | 61.5 | ** |
| 力度小 | 2.3 | 1.8 | 2.8 | | 0.0 | 7.7 | |
| 预防接种 | (144) | (64) | (80) | | (93) | (51) | |
| 力度大 | 68.1 | 71.9 | 65.0 | | 72.0 | 60.8 | |
| 一般 | 29.2 | 28.1 | 30.0 | + | 25.8 | 35.3 | ns |
| 力度小 | 2.8 | 0.0 | 5.0 | | 2.2 | 3.9 | |
| 传染病防治 | (135) | (58) | (77) | | (93) | (42) | |
| 力度大 | 54.8 | 53.4 | 55.8 | | 61.3 | 40.5 | |
| 一般 | 41.5 | 41.4 | 41.6 | ns | 35.5 | 54.8 | + |
| 力度小 | 3.7 | 5.2 | 2.6 | | 3.2 | 4.8 | |
| 糖尿病等慢性病管理 | (107) | (50) | (57) | | (81) | (26) | |
| 力度大 | 57.0 | 56.0 | 57.9 | | 63.0 | 38.5 | |
| 一般 | 36.4 | 38.0 | 35.1 | ns | 32.1 | 50.0 | + |
| 力度小 | 6.5 | 6.0 | 7.0 | | 4.9 | 11.5 | |

续表

| | 总体 | 非贫困村 | 贫困村 | LR/T 检验 | 一般贫困地区 | 深度贫困地区 | LR/T 检验 |
|---|---|---|---|---|---|---|---|
| **精神疾病管理** | (97) | (47) | (50) | | (71) | (26) | |
| 力度大 | 57.7 | 63.5 | 42.1 | | 63.4 | 42.3 | |
| 一般 | 33.0 | 26.9 | 36.8 | ns | 29.6 | 42.3 | ns |
| 力度小 | 9.3 | 9.6 | 21.1 | | 7.0 | 15.4 | |
| **儿童保健** | (130) | (60) | (70) | | (91) | (39) | |
| 力度大 | 61.5 | 65.6 | 56.9 | | 68.1 | 46.2 | |
| 一般 | 30.8 | 27.9 | 34.7 | ns | 23.1 | 48.7 | * |
| 力度小 | 7.7 | 6.6 | 8.3 | | 8.8 | 5.1 | |
| **孕产妇保健** | (119) | (54) | (65) | | (81) | (38) | |
| 力度大 | 57.1 | 63.8 | 47.7 | | 65.4 | 39.5 | |
| 一般 | 39.5 | 29.3 | 47.7 | ns | 30.9 | 57.9 | * |
| 力度小 | 3.4 | 6.9 | 4.6 | | 3.7 | 2.6 | |
| **老年人保健** | (124) | (56) | (68) | | (87) | (37) | |
| 力度大 | 54.8 | 55.7 | 50.0 | | 62.1 | 37.8 | |
| 一般 | 42.7 | 39.4 | 44.3 | ns | 35.6 | 59.5 | * |
| 力度小 | 2.4 | 4.9 | 5.7 | | 2.3 | 2.7 | |

注：**表示 $p<0.01$，*表示 $p<0.05$，+表示 $p<0.1$，ns 表示不显著。

## 三、基本公共医疗项目效果评价

根据表 8-13，从贫困村与非贫困村的基本公共医疗项目效果评价来看，总体上，贫困村与非贫困村在健康教育、传染病防治和儿童保健 3 项基本服务项目的效果评价上不存在显著差异，而其余 5 项基本服务项目存在显著差异。从总体上看，认为效果好的占比最多的是预防接种，为 75.0%，其次是儿童保健，为 65.1%，其余 6 项相差不大，均在 50%~60%。从预防接种的效果评价来看，非贫困村认为效果好的比例为 84.4%，高于贫困村和总体水平。从糖尿病等慢性病管理的效果评价来看，有 12.3%的受访贫困村认为其效果差，在 8 项基本服务项目中占比最高，其余 7 项认为其实施效果差的均在 10%以下。从精神疾病管理的效果评价来看，非贫困村认为效果好的比例为

72.3%，显著高于贫困村的 46.0% 且高于总体水平，贫困村认为效果一般的
比例为 48.0%，高于认为效果好的比例，说明国家对精神疾病管理的重视程
度还不够大。从孕产妇保健和老年人保健的效果评价来看，非贫困村认为效
果好的比例依然高于贫困村和总体水平。总体而言，还应加强对贫困村严重
精神障碍患者和糖尿病等慢性病患者的医疗救治和规范管理，真正做到健康
扶贫精准到人、精准到病。

表 8-13　基本公共医疗项目效果评价　　　　　　　　　　　单位:%

| | 总体 | 非贫困村 | 贫困村 | LR/T 检验 | 一般贫困地区 | 深度贫困地区 | LR/T 检验 |
|---|---|---|---|---|---|---|---|
| **健康教育** | (128) | (56) | (72) | | (89) | (39) | |
| 效果好 | 54.7 | 57.2 | 54.2 | | 60.7 | 41.0 | |
| 一般 | 44.5 | 42.9 | 45.8 | ns | 39.3 | 56.4 | * |
| 效果差 | 0.8 | 1.8 | 0.0 | | 0.0 | 2.6 | |
| **预防接种** | (144) | (64) | (80) | | (93) | (51) | |
| 效果好 | 75.0 | 84.4 | 67.5 | | 79.6 | 66.7 | |
| 一般 | 22.9 | 15.6 | 28.7 | * | 18.3 | 31.4 | ns |
| 效果差 | 2.1 | 0.0 | 3.8 | | 2.2 | 2.0 | |
| **传染病防治** | (135) | (58) | (77) | | (93) | (42) | |
| 效果好 | 58.5 | 60.3 | 57.1 | | 65.6 | 42.9 | |
| 一般 | 39.3 | 36.2 | 41.6 | ns | 31.2 | 57.1 | * * |
| 效果差 | 2.2 | 3.4 | 1.3 | | 3.2 | 0.0 | |
| **糖尿病等慢性病管理** | (107) | (50) | (57) | | (81) | (26) | |
| 效果好 | 54.2 | 60.0 | 49.1 | | 59.3 | 38.5 | |
| 一般 | 39.3 | 40.0 | 38.6 | * * | 34.6 | 53.8 | ns |
| 效果差 | 6.5 | 0.0 | 12.3 | | 6.2 | 7.7 | |
| **精神疾病管理** | (97) | (47) | (50) | | (71) | (26) | |
| 效果好 | 58.8 | 72.3 | 46.0 | | 64.8 | 42.3 | |
| 一般 | 36.1 | 23.4 | 48.0 | * | 32.4 | 46.2 | + |
| 效果差 | 5.2 | 4.3 | 6.0 | | 2.8 | 11.5 | |

|  | 总体 | 非贫困村 | 贫困村 | LR/T 检验 | 一般 贫困地区 | 深度 贫困地区 | LR/T 检验 |
|---|---|---|---|---|---|---|---|
| **儿童保健** | (129) | (60) | (69) |  | (91) | (38) |  |
| 效果好 | 65.1 | 66.7 | 63.8 | ns | 69.2 | 57.2 | ns |
| 一般 | 31.0 | 31.7 | 30.4 |  | 27.5 | 37.5 |  |
| 效果差 | 3.9 | 1.7 | 5.8 |  | 3.3 | 5.3 |  |
| **孕产妇保健** | (119) | (54) | (65) |  | (81) | (38) |  |
| 效果好 | 56.3 | 66.7 | 47.7 | * | 64.2 | 39.5 | * |
| 一般 | 39.5 | 33.3 | 44.6 |  | 33.3 | 52.6 |  |
| 效果差 | 4.2 | 0.0 | 7.7 |  | 2.5 | 7.9 |  |
| **老年人保健** | (203) | (94) | (109) |  | (127) | (76) |  |
| 效果好 | 56.5 | 60.7 | 52.9 | ns | 64.4 | 37.8 | ＊＊ |
| 一般 | 37.9 | 35.7 | 39.7 |  | 32.2 | 51.4 |  |
| 效果差 | 5.6 | 3.6 | 7.4 |  | 3.4 | 10.8 |  |

注：＊＊表示 $p<0.01$，＊表示 $p<0.05$，+表示 $p<0.1$，ns 表示不显著。

根据表 8-13，从深度贫困地区与一般贫困地区的基本公共医疗项目效果评价来看，总体上，深度贫困地区认为效果好的占比均低于一般贫困地区；除预防接种和传染病防治外，其余 6 项深度贫困地区认为效果差的比例均高于一般贫困地区；深度贫困地区中，除预防接种和儿童保健外，认为效果一般的比例均高于效果好的比例。从健康教育、传染病防治、糖尿病等慢性病管理、孕产妇保健和老年人保健的效果评价来看，深度贫困地区认为其效果一般的比例均高于效果好的比例，且超过 50%。从预防接种的效果评价来看，一般贫困地区认为效果好的比例为 79.6%，也在 8 项基本服务中占比最高，深度贫困地区认为效果好的比例为 66.7%，虽然较其他 7 项基本医疗项目的效果评价好，但是仍有上升空间。从精神疾病管理和儿童保健的效果评价来看，深度贫困地区认为效果好的比例均低于一般贫困地区和总体水平。总体而言，一般贫困地区对基本医疗项目的评价效果要高于总体水平，但是深度贫困地区低于总体水平，且与一般贫困地区存在较大的差距。

# 第四节  本章小结

本章主要从生活环境、卫生资源及医疗服务、基本公共医疗项目 3 个方面分析了非贫困村与贫困村以及一般贫困地区与深度贫困地区的差别，得出以下结论：

## 一、生活环境方面

生活环境方面，贫困村和深度贫困地区多处于生态脆弱区，居民健康素养水平较低，生活环境状况较一般贫困地区还有一定差距。贫困村多处于生态脆弱区，深度贫困地区多处于少数民族地区，无论是生态脆弱区还是少数民族地区，基础设施不健全，生态环境脆弱以及经济发展滞后，这些会造成居民的健康素养水平下降。从贫困村与非贫困村的对比分析来看，大部分受访村通上了自来水，在做饭水源上无显著差异；但贫困村的卫生厕所普及率较低，仍然存在垃圾处理不当的行为。从深度贫困地区和一般贫困地区的对比分析来看，深度贫困地区使用自来水作为做饭主要水源的占比高于一般贫困地区；但卫生厕所的覆盖率较低，"厕所革命"向深度贫困地区推进和倾斜力度仍然需要加大；深度贫困地区的垃圾处理方式不当仍是导致居民生活环境状况差的主要原因。

## 二、卫生资源及医疗服务方面

卫生资源及医疗服务方面，贫困地区的卫生资源配置状况得到了一定的改善，但对医疗服务方面的政策扶持力度还不够，不能满足居民对医疗服务和健康生活的需求。从贫困村与非贫困村的对比分析来看，贫困村的村卫生室覆盖率较高，卫生室建设面积和行医方式与非贫困村相差不大；但贫困村卫生室到居民家庭的距离较远，乡村医生有签约服务的占比也显著低于非贫困村。从深度贫困地区和一般贫困地区的对比分析来看，深度贫困地区的村卫生室覆盖率虽然低于一般贫困地区，但是也有较高的覆盖率；深度贫困地区行医方式与一般贫困地区相差不大；但深度贫困地区村卫生室到居民家庭的距离较远，村卫生室建设面积和乡村医生签约服务的占比较一般贫困地区还有一定差距。无论是贫困村与非贫困村，还是深度贫困地区与一般贫困地区，受访村对远程医疗服务都具有了解程度较低、施行力度较小，但需求感强烈的特点。

## 三、基本公共医疗项目方面

基本公共医疗项目实施状况方面，农村对基本公共医疗项目的设立还没有做到全覆盖，对于其中几项基本公共医疗项目的实施力度较小，效果评价较差。从贫困村与非贫困村的对比分析来看，贫困村基本公共医疗项目的设立比例低于非贫困村；在预防接种、精神疾病管理、儿童保健和孕产妇保健4个项目的实施力度感知上，非贫困村好于贫困村；但贫困村对基本公共医疗服务效果评价较差。从深度贫困地区和一般贫困地区的对比分析来看，深度贫困地区覆盖率低于一般贫困地区，基本公共医疗项目的落实情况还存在一定问题。

# 第九章  健康贫困多维测度

健康与贫困之间是存在内在关联的，健康不良的状态容易导致贫困，贫困又容易滋生疾病，致使贫困地区人口极易陷入"疾病—贫困—疾病"的恶性循环。而健康贫困关注的是致贫内因，触及的是致贫机制中的内生问题，因而健康贫困的多维测度研究对提高个体或家庭健康人力资本和内生发展动力具有重要意义。本章主要从健康支出贫困测度和健康视角下多维贫困测度两个方面讨论调查地区的贫困现状。首先，采用 FGT 指数从贫困广度、贫困深度与贫困强度对贫困和健康支出贫困状态进行分析。其次，根据多维贫困理论，从教育、健康、生活水平、生产条件、村居环境及村卫生室医疗水平6 个维度构建多维贫困指标体系，对贫困地区的多维贫困状况进行测度。

## 第一节  健康支出贫困测度

健康支出贫困属于支出型贫困的一种，主要是家庭或个人因发生大额的健康支出而造成陷入贫困或贫困程度加深的状态。健康支出贫困是一个动态的、发展的概念。通过分析相关文献，一种观点认为健康支出贫困是因家庭成员患病（尤其是重特大疾病）或是因事故受伤等事件导致医疗费用远远超过家庭可支付能力，从而造成家庭陷入贫困状态（谢佳，2018）。另一种观点认为健康支出贫困是某一群体由于收入水平较低和人力发展不足，最终导致参与社会保障系统、卫生保健活动及享受基本医疗服务机会的丧失，因此造成人口健康水平下降、社会经济活动参与能力的削弱或剥夺，从而进一步造成收入下降、贫困产生或加剧（袁静，2019）。根据数据可得性，采用第一种观点，将健康支出贫困定义为个人或家庭因疾病或事故受伤造成的医疗支出超过个人或家庭可支付能力而陷入贫困的状态。

## 一、测度方法

测度贫困指数是研究贫困问题的关键，测度结果关系到区域贫困程度的判断、反贫困政策的设定及扶贫工作绩效的考核，因此贫困指数的测度对研究贫困问题的重要性不言而喻。关于贫困指数的测度问题，国内外学者根据相关理论提出了不同的测度方法。Watts（1968）构建了一个能反映收入分布敏感性且可分解的贫困指数——Watts 指数。Sen（1976）引入贫困的公理体系，将贫困发生率、贫困缺口率与基尼系数结合在一起，构建了 Sen 指数，但该公式不满足强转移性与连续性条件。Shorrocks（1995）在 Sen 指数的基础上，吸取了 Thon（1979）的转移性公理扩充建议，提出了 SST（Sen-Shorrocks-Thon）指数。Foster 等（1984）提出了 FGT（Foster-Greer-Thorbecke）贫困指数，该指数除满足相关公理化标准外，还具有可分解性，并且 FGT 指数也弥补了传统贫困发生率和贫困缺口指数的不足。因此本节采用 FGT 指数对调查地区的贫困和健康支出贫困状态进行分析。

（一）FGT 指数

FGT 指数表达式为

$$\text{FGT}(\alpha) = \frac{1}{n}\sum_{i=1}^{q}\left(\frac{z - y_i}{z}\right)^{\alpha} \tag{9-1}$$

其中，$n$ 为各地区的家庭总数，$q$ 为各地区的贫困家庭总数，$y_i$ 为第 $i$ 个家庭的人均收入水平，$z$ 为贫困线，参数 $\alpha$ 为贫困厌恶系数（$\alpha = 0$，1，2）。当 $\alpha = 0$ 时，表示贫困人口在总人口中的比例，即贫困发生率（Head Count Ratio），用来度量贫困的规模，为贫困的广度指标，记为 $H$；当 $\alpha = 1$ 时，表示贫困人口平均贫困差距，即贫困缺口率（Poverty Gap Ratio），用来反映贫困人口平均远离贫困线的距离大小，为贫困的深度指标，记为 $PG$；当 $\alpha = 2$ 时，表示越贫困的人口越远离贫困线的程度，即平方贫困差距（Squared Poverty Gap），能反映贫困人口之间收入分配状况是否得到改善，为贫困的强度指标，记为 $SPG$。

同理，设定健康支出贫困测度方式 $\text{FGT}_H(\alpha)$ 如下。

$$\mathrm{FGT}_H(\alpha) = \frac{1}{n} \sum_{i=1}^{q_H} \left(\frac{z - y_{Hi}}{z}\right)^{\alpha} \tag{9-2}$$

其中，$n$ 为各地区的家庭总数，$q$ 为各地区因发生健康支出而陷入贫困的家庭总数，$y_i$ 为第 $i$ 个因健康支出而陷入贫困的家庭人均收入水平。家庭因健康支出而贫困指过去 12 个月，非贫困家庭因发生现金卫生支出后家庭支付能力水平处于所规定的贫困线以下。$\alpha$ 取值所反映的含义与式（9-2）相似。

（二）贫困线

贫困线是确定贫困发生率、贫困深度和贫困强度的重要基础和工具。我国农村贫困标准定义为，在社会经济发展水平的某一特定阶段或特定时期下，人们维持基本生存所必须消费的食物和非食物（包括服务）的最低费用，是判断个人或家庭是否处于贫困状态或需要政府救助的一项重要指标。我国自改革开放以来先后采用过"1978 年标准""2008 年标准"和"2010 年标准" 3 条不同的贫困标准。我国现行农村贫困标准是"2010 年标准"，每人每年 2300 元，是结合"两不愁三保障"原则测定的基本稳定温饱标准。本章以 2010 年确定的 2300 元为标准，通过价格指数调整后，2018 年为每人每年 2995 元。①

## 二、测度结果分析

### （一）贫困广度

将调查地区按贫困发生率高低分为富裕、较富裕、较贫困与贫困 4 个组（见表 9-1），其中，贫困发生率为 40%～50% 的地区有四川凉山、甘肃临夏及新疆南疆，四川凉山的贫困发生率更是高达 49.42%，这些地区都与深度贫困地区的特征相符。湖北恩施和安徽安庆贫困发生率为 10%～2.5%，相对来说属于较富裕地区，这与其地处中部的地理优势有关。陕西商洛虽地处西部地区，但条件稍好，属于一般贫困地区。

---

① 资料来源于国家统计局住户调查办公室 2019 年编写的《中国农村贫困检测报告 2019》。

表9-1　基于贫困广度数据划分的地区类型　　　　　　　　单位:%

| 贫困发生率 | 地区类型 | 地区 |
|---|---|---|
| 1~10 | 富裕 | — |
| 10~25 | 较富裕 | 湖北恩施、安徽安庆 |
| 25~40 | 较贫困 | 陕西商洛 |
| 40~50 | 贫困 | 四川凉山、甘肃临夏、新疆南疆 |

## (二) 健康支出贫困广度

表9-2给出了四川凉山、新疆南疆、甘肃临夏、陕西商洛、安徽安庆和湖北恩施6地的贫困发生率、医保报销前后贫困发生率、医保报销缓解贫困发生率及健康支出贫困发生率。其中，医保报销缓解贫困发生率即居民发生健康支出后，医保报销前后贫困发生率的差值。从贫困发生率来看，安徽安庆的贫困广度为13.58%，在6个地区中最低，说明安徽安庆地区农村贫困家庭规模较小；贫困广度较高的3个地区为甘肃临夏、四川凉山和新疆南疆，这些地区贫困家庭的规模接近50%。

从医保报销后贫困发生率来看，甘肃临夏、四川凉山和新疆南疆三地医保报销后的贫困广度仍处于50%以上，说明这些地区农村居民的健康支付能力低、患病压力大，医疗保障措施有待进一步完善。从医保报销缓解贫困发生率来看，甘肃临夏由于本身经济发展水平以及地域因素的限制，居民的医保报销前贫困发生率就高达60.65%，医疗报销仅让4.33%的患病家庭免于陷入贫困。

表9-2　各地区贫困发生率 (H) 分析　　　　　　　　单位:%

| 地区 | 贫困发生率 | 医保报销前贫困发生率 | 医保报销后贫困发生率 | 医保报销缓解贫困发生率 | 健康支出贫困发生率 |
|---|---|---|---|---|---|
| 甘肃临夏 | 48.38 | 60.65 | 56.32 | 4.33 | 7.94 |
| 湖北恩施 | 19.39 | 27.90 | 25.06 | 2.84 | 5.67 |
| 安徽安庆 | 13.58 | 20.23 | 17.05 | 3.18 | 3.47 |
| 陕西商洛 | 36.34 | 52.14 | 46.28 | 5.87 | 9.93 |

| 地区 | 贫困发生率 | 医保报销前<br>贫困发生率 | 医保报销后<br>贫困发生率 | 医保报销缓解<br>贫困发生率 | 健康支出贫困<br>发生率 |
|---|---|---|---|---|---|
| 四川凉山 | 49.42 | 56.42 | 52.92 | 3.50 | 3.50 |
| 新疆南疆 | 48.02 | —— | 58.91 | —— | 20.95 |

注：新疆南疆由于没有总的医疗费用支出数据，因此医保报销前的贫困广度无法计算。

从健康支出贫困发生率来看，安徽安庆和四川凉山的健康支出贫困发生率较低，分别为3.47%和3.50%，说明这两地非贫困家庭的经济实力相对平稳，健康支出压力较小，也说明居民的健康保障水平较高。新疆南疆不仅贫困发生率高，而且健康支出贫困发生率高达20.95%，说明新疆南疆地区部分非贫困家庭为多贫困标准边缘群体，健康支付水平较低，卫生支出压力较大，容易陷入"因病致贫，因病返贫"的状态。

（三）贫困深度与强度

表9-3给出了6地的贫困深度、贫困强度和健康支出贫困深度、健康支出贫困强度。从贫困深度看，四川凉山、甘肃临夏的贫困深度较大，其中，四川凉山达到了30.66%，说明四川凉山地区贫困家庭的人均纯收入远离贫困线程度较大，但健康支出贫困深度最小，为0.79%，说明该地区非贫困家庭经济水平较高，抵抗疾病冲击的能力较强；甘肃临夏的健康支出贫困深度为5.78%，说明发生健康支出后的贫困居民人均纯收入离贫困线的距离较大。从贫困强度看，安徽安庆的贫困强度为4.67%，说明安庆地区贫困居民之间的收入差距较小，但其健康支出贫困强度为80.96%，意味着发生健康支出后的贫困居民之间的收入差距非常大；四川凉山的贫困强度为22.55%，但健康支出贫困强度为0.55%，说明四川凉山地区发生健康支出的贫困居民之间的收入差距较小。

表9-3　各地区贫困深度（PG）和贫困强度（SPG）分析　　单位:%

| 地区 | 贫困深度 | 健康支出贫困深度 | 贫困强度 | 健康支出贫困强度 |
|---|---|---|---|---|
| 甘肃临夏 | 24.07 | 5.78 | 15.34 | 15.58 |

续表

| 地区 | 贫困深度 | 健康支出贫困深度 | 贫困强度 | 健康支出贫困强度 |
|------|---------|----------------|---------|----------------|
| 湖北恩施 | 10.15 | 2.13 | 6.62 | 2.16 |
| 安徽安庆 | 6.82 | 6.92 | 4.67 | 80.96 |
| 陕西商洛 | 17.64 | 6.15 | 11.48 | 18.15 |
| 四川凉山 | 30.66 | 0.79 | 22.55 | 0.55 |
| 新疆南疆 | 19.63 | 13.73 | 10.99 | 32.96 |

# 第二节　健康视角下多维贫困测度

人们最初认为贫困是由于收入不足造成的，所以起初用货币法对贫困进行判定，将其量化进一步转化为货币量进行判定，并据此设定了贫困线。但是使用收入来界定有其内在的局限性，收入只是贫困的一个方面，不能涵盖贫困的全部意义。这种以收入为依据的贫困测度实质上是一种狭义上的贫困。贫困的多维测度思想来源于 Sen，其主要观点是贫困是多维的，不仅指收入贫困，还应包括饮用水、卫生设施等其他方面的贫困。本节主要利用 A-F 双临界值法，从教育、健康、生活水平、生产条件、村居环境和村卫生室医疗水平 6 个维度构建多维贫困指数，并测算相应的单维、多维贫困发生率及平均剥夺份额，并进行多维贫困指数分解。

## 一、多维贫困指数构建

关于多维贫困指数的构建，现有研究多从教育、健康、生活水平、生产条件 4 个维度对多维贫困指数进行测度。基于已有文献研究，考虑环境及村卫生室医疗水平对人口健康水平的影响，本节在现有 4 个维度的基础上增加了村居环境、村卫生室医疗水平这两个对健康影响较大的维度。教育维度主要包括成人教育和适龄儿童入学 2 个指标；健康维度包括慢性病或重病、残疾人员和新农合 3 个指标；生活水平维度包括做饭燃料、厕所类型、照明用具、住房和垃圾处理 5 个指标；生产条件维度包括人口负担系数和人均耕地面积 2 个指标；村居环境主要包括自然灾害和高污染企业 2 个指标；村卫生室医疗水平维度包括资格证拥有情况及村卫生室面积 2 个指标。

关于维度和指标的赋权方法，主要分为客观赋权法和主观赋权法。其中，客观赋权法主要包括均权法、主成分分析法、熵权法和灰色关联法等，主观赋权法主要有层次分析法、专家评价法等。Alkire 和 Foster（2011）利用不同方法得出不同的权重，并根据各个权重对不同国家的多维贫困发生率排序的相关性和一致性进行检验，结果显示不同国家的排序在两两比较中结果较为稳健，不同排序之间有较高的相关性，因此得出了不同权重下的多维贫困指数具有稳定性这一结论。杨晶（2014）利用均权法和主成分分析法得出的权重对国内各地区的多维贫困测量结果进行相关性分析，结果证明两种权重下的多维贫困测量结果没有显著差异。因此本节采用均权赋权法（即各维度等权重），维度内各指标等权重的方法进行多维贫困测度。各指标的剥夺临界值，根据已有文献对各个具体指标的相关界定，以及我国的实际情况和数据的可获得性来确立。其中，人口负担系数也称抚养比，指家庭中非劳动年龄人口数与劳动年龄人口数之比。人口负担系数 =（14 岁及以下人口数+65 岁及以上人口数）/（15~64 岁人口数）×100%。指标体系的具体构建方法及剥夺临界值的设定见表 9-4。

表 9-4　多维贫困指数维度和指标设定

| 维度 | 指标 | 剥夺临界值 |
| --- | --- | --- |
| 教育（1/6） | 成人教育（1/12） | 家中 18 岁以上没完成 6 年教育，赋值 1 |
| | 适龄儿童入学（1/12） | 家中 6~15 岁儿童属于失学或未上学，赋值 1 |
| 健康（1/6） | 慢性病或重病（1/18） | 当前任一家庭成员患有慢性病或重病，赋值 1 |
| | 残疾人员（1/18） | 当前任一家庭成员存在残疾，赋值 1 |
| | 新农合（1/18） | 当前任一家庭成员没有参加新农合，赋值 1 |
| 生活水平（1/6） | 做饭燃料（1/30） | 常用的做饭燃料为非清洁燃料（如柴草、木炭等），赋值 1 |
| | 厕所类型（1/30） | 厕所不能使用室内冲水或室内马桶，赋值 1 |
| | 照明用具（1/30） | 目前家中没能使用电灯，赋值 1 |
| | 住房（1/30） | 人均住房面积低于 25 平方米，赋值 1 |
| | 垃圾处理（1/30） | 不能使用公共垃圾桶/箱、楼房垃圾道等，赋值 1 |

| 维度 | 指标 | 剥夺临界值 |
|------|------|-----------|
| 生产条件（1/6） | 人口负担系数（1/12） | 人口负担系数大于 0.39，赋值 1 |
| | 人均耕地面积（1/12） | 人均耕地面积小于 1 亩，赋值 1 |
| 村居环境（1/6） | 自然灾害（1/12） | 近 3 年遭受过自然灾害，赋值 1 |
| | 高污染企业（1/12） | 村居委会 5 千米范围内有高污染产业，赋值 1 |
| 村卫生室医疗水平（1/6） | 资格证拥有情况（1/12） | 任一村医没有资格证，赋值 1 |
| | 村卫生室面积（1/12） | 村卫生室面积在 60 平方米以下，赋值 1 |

注：赋值 1 表示个体在该指标上处于贫困状态。

## 二、多维贫困测度方法

本节采用 A–F 多维贫困测算方法，对被调查家庭的贫困状况进行了分析。多维贫困指数的具体计算方法如下。

### （一）维度内贫困识别

构建以家庭为分析单位的样本观察值矩阵 $X$，设某一个时刻有 $n$ 个家庭，每个家庭的福利水平由 $d$ 个指标来评估，则 $X$ 为

$$X = \begin{pmatrix} x_{11} & \cdots & x_{1d} \\ \vdots & \ddots & \vdots \\ x_{n1} & \cdots & x_{nd} \end{pmatrix} \tag{9-3}$$

其中，$x_{ij}$ 代表家庭 $i$ 在维度指标 $j$ 上的福利状况，$i = 1, 2, \cdots, n$；$j = 1, 2, \cdots, d$。令 $z = (z_1, z_2, \cdots, z_d)$ 为各指标剥夺临界值矩阵，即 $z_j$ 为家庭在第 $j$ 个维度被剥夺的临界值（$j = 1, 2, \cdots, d$），令 $x_{ij}^0$ 为家庭 $i$ 在维度指标 $j$ 上的剥夺得分，如果 $x_{ij} < z_{ij}$ 时，$x_{ij}^0 = 1$，说明家庭 $i$ 在维度指标 $j$ 上被剥夺或处于贫困状态；反之，$x_{ij}^0 = 0$，说明家庭 $i$ 在维度 $j$ 上非贫困。由此可以得到剥夺矩阵 $X_0$：

$$X_0 = \begin{pmatrix} x_{11}^0 & \cdots & x_{1d}^0 \\ \vdots & \ddots & \vdots \\ x_{n1}^0 & \cdots & x_{nd}^0 \end{pmatrix} \tag{9-4}$$

（二）多维贫困被剥夺识别

矩阵 $X_0$ 展现了家庭在各个维度上的剥夺得分情况，若要判定该家庭是否为多维贫困户，还需进一步对每个家庭 $i$ 在所有维度上的总剥夺得分进行计算，得到 $c_i = \sum_{j=1}^{d} \omega_j x_{ij}^0$ ，其中，$\omega_j$ 为根据均权法确定的指标 $j$ 的权重。将总剥夺得分（$c_i$）与设定的多维贫困剥夺临界值（$k$）进行比较，判断家庭是否存在多维贫困。如果 $c_i \geq k$，则该家庭属于多维贫困户，否则不属于多维贫困户。进一步，令 $c_i(k) = \begin{cases} c_i, & c_i \geq k \\ 0, & \text{其他} \end{cases}$ ，于是剥夺矩阵 $X_0$ 可以转换成审查剥夺矩阵 $X^0(k) = [x_{ij}^0(k)] = x_{ij}^0 c_i(k)$，即

$$X^0(k) = \begin{pmatrix} x_{11}^0(k) & \cdots & x_{1d}^0(k) \\ \vdots & \ddots & \vdots \\ x_{n1}^0(k) & \cdots & x_{nd}^0(k) \end{pmatrix} \tag{9-5}$$

（三）多维贫困指数计算

多维贫困指数通过两个指标来计算：一个是多维贫困发生率（$H$），它等于多维贫困家庭数占总家庭数的比重；另一个是贫困家庭平均剥夺份额（$A$），它等于多维贫困家庭总剥夺得分除以多维贫困家庭数。多维贫困发生率与贫困家庭平均剥夺份额的乘积即为多维贫困指数 $M_0$。

$$H = \frac{q}{n} \tag{9-6}$$

$$A = \frac{\sum_{i=1}^{q} c_i(k)}{q} \tag{9-7}$$

$$M_0 = \frac{1}{n} \sum_{i=1}^{n} c_i(k) = H \times A \tag{9-8}$$

其中，$q$ 为陷入多维贫困的家庭数，$n$ 代表研究样本的总数，$c_i(k)$ 代表贫困临界值为 $k$ 的情况下家庭 $i$ 被剥夺维度数总和。

（四）多维贫困分解

为了分析各指标对整体贫困的影响，设 $G_j$ 为指标 $j$ 对多维贫困指数的贡献率，$\omega_j$ 为每个维度下的指标权重。设 $M_{0j}$ 为第 $j$ 个指标对多维贫困指数的贡献额。

$$M_{0j} = p_j \, \omega_j / n \tag{9-9}$$

其中，$p_j$ 为按照同时存在 $k$ 个维度贫困进行识别时，在第 $j$ 个维度的贫困家庭数量。因此各指标的多维贫困贡献率为

$$G_j = M_{0j} / M_0 \tag{9-10}$$

## 三、测度结果分析

（一）单维贫困测度结果

表 9-5 为对各维度指标进行估算的单维贫困发生率。从 16 个指标中单个指标的贫困发生率来看，排在前 8 位的分别是自然灾害、做饭燃料、垃圾处理、厕所类型、人均耕地面积、成人教育、住房以及慢性病或重病。具体来看，村居环境维度中，近 3 年内发生过自然灾害的行政村占 99.6%，说明自然灾害是导致贫困的重要原因之一。生活水平维度中，做饭燃料使用柴草、木炭等非清洁燃料的占 73.2%；不能使用公共垃圾桶/箱、楼房垃圾道等方式处理生活垃圾的占 57.9%；厕所类型中不能使用室内冲水或室内马桶的占 51.9%；人均住房面积不足 25 平方米的占 35.6%。现阶段我国已实施农村卫生厕所改造项目，但由于需要个人缴纳部分费用，很多农户不愿改造。在做饭燃料方面，居民更愿意使用价格低廉的木炭或易得柴草等作为燃料。在垃圾处理方面，很多农村目前仍未安装公共垃圾桶/箱，居民处理垃圾的方式多为集中倒在沟壑附近或村公共厕所旁，这会在一定程度上破坏村居环境，进而损害居民身体健康，导致贫困。生产条件维度中，人均耕地面积不足 1 亩的占 38.1%。教育维度中，家庭成员中 18 岁以上没完成 6 年教育的占 36.4%。健康维度中，家庭成员中有人患慢性病或重病的占 34.8%，说明健康方面的支出也是致贫的重要原因之一，农村居民应对疾病风险冲击的能力较弱，一

旦家庭中有人发生疾病，整个家庭就可能因受到健康冲击而陷入贫困。

表 9-5　各维度指标的贫困发生率　　　　　　　　　　　单位:%

| 维度 | 指标 | 贫困发生率 |
|---|---|---|
| 教育 | 成人教育 | 36.4 |
| | 适龄儿童入学 | 8.6 |
| 健康 | 慢性病或重病 | 34.8 |
| | 残疾人员 | 12.9 |
| | 新农合 | 11.7 |
| 生活水平 | 做饭燃料 | 73.2 |
| | 厕所类型 | 51.9 |
| | 照明用具 | 3.8 |
| | 住房 | 35.6 |
| | 垃圾处理 | 57.9 |
| 生产条件 | 人口负担系数 | 32.7 |
| | 人均耕地面积 | 38.1 |
| 村居环境 | 自然灾害 | 99.6 |
| | 高污染企业 | 12.7 |
| 村卫生室医疗水平 | 资格证拥有情况 | 9.4 |
| | 村卫生室面积 | 18.3 |

## （二）多维贫困测度结果

表 9-6 为按照前文所述的多维贫困测度方法测算的受访家庭多维贫困结果，给出了贫困临界值 $k$ 取值从 1 到 8 时的多维贫困结果。当 $k$ 取 1 时，贫困发生率为 98.8%，即 98.8% 的受访家庭存在 16 个指标中任意单一指标的贫困，平均剥夺份额为 34.60%，多维贫困指数为 34.19%。当 $k$ 取 4 时，贫困发生率为 80.7%，说明仍有 80.7% 的受访家庭存在 16 个指标中任意 4 个指标的贫困，平均剥夺份额为 34.87%，多维贫困指数为 28.14%。而当 $k$ 取 6 时，贫困发生率为 41.5%，即约有 2/5 的受访家庭存在 16 个指标中任意 6 个指标的贫困，平均剥夺份额为 39.68%，多维贫困指数为 16.47%。可以发现，随着多维贫困临界值 $k$ 的增大，多维贫困指数呈下降趋势，贫困发生率也呈下

降趋势，但是平均剥夺份额却在逐渐上升，即剥夺强度在逐渐增大，说明贫困的维度越多，贫困的程度就越深。

表9-6　受访家庭多维贫困测度结果　　　　　　　　　　单位:%

| k | 贫困发生率（H） | 多维贫困指数（M$_0$） | 平均剥夺份额（A） |
|---|---|---|---|
| 1 | 98.8 | 34.19 | 34.60 |
| 2 | 95.9 | 32.91 | 34.32 |
| 3 | 91.5 | 31.36 | 34.27 |
| 4 | 80.7 | 28.14 | 34.87 |
| 5 | 63.2 | 23.14 | 36.61 |
| 6 | 41.5 | 16.47 | 39.68 |
| 7 | 22.8 | 10.15 | 44.52 |
| 8 | 10.2 | 5.20 | 50.95 |

　　为进一步了解受访家庭的贫困状况，在前文测度多维贫困指数的基础上，对各维度指标对多维贫困指数的贡献率进行分解。如表9-7所示，从各维度来看，贡献率较高的依次为村居环境、生活水平及生产条件。随着多维贫困临界值 k 的增大，生活水平和村居环境这两个维度对多维贫困的贡献率呈现先增大后减小的特点；随着 k 值的增加，生产条件和健康维度对多维贫困的贡献率总体上呈逐渐增大的趋势。从具体指标来看，随着 k 值的变化各指标对多维贫困的贡献率略有变化，但总体来看，贡献率较高的主要有自然灾害、村卫生室面积、人均耕地面积、成人教育、做饭燃料、人口负担系数、垃圾处理、厕所类型以及慢性病或重病等。

表9-7　不同 k 值下各维度对多维贫困的贡献率

| k | 1 | 2 | 3 | 4 | 5 | 6 | 7 | 8 |
|---|---|---|---|---|---|---|---|---|
| **教育** | 0.13 | 0.13 | 0.13 | 0.14 | 0.15 | 0.17 | 0.18 | 0.19 |
| 成人教育 | 0.10 | 0.10 | 0.11 | 0.11 | 0.12 | 0.13 | 0.14 | 0.15 |
| 适龄儿童入学 | 0.03 | 0.03 | 0.03 | 0.03 | 0.03 | 0.04 | 0.05 | 0.05 |
| **健康** | 0.12 | 0.12 | 0.12 | 0.13 | 0.14 | 0.15 | 0.15 | 0.16 |

| k | 1 | 2 | 3 | 4 | 5 | 6 | 7 | 8 |
|---|---|---|---|---|---|---|---|---|
| 慢性病或重病 | 0.07 | 0.07 | 0.07 | 0.07 | 0.08 | 0.08 | 0.08 | 0.08 |
| 残疾人员 | 0.03 | 0.03 | 0.03 | 0.03 | 0.03 | 0.03 | 0.03 | 0.04 |
| 新农合 | 0.02 | 0.02 | 0.02 | 0.02 | 0.03 | 0.03 | 0.03 | 0.03 |
| **生活水平** | 0.32 | 0.33 | 0.34 | 0.36 | 0.36 | 0.36 | 0.34 | 0.31 |
| 做饭燃料 | 0.11 | 0.11 | 0.12 | 0.12 | 0.12 | 0.11 | 0.10 | 0.09 |
| 厕所类型 | 0.08 | 0.08 | 0.08 | 0.08 | 0.08 | 0.08 | 0.07 | 0.06 |
| 照明用具 | 0.01 | 0.01 | 0.01 | 0.01 | 0.01 | 0.01 | 0.01 | 0.00 |
| 住房 | 0.05 | 0.05 | 0.05 | 0.05 | 0.06 | 0.06 | 0.07 | 0.07 |
| 垃圾处理 | 0.08 | 0.09 | 0.09 | 0.09 | 0.10 | 0.09 | 0.09 | 0.08 |
| **生产条件** | 0.20 | 0.20 | 0.21 | 0.22 | 0.24 | 0.25 | 0.26 | 0.25 |
| 人口负担系数 | 0.09 | 0.09 | 0.09 | 0.10 | 0.11 | 0.12 | 0.13 | 0.13 |
| 人均耕地面积 | 0.11 | 0.11 | 0.11 | 0.12 | 0.13 | 0.13 | 0.13 | 0.12 |
| **村居环境** | 0.35 | 0.36 | 0.38 | 0.39 | 0.39 | 0.38 | 0.37 | 0.36 |
| 自然灾害 | 0.24 | 0.25 | 0.26 | 0.26 | 0.25 | 0.24 | 0.21 | 0.19 |
| 高污染企业 | 0.03 | 0.03 | 0.04 | 0.04 | 0.04 | 0.04 | 0.04 | 0.04 |
| **村卫生室医疗水平** | 0.03 | 0.03 | 0.03 | 0.03 | 0.04 | 0.04 | 0.04 | 0.04 |
| 资格证拥有情况 | 0.05 | 0.05 | 0.05 | 0.06 | 0.06 | 0.06 | 0.07 | 0.08 |
| 村卫生室面积 | 0.13 | 0.13 | 0.13 | 0.14 | 0.15 | 0.17 | 0.18 | 0.19 |

# 第三节　本章小结

本章从贫困广度、贫困深度与贫困强度对贫困状态进行分析，并从教育、健康、生活水平、生产条件、村居环境及村卫生室医疗水平6个维度构建多维贫困指标体系对调查地区进行分析，得出以下结论：第一，甘肃临夏、四川凉山、新疆南疆的贫困广度较大，且新疆南疆的健康支出贫困广度也较大。安徽安庆和湖北恩施不仅贫困家庭规模小，其非贫困户因健康支出而陷入贫困的规模也较小，四川凉山虽为深度贫困地区，但其健康支出贫困广度较小，而新疆南疆非贫困户因健康支出而陷入贫困的规模较大。第二，四川凉山和甘肃临夏两地的贫困深度较大，新疆南疆不仅贫困深度大，其健康支出贫困深度也较大。四川凉山、甘肃临夏两地贫困家庭平均远离贫困线程度较大，而安徽安庆贫困家庭平均远离贫困线程度较小；但在健康支出贫困深度方面，四川凉山非贫困家庭因健康支出而致贫的家庭平均远离贫困线程度较小，而新疆南疆最大。第三，安徽安庆和湖北恩施两地的贫困强度较小，但安徽安庆的健康支出贫困强度最大。安徽安庆地区贫困家庭之间的收入差距较小，但因健康支出而陷入贫困的家庭之间收入差距非常大；四川凉山与其相反，贫困强度最大，而健康支出贫困强度最小。第四，农户在自然灾害、做饭燃料、垃圾处理、厕所类型、人均耕地面积及成人教育等方面存在较高的贫困发生率。尤其近 3 年内发生过自然灾害的行政村占到 99.6%，使用价格低廉的木炭或易得柴草等作为燃料的农户占 73.2%。第五，有六成的农户存在 5 个指标的贫困，并且随着贫困维度的增加，贫困程度也越深，自然灾害、成人教育及做饭燃料对农户多维贫困的贡献率较大。有 91.5% 的农户存在任意 3 个指标的贫困，虽然随着贫困维度的增加，多维贫困指数及多维贫困发生率呈下降趋势，但平均剥夺份额却在上升，并且生活水平维度对多维贫困的贡献率呈现先增大后减小的特点，生产条件维度和教育维度对多维贫困的贡献率呈现逐渐增大的趋势，健康和村卫生室医疗水平两个维度对多维贫困的贡献率均呈增大趋势。

# 第十章　农村居民健康贫困脆弱性测度

本章内容主要以调查的六省（区）农村居民为研究对象，结合"保、治、防"三大健康扶贫路径，从个人特征、卫生服务、医疗保障和疾病预防 4 个维度建立指标体系，运用三阶段广义最小二乘法（FGLS）对农村居民健康贫困脆弱性进行综合测度，并对健康贫困脆弱性的分布及差异进行综合分析，然后运用单因素方差分析法精准识别高健康贫困脆弱性群体。通过对贫困地区农村居民健康贫困脆弱性的测度及差异研究，能有效识别因潜在风险而因病致贫和因病返贫的群体，进而促进新时期健康扶贫政策的调整和精准实施，对巩固拓展健康扶贫成效、实现农村居民稳定脱贫和推动健康中国建设极具现实意义。

## 第一节　健康贫困脆弱性指标体系构建

脆弱性是贫困的重要表现，贫困脆弱性的概念首先由世界银行在 2001 年《世界发展报告》中提出，贫困脆弱性指代个人或组织在未来陷入贫困的可能性，健康贫困脆弱性指个体或家庭在遭受健康相关风险冲击和受到健康危险因素侵害后福利水平下降到贫困标准线以下的概率，即可表示为陷入健康贫困的可能，反映个体或家庭在未来因病致贫、因病返贫的概率，这是一种对抵御健康风险冲击能力和抗疾病能力的科学评估，与个人特征、卫生服务、医疗保障和疾病预防等因素相关。

### 一、指标体系

健康贫困指由于经济发展落后所导致享受基本公共卫生服务和参与医疗保障的机会丧失，由此造成健康水平的降低，致使参与经济活动的能力被剥夺，造成贫困的发生或加剧（刘跃等，2018）。农村居民的健康水平不仅与自身特征、身体素质和健康行为有关，还受卫生服务与医疗保障能力的影响。个体的健康致贫风险主要来自个人特征、卫生服务、医疗保障和疾病预防4个方面。其中健康风险的内源性维度包括个人特征和疾病预防，外源性维度包括卫生服务和医疗保障。

（一）个人特征

个人特征指人口的社会属性，如性别、年龄、婚姻状况、受教育程度和健康状况等。不同性别的农村居民健康水平不同，未成年人、成年人、老年人的健康资本存量具有差异，相同健康冲击造成的疾病严重程度和卫生服务利用深度不同，各生命周期的农村居民抵御健康风险的韧性有差异。丧偶或离异的农村居民不仅缺少经济和社会支持，而且缺乏情感慰藉，同时身体健康和心理健康也极易受损。教育作为广大人民群众提高人力资本存量的有效途径，对改善农村居民健康观念和提高创收能力具有重要的现实意义。少数民族居民的健康贫困是自然条件、文化历史、个人条件及现实社会条件等诸多因素长期作用的结果。健康水平的降低会引起医疗保健等方面支出的增加，健康恶化进而导致劳动力退出或劳动时间缺失，也间接降低了农村居民的生产效率，影响其劳动参与能力，最终带来经济损失的增加和贫困脆弱性的提升。

（二）卫生服务

卫生服务指向居民提供医疗、预防、保健和康复等各种活动。农村地区医疗资源薄弱，健康不公平现象突出。基层医疗机构的卫生服务水平较差，在一定程度上影响农村居民的就医行为。在更多优质卫生资源向城市集聚的背景下，基层医疗机构呈减少趋势。农村地区卫生服务的可及性不足、乡村医生专业水平有限、医疗设备落后和药品配置不充分等因素都增加了贫困人口的健康风险。另外，农村居民偏向于自我治疗和到村卫生室就诊，基层治疗无效时才会向上级医院转诊，他们直接到县级及以上医院就诊的概率较低。部分居民少就医甚至不就医，使得疾病恶化或反复。因此，卫生服务能力的提升可有效促进健康改善，避免农村居民陷入贫困陷阱。

（三）医疗保障

医疗保障指基本医疗保险、大病保险、医疗救助等制度。医疗保障体系作为疾病经济风险的保障载体，是防止因病致贫返贫的重要政策工具。农村地区医疗保障较为单一，新农合是当前农村居民最主要的医疗保障选择，也是大多数农村居民进行医疗报销和减轻医疗费用负担的主要途径。随着新农合的普及和各级政府的不断努力，农村居民"看不起病"等问题在一定程度上得到有效缓解，但农村居民的健康状况没有得到很好的改善，贫困边缘人口医疗保障不足的问题依然突出，尚存在报销程序复杂、统筹层次较低、抗风险能力不足等问题（任志江、苏瑞珍，2019）。研究表明医保制度中存在医疗费用的报销比例偏低、自付比例较大、部分治疗费用高昂的药种并没有全部纳入医保名录等情况（林闽钢，2016）。医疗保险可通过改善健康状况来增加劳动供给，通过降低预防性储蓄来增加生产性和人力资本投资（刘子宁等，2019）。新农合具有亲富性，虽然能改善个体的健康水平，但在一定程度上加剧了不同收入群体的健康不平等（彭晓博、王天宇，2017）。农村地区的医疗救助范围狭窄且救助能力不足，新农合制度通过保障基本卫生安全，可以有效地缓解农村居民因病致贫返贫的困境。

（四）疾病预防

疾病预防指通过一定的方式预防疾病的发生。农村居民疾病预防意识薄弱，经常会出现该就诊时未就诊、舍不得花钱做健康检查等现象，低收入农村居民存在"小病拖，大病抗"的不良习惯。由于过度劳作，农村居民大多深受疾病困扰，然而其对疾病的处理方式却表现出消极态度。农村地区存在一定的讳疾忌医现象，特别是少数民族地区及偏远落后地区的部分居民会选择偏方治病、气功治病等不科学的治疗方式，从而导致病情加剧（白描，2020）。健康保健意识缺乏常会导致农村居民疾病抵抗能力弱。疾病预防旨在通过提升居民自身抵御风险冲击的能力，降低未来发生健康贫困的概率。

关于健康贫困脆弱性指数的综合评价，大多数研究从个体特征、健康水平、卫生服务水平、医疗保障制度、疾病预防与控制等维度构建指标（刘军军等，2019）。基于已有文献和数据可获得性，结合"保、治、防"三大健康扶贫路径，本章以农村居民个人收入为收入均值估计的因变量，从农村居民个人特征、卫生服务、医疗保障和疾病预防4个维度选取15个自变量来测度健康贫困脆弱性。指标体系的具体构建方法、变量赋值和描述信息如表10-1所示。

表10-1 变量含义及描述性统计

| 维度 | 变量名称 | 变量含义及赋值 | 均值 | 标准差 |
|---|---|---|---|---|
| 个人特征 | 性别 | 男=1，女=0 | 0.77 | 0.421 |
| | 年龄 | 35岁以下=1，35～44岁=2，45～54岁=3，55～64岁=4，65岁及以上=5 | 2.85 | 1.095 |
| | 婚姻状况 | 在婚=1，未婚、丧偶、离婚=0 | 0.90 | 0.302 |
| | 受教育程度 | 未上过学=1，小学=2，初中=3，高中/中专及以上=4 | 2.35 | 0.879 |
| | 民族 | 汉族=1，其他民族=0 | 0.58 | 0.494 |
| | 健康状况 | 健康=1，慢病、重病、伤残=0 | 0.73 | 0.444 |
| 卫生服务 | 看病首选地点 | 村/社区卫生室=1，镇/街道卫生院=2，区县医院=3，市级或省级医院=4 | 2.17 | 0.999 |
| | 就医距离 | 10分钟以内=1，10~30分钟=2，30分钟以上=3 | 2.45 | 0.627 |
| | 医生水平评价 | 很好=1，好=2，一般=3，差=4，很差=5 | 2.44 | 0.902 |
| | 医疗设备评价 | 很好=1，好=2，一般=3，差=4，很差=5 | 2.58 | 0.950 |
| 医疗保障 | 参与新农合 | 是=1，否=0 | 0.92 | 0.275 |
| | 医疗报销程序方便性 | 很方便=1，方便=2，一般=3，不方便=4，很不方便=5 | 2.43 | 0.997 |
| 疾病预防 | 及时就医 | 是=1，否=0 | 0.42 | 0.494 |
| | 是否吸烟 | 是=1，否=0 | 0.47 | 0.499 |
| | 合理安排饮食 | 是=1，否=0 | 0.67 | 0.690 |

本章样本中农村居民有77%为男性，平均年龄在45岁，有10%的居民无配偶，居民受教育程度偏低，少数民族居民占42%，有27%的居民患病或伤残。32%的居民看病首选地点在村/社区卫生室，总体上贫困地区平均最近就医距离约30分钟，居民对医生水平和医疗设备满意度综合评分为中。贫困地区参

加新农合的居民占 92%，有 42% 的居民会及时就医，47% 的居民存在吸烟行为，67% 的居民有合理安排饮食的意识，整体上农村居民健康素养水平较低。

## 二、测度方法

学界对贫困脆弱性的测度方法有期望贫困脆弱性（VEP）、期望效用贫困脆弱性（VEU）和风险暴露贫困脆弱性（VER）3 种，目前已有研究普遍采用 Chaudhuri 等（2002）提出的期望贫困脆弱性，即衡量目标个体或家庭在未来陷入贫困的可能性（Chaudhuri, et al., 2002）。该方法的优点在于可以使用截面数据估计贫困脆弱性，克服了面板数据缺失的不足。本章的健康贫困脆弱性主要用于描述农村居民因遭受健康风险冲击而陷入贫困的概率，故选取期望贫困脆弱性（VEP）的方法测算健康贫困脆弱性。有研究表明，未来收入的均值和方差可以看成现在收入均值和方差的无偏估计量。借鉴 Zhang 和 Wan（2006）的相关研究，本章采用三阶段可行广义最小二乘法（FGLS）对农村居民的收入水平及方差进行估计。由于不同地区的样本数据可能存在差异，为减少异方差对估计结果产生的误差，本章结合三阶段可行广义最小二乘法对收入水平的均值和方差进行估计，并且采用 VEP 法测算贫困脆弱性，用公式可表示为

$$V_{i,t} = Pr \ (Y_{i,t+1} \leq Z) \tag{10-1}$$

贫困脆弱性指个人或家庭在下一期收入低于贫困线的概率，一般认为高收入群体的收入特征符合帕累托分布，而低收入人群则更加适合用对数正态分布描述，因此在问题中假设收入服从对数正态分布。根据假设建立个人收入与特征变量的函数模型：

$$\ln Y_i = X_i \beta + e_i \tag{10-2}$$

其中，$Y_i$ 表示农村居民在 $i$ 时期的收入水平，$X_i$ 表示农村居民的个人特征、卫生服务、医疗保障和疾病预防 4 个维度的特征变量。VEP 理论认为收入的波动来源于风险冲击，故将残差平方视为收入方差的近似值，即，令 $e_i^2$ 近似等于 $Q_i^2$：

$$\sigma_i^2 = X_i \theta \tag{10-3}$$

故首先用普通最小二乘法（OLS）估计式（10-2），得到随机误差项的估计值，以随机误差项平方作为因变量构建残差平方对农村居民人口特征变量的回归式（10-4），其中，$\gamma_i$ 为随机误差项。

$$\hat{e}^2_{OLS,i} = X_i\theta + \gamma_i \tag{10-4}$$

对式（10-4）估计得到 $\hat{\theta}_{OLS}$，利用估计得到的 $\hat{\theta}_{OLS}$ 对式（10-4）变换得到式（10-5），即

$$\frac{\hat{e}^2_{OLS,i}}{X_i\hat{\theta}_{OLS}} = \frac{X_i}{X_i\hat{\theta}_{OLS}}\theta + \frac{\gamma_i}{X_i\hat{\theta}_{OLS}} \tag{10-5}$$

对式（10-5）进行回归，得到 $\theta$ 的渐进有效估计 $\hat{\theta}_{OLS}$。利用 $\hat{\sigma}_{e,i} = \sqrt{X_i\hat{\theta}_{FGLS}}$ 对式（10-2）进行变换，得式（10-6），即

$$\frac{\ln Y_i}{\hat{\sigma}_{e,i}} = \frac{X_i\beta}{\hat{\sigma}_{e,i}} + \frac{X_i\eta_i}{\hat{\sigma}_{e,i}} \tag{10-6}$$

对式（10-6）回归得到 $\beta$ 的渐进有效估计值 $\hat{\beta}_{FGLS}$。然后利用 $\beta$ 和 $\theta$ 可行的广义最小二乘法估计 $\hat{\beta}_{FGLS}$ 和 $\hat{\theta}_{FGLS}$，就可以直接估计收入对数的期望和方差。

$$\hat{E}\left[\ln Y_i \mid X_i\right] = X_i\hat{\beta}_{FGLS} \tag{10-7}$$

$$\hat{V}\left[\ln Y_i \mid X_i\right] = \sigma^2_{e,i} = X_i\hat{\theta}_{FGLS} \tag{10-8}$$

在得到收入对数期望和方差的情况下，农村居民 $i$ 在当期时间 $t$ 的贫困脆弱性可表示如下：

$$V_{i,t} = \hat{P}\left(\ln Y_i \leqslant \ln Z \mid X_i\right) = \phi\left(\frac{\ln Z - X_i\hat{\beta}_{FGLS}}{\sqrt{X_i\hat{\theta}_{FGLS}}}\right) \tag{10-9}$$

其中，$\ln Z$ 指贫困线的对数形式。测算贫困脆弱性的准确率取决于贫困线和脆弱线的选取。本章采用绝对法确定贫困线，通过物价指数调整，2018 年国家农村标准贫困线为每人每年 2995 元。本章采用这一标准判断农村居民是否贫困。大多数研究采用 0.5 的贫困脆弱性阈值（万广华、章元，2009），本章选择 0.5 作为脆弱线，高于 0.5 的为脆弱农村居民，低于 0.5 的为非脆弱农村居民。

# 第二节　测度结果分析

表 10-2 提供了总体样本健康贫困脆弱性分布结果。在 3535 元的贫困线标准下，根据 FGLS 法可测得六省（区）农村居民的健康贫困脆弱性均值为 0.328，即农村居民陷入健康贫困概率的均值为 0.328。总体来说，农村居民的健康贫困状况不容乐观。一方面，农村地区卫生资源缺乏、自然环境恶劣、卫生条件堪忧和饮食结构单一，农村居民对健康风险的认知程度低，因此容易遭受健康危险因素的侵害；另一方面，农村居民收入水平低而医疗费用高昂，支付能力不足将限制其对卫生服务的充分利用，引起健康水平的下降。健康状态的恶化会降低人力资本、物质资本和社会资本的创造力，进而降低农村居民的长期创收能力，造成贫困脆弱性的上升（刘跃等，2016）。

表 10-2　不同组别健康贫困脆弱性指数分布情况

| 区间 | 样本数 | 比例/% |
| --- | --- | --- |
| [0, 0.1] | 4 | 0.26 |
| (0.1, 0.2] | 165 | 10.68 |
| (0.2, 0.3] | 510 | 33.01 |
| (0.3, 0.4] | 469 | 30.36 |
| (0.4, 0.5] | 290 | 18.77 |
| (0.5, 1] | 107 | 6.92 |

其中，脆弱性分布在（0.2，0.3]的农村居民人数最多，占比为 33.01%；其次，处于（0.3，0.4]的比例为 30.36%；处于（0.1，0.2]和（0.4，0.5]的人数分别占 10.68% 和 18.77%；仅有 0.26% 农村居民的脆弱性处于 [0，0.1]，这部分群体因病致贫的概率极低；脆弱性在 0.5 以上的农村居民为高脆弱群体，有 6.92% 的农村居民发生健康贫困的风险较大。贫困户居民陷入健康贫困的可能性更高，社会经济水平往往会抑制农村居民投资自身健康的积极性，不同收入水平的居民所拥有的健康资本存在差异，面临相同健康冲击时的策略选择不同。低收入农村居民拥有较少的资产存量，难以

获得充足的卫生保健服务。在非贫困户居民中也存在较大比例的潜在贫困人群，究其原因，精准扶贫过程中政策大多仅将建档立卡户居民纳入救助网，且存在健康扶贫对象的界定模糊。近年来，国家对建档立卡户居民的健康扶贫力度加大，医疗支出出现了大幅下降，有效缓解了其疾病负担，然而大多非建档立卡的边缘户只享受一般普惠的医保政策，从而具有较高的因病致贫风险。在后扶贫时代精准识别高脆弱农村居民对相关政策的有效实施显得尤为重要。

表 10-3 给出了不同地区农村居民健康贫困脆弱性的分布情况和差异。在六省（区）中，四川凉山、新疆南疆和甘肃临夏的经济发展水平较低，即属于深度贫困地区。农村居民健康贫困脆弱性均值最大的是四川凉山（0.400），其次是新疆南疆（0.393），安徽安庆的脆弱性均值最小（0.259）。总体来说，深度贫困地区农村居民的脆弱性均值比一般贫困地区农村居民的脆弱性均值高 0.087，说明经济发展较差的深度贫困地区公共卫生和医疗保障制度完善不足，农村居民抵御健康风险的能力弱，发生健康贫困的可能性较大。由于历史、地理、气候和基础设施等因素影响，深度贫困地区发展相对滞后，医疗资源供给和收入分配不平衡，农村居民普遍存在患病多、身体差、卫生服务需求大但医疗资源利用不足、医疗保障有限和疾病防控意识差等现象，表现为其对健康风险的抵御能力弱，产生的疾病经济负担重。深度贫困地区地理位置禀赋差，社会生产力较为落后、自然生态环境脆弱，其传染病、地方病和慢性病频繁发生，而疾病防控难度较大。经济发展水平较高的地区，农村居民的健康贫困脆弱性也较低。

表 10-3　农村居民健康贫困脆弱性分地区测度结果

| 区域类型 | 地区 | 样本数 | 脆弱性均值 | 脆弱性排名 |
|---|---|---|---|---|
| 深度贫困地区 | 四川凉山 | 198 | 0.400 | 1 |
| | 新疆南疆 | 166 | 0.393 | 2 |
| | 甘肃临夏 | 240 | 0.355 | 3 |

| 区域类型 | 地区 | 样本数 | 脆弱性均值 | 脆弱性排名 |
|---|---|---|---|---|
| 一般贫困地区 | 湖北恩施 | 309 | 0.333 | 4 |
| | 陕西商洛 | 327 | 0.293 | 5 |
| | 安徽安庆 | 305 | 0.259 | 6 |

表 10-4 列出了农村居民不同个人特征的健康贫困脆弱性均值分布情况。为精准识别高健康贫困脆弱性的群体，运用单因素方差分析法分析农村居民不同个人特征的脆弱性均值，并且描述其差异。从性别来看，女性群体的健康贫困脆弱性显著高于男性群体，由于生理特征、传统文化和社会经济发展等诸多因素的影响，农村女性面临更高的健康风险，加之农村女性在家庭中扮演着多重角色，使女性群体更容易受到健康因素的影响；从年龄来看，65岁及以上的老年人健康贫困脆弱性最高（0.377），脆弱性均值随着年龄的增长而增大，虽然高龄农村居民有更多的资本积累，但身体健康随着年龄增长而变得更差且患慢性病的概率更大，抵御健康风险的能力更弱。农村居民的健康贫困脆弱性在婚姻状况上没有显著性差异；受教育程度更高的农村居民，健康贫困脆弱性相对较低，文化水平高的居民不仅创造财富的能力强，对医疗知识和自身健康也更重视，疾病防范意识相对较强，较不容易面临健康贫困脆弱。从民族来看，少数民族的健康贫困脆弱性比汉族的脆弱性略高，少数民族居民受地域、性别、文化、宗教、经济、交往等多方面的影响，其健康贫困是各种不平等现象叠加的结果。患病会加剧贫困脆弱性，疾病冲击不仅会加大医疗支出和家庭负担，还会通过降低劳动时间和劳动效率来影响健康人力资本存量。

表 10-4　不同个人特征健康贫困脆弱性均值分布

| 变量 | 分类 | 健康贫困脆弱性均值 | $F$ 值 | 显著性 $P$ |
|---|---|---|---|---|
| 性别 | 男 | 0.326 | 3.223 | 0.073 |
| | 女 | 0.338 | | |

| 变量 | 分类 | 健康贫困脆弱性均值 | F值 | 显著性P |
|---|---|---|---|---|
| 年龄 | 35岁以下 | 0.292 | 18.884 | 0.000 |
| | 35~44岁 | 0.316 | | |
| | 45~54岁 | 0.325 | | |
| | 55~64岁 | 0.359 | | |
| | 65岁及以上 | 0.377 | | |
| 婚姻状况 | 在婚 | 0.328 | 0.101 | 0.751 |
| | 未婚、丧偶、离婚 | 0.331 | | |
| 受教育程度 | 未上过学 | 0.425 | 256.409 | 0.000 |
| | 小学 | 0.355 | | |
| | 初中 | 0.276 | | |
| | 高中/中专及以上 | 0.221 | | |
| 民族 | 汉族 | 0.277 | 692.455 | 0.000 |
| | 少数民族 | 0.399 | | |
| 健康状况 | 健康 | 0.421 | 581.266 | 0.000 |
| | 患病或伤残 | 0.294 | | |

# 第三节 本章小结

本章基于三阶段广义最小二乘法（FGLS）测度农村居民的健康贫困脆弱性，并通过单因素方差分析法精准识别高健康贫困脆弱群体，得出主要结论如下：

第一，农村居民发生健康贫困的可能性较高。农村居民的健康贫困脆弱性均值为0.328，即农村居民发生健康贫困的概率为0.328。有6.92%的农村居民陷入健康贫困的可能性较高，概率超过0.5。脆弱性分布在（0.2，0.3]的农村居民人数最多，占比为33.01%；处于（0.3，0.4]的比例为30.36%；处于（0.1，0.2]和（0.4，0.5]的人数分别占10.68%和18.77%；仅有0.26%农村居民的脆弱性处于[0，0.1]，这部分群体因病致贫的概率极低。

第二，深度贫困地区农村居民的健康贫困脆弱性更高。农村居民健康贫困脆弱性均值最大的是四川凉山（0.400），其次是新疆南疆（0.393），安徽安庆的脆弱性均值最小（0.259）。总体上来说，深度贫困地区农村居民的脆弱性均值比一般贫困地区农村居民的脆弱性均值高 0.085，说明经济发展较差的深度贫困地区公共卫生和医疗保障制度完善不足，农村居民抵御健康风险的能力弱，发生健康贫困的可能性较大。

第三，农村居民弱势群体具有较高的健康贫困脆弱性。通过单因素方差分析法分析得到，老年人、受教育程度低、少数民族和伤残患病等弱势农村居民的健康贫困脆弱性更高，由于精英捕获现象的存在，在平等资源竞争中弱势群体难以获得充分而有效的健康资源。老年人、妇女、儿童、伤残患病等弱势群体是遭受健康风险冲击的首要对象，且抵御风险冲击的能力不足。婚姻状况对居民健康贫困脆弱性差异无影响。

# 第十一章　健康扶贫宏观效果变动分析

因病返贫、因病致贫是扶贫的主攻方向，这件事情是长期化的、不随2020年我国宣布消灭绝对贫困就会消失的。2016年至今，国家卫生健康委认真贯彻落实习近平总书记和党中央、国务院脱贫攻坚战略部署要求，实施健康扶贫系统工程，围绕贫困人口基本医疗有保障的要求，不断提高医疗卫生服务能力和水平，落实各项医疗综合保障政策，取得了显著成效。本章基于中国人口与发展中心动态监测的全国和课题组调研涉及的六省（区）的数据进行分析，准确把握各地区健康扶贫工作进展和效果，查找存在的问题和不足，以确保健康扶贫主要工作任务完成和目标实现，切实提高群众获得感和满意度，保障贫困人口健康权益。

## 第一节　精准数据管理

### 一、贫困识别管理

党的十八大以来，党中央把扶贫开发工作纳入"五位一体"总体布局和"四个全面"战略布局。作为实现第一个百年奋斗目标的重点工作，政府创新扶贫开发方式，由"大水漫灌"向"精准滴灌"转变，创造性地提出了精准扶贫精准脱贫方略，切实提高扶贫工作的真实性、精准性和可靠性。

国务院扶贫办数据显示，截至2019年底，因病致贫返贫人口累计1034.2万户3122.1万人，其中，已脱贫997.9万户3028.8万人，占因病致贫返贫人口比例为97%，与全国所有贫困人口脱贫速度保持一致（中国人口与发展研究中心，2020）。截至2019年底，全国仍有未脱贫人口98万户266万人，其中，因病致贫返贫人口37.5万户96.8万人，占比为38.3%。因病致贫返贫始终保持在 40% 左右的水平，没有明显上升，而是略有下降。因病致贫、因病返贫问题有效缓解，有力地促进了脱贫攻坚任务的全面胜利。

从表 11-1 中可以看出，总体上，全国及六省（区）建档立卡贫困患者人数从 2018 年第一季度到 2019 年底有明显的增长。截至 2018 年底，全国建档立卡贫困患者人数仍有 12730438 人，其中，已脱贫人数有 707458/ 人，安徽（1309932 人）、湖北（1169183 人）、四川（1095724 人）贫困患者相较其他三省（区）多，新疆（140740 人）贫困患者人数较少。2019 年全国及六省（区）建档立卡贫困患者总数较 2018 年有明显的增长，已脱贫患者人数相比 2018 年也有大幅度的增长，全国增长 8958149 万人，六省（区）中四川增长最多，为 709251 人；新疆增长较少，为 121909 人。

表 11-1　建档立卡贫困患者情况　　　　　单位：人,%

| 地区 | 指标 | 2018 年第一季度 | 2018 年前两季度 | 2018 年前三季度 | 2018 年全年 | 2019 年第一季度 | 2019 年前两季度 | 2019 年前三季度 | 2019 年全年 |
|---|---|---|---|---|---|---|---|---|---|
| 全国 | 总数 | 8488001 | 9678334 | 10836249 | 12730438 | 13346588 | 14552775 | 15640741 | 17143561 |
| | 已脱贫 | 4641606 | 5255588 | 5935626 | 7074581 | 10452223 | 11416554 | 12386391 | 16032730 |
| | 脱贫占比 | 54.68 | 54.30 | 54.78 | 55.57 | 78.31 | 78.45 | 79.19 | 93.52 |
| | 因病致贫占比 | 30.04 | 29.83 | 28.61 | 26.21 | 12.64 | 12.33 | 11.40 | 3.69 |
| 甘肃 | 总数 | 274055 | 322036 | 401435 | 569465 | 605009 | 655007 | 713810 | 773695 |
| | 已脱贫 | 119861 | 140632 | 189451 | 295626 | 434997 | 475055 | 522161 | 737551 |
| | 脱贫占比 | 43.74 | 43.67 | 51.91 | — | 71.90 | 72.53 | 73.15 | 95.33 |
| | 因病致贫占比 | 27.40 | 25.99 | 23.34 | 21.57 | 13.03 | 12.55 | 11.84 | 2.13 |
| 四川 | 总数 | 537605 | 720796 | 875326 | 1095724 | 1218133 | 1318769 | 1398986 | 1574164 |
| | 已脱贫 | 398024 | 535327 | 649433 | 832932 | 1101759 | 1189989 | 1261138 | 1542183 |
| | 脱贫占比 | 74.04 | 74.27 | 74.19 | 76.02 | 90.45 | 90.23 | 90.15 | 97.97 |
| | 因病致贫占比 | 20.28 | 19.61 | 19.09 | 15.17 | 5.39 | 5.36 | 5.26 | 0.38 |

| 地区 | 指标 | 2018年第一季度 | 2018年前两季度 | 2018年前三季度 | 2018年全年 | 2019年第一季度 | 2019年前两季度 | 2019年前三季度 | 2019年全年 |
|---|---|---|---|---|---|---|---|---|---|
| 陕西 | 总数 | 445830 | 543251 | 598116 | 663823 | 695151 | 762143 | 821609 | 907836 |
| | 已脱贫 | 169833 | 208886 | 232246 | 265772 | 499497 | 547668 | 589916 | 827707 |
| | 脱贫占比 | 38.09 | 38.45 | 38.83 | 40.04 | 71.85 | 71.86 | 71.80 | 91.17 |
| | 因病致贫占比 | 35.07 | 33.56 | 32.68 | 29.08 | 13.29 | 12.93 | 11.94 | 3.87 |
| 安徽 | 总数 | 983313 | 1091408 | 1199137 | 1309932 | 1293825 | 1350853 | 1367493 | 1401477 |
| | 已脱贫 | 597586 | 664965 | 732705 | 795825 | 1055940 | 1102383 | 1130589 | 1361455 |
| | 脱贫占比 | 60.77 | 60.93 | 61.10 | 60.75 | 81.61 | 81.61 | 82.68 | 97.14 |
| | 因病致贫占比 | 25.00 | 24.62 | 24.26 | 23.23 | 10.68 | 10.66 | 9.65 | 1.60 |
| 湖北 | 总数 | 846792 | 883778 | 937049 | 1169183 | 1281558 | 1345794 | 1421274 | 1545571 |
| | 已脱贫 | 435626 | 456843 | 487073 | 595035 | 966462 | 1016792 | 1083107 | 1187685 |
| | 脱贫占比 | 51.44 | 51.69 | 51.98 | 50.89 | 75.41 | 75.55 | 76.21 | 76.84 |
| | 因病致贫占比 | 35.46 | 34.80 | 34.12 | 33.52 | 16.61 | 16.36 | 15.40 | 14.75 |
| 新疆 | 总数 | 159290 | 177347 | 200059 | 140740 | 149947 | 170847 | 194253 | 202363 |
| | 已脱贫 | 59911 | 67735 | 74872 | 66906 | 101902 | 116721 | 134255 | 188815 |
| | 脱贫占比 | 37.61 | 38.19 | 37.42 | 47.54 | 67.96 | 68.32 | 69.11 | 93.31 |
| | 因病致贫占比 | 30.19 | 29.94 | 27.20 | 25.42 | 15.55 | 14.34 | 13.04 | 2.75 |

从图11-1中可以看出，总体上，2018年和2019年全国及六省（区）建档立卡患者累计脱贫比重呈上升趋势，且2019年累计脱贫比例相较2018年均有较大增幅。分省（区）看，整体上四川和安徽的贫困患者脱贫比例高于全国，甘肃、陕西、湖北、新疆贫困患者脱贫比例低于全国。其中，四川各季度累计脱贫比例均高于70%，且高于其他五省（区），到2019年底，累计脱贫比例高达97.97%；相对而言，新疆各季度累计脱贫比例最低，2018年各季度累计均低于50%，到2019年9月底累计脱贫比例不及70%，而到2019年底，新疆累计脱贫比例已达93.31%；甘肃和新疆截至2019年底累计脱贫占比较前三季度有较大增幅。分季度来看，整体上2018年各省（区）季度累

计脱贫占比较平稳，到 2019 年增幅较大，且六省（区）建档立卡贫困患者脱贫占比之间有较大的差距，到 2019 年底六省（区）累计脱贫比例差距最大高达 21.13%（湖北 76.84%，四川 97.97%）。

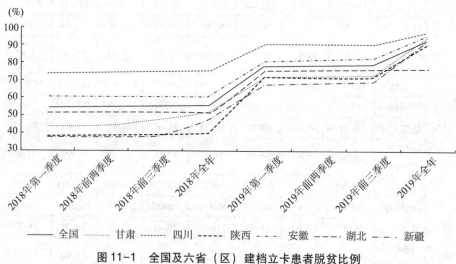

图 11-1　全国及六省（区）建档立卡患者脱贫比例

从图 11-2 中可以看出，总体上，2018 年和 2019 年六省（区）建档立卡患者因病致贫比重呈下降趋势，且 2019 年因病致贫比例相较 2018 年均有较大减幅。分省（区）看，整体上陕西、湖北、新疆建档立卡患者因病致贫比例高于全国，甘肃、四川、安徽比例低于全国，其中，湖北各季度因病致贫累计比例相对偏高，在 2018 年各季度累计比例均高于 33.00%；四川各季度因病致贫累计比例较低，到 2019 年底累计比例已低至 0.38%。分季度来看，2018 年全国及六省（区）整体上因病致贫累计占比较平稳，减幅较小，到 2019 年减幅较大，其中陕西比例减幅最大。六省（区）建档立卡贫困患者因病致贫占比之间有较大的差距，2018 年五省（区）（四川除外）建档立卡患者因病致贫占比整体偏高，均高于 20%，到 2018 年底，六省（区）因病致贫累计比例差距最大高达 18.35%（湖北 33.52%，四川 15.17%），到 2019 年底，六省（区）之间差距缩小，各省（区）（湖北除外）因病致贫占比均低于 4%。这说明我国建档立卡患者就医困难问题的解决取得了一定成效。

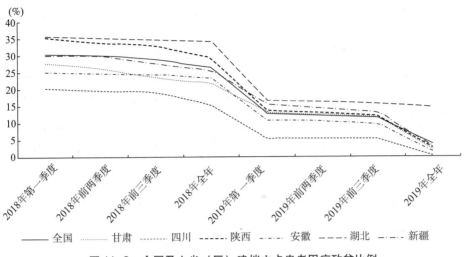

图 11-2　全国及六省（区）建档立卡患者因病致贫比例

## 二、病种识别与管理

精准扶贫就是要针对建档立卡贫困人口，在核实农村贫困人口患病情况的基础上，就发病率高、费用高、严重影响生产生活能力的重点病种，实行"靶向治疗"，实施有针对性的健康扶贫政策措施，加强人文关怀，确保贫困患者都能得到及时的救助。

从表 11-2 中可以看出，截至 2018 年底，全国统计建档立卡患者前十位疾病依次是高血压（256.8 万人）、脑血管病（141.4 万人）、糖尿病（70.8 万人）、冠心病（68.5 万人）、重性精神疾病（64.2 万人）、慢性阻塞性肺气肿（49.4 万人）、类风湿性关节炎（33.0 万人）、白内障（16.9 万人）、关节病（髋、膝）（16.9 万人）、重型老年慢性支气管炎（14.4 万人）。相较全国，六省（区）建档立卡居民患病前十位的病种第一位均为高血压，糖尿病、冠心病、脑血管病均排在前几位，且均没有地方病。相较其他省（区），甘肃患病前十位的病种中有肝炎；甘肃和陕西患病前十位的病种中均有肝硬化；新疆患病前十位的病种中有肺结核病，且排名为第二位，经查相关资料发现，其中约 60% 的患者为农牧民，由地区间发展不平衡、结核病防治知识知晓率较低、农村患者多、老年患者多、受教育程度低以及经济收入低等原因造成。

表 11-2　2018 年建档立卡患前十位病种情况　　　　　单位：人

| 位次 | 全国 | 安徽 | 湖北 | 四川 | 陕西 | 甘肃 | 新疆 |
|---|---|---|---|---|---|---|---|
| 1 | 高血压 | 高血压 | 高血压 | 高血压 | 高血压 | 高血压 | 高血压 |
|  | 2568013 | 339840 | 218485 | 136908 | 124693 | 97500 | 75091 |
| 2 | 脑血管病 | 脑血管病 | 脑血管病 | 慢性阻塞性肺气肿 | 冠心病 | 冠心病 | 肺结核病 |
|  | 1414451 | 265109 | 85249 | 97210 | 70765 | 17210 | 13284 |
| 3 | 糖尿病 | 冠心病 | 重性精神疾病 | 脑血管病 | 脑血管病 | 糖尿病 | 糖尿病 |
|  | 707920 | 160968 | 68399 | 54686 | 65261 | 15771 | 12499 |
| 4 | 冠心病 | 糖尿病 | 糖尿病 | 糖尿病 | 重性精神疾病 | 类风湿性关节炎 | 冠心病 |
|  | 684655 | 103979 | 54895 | 52677 | 31077 | 14320 | 9780 |
| 5 | 重性精神疾病 | 慢性阻塞性肺气肿 | 慢性阻塞性肺气肿 | 重性精神疾病 | 糖尿病 | 脑血管病 | 重型老年慢性支气管炎 |
|  | 641922 | 77343 | 43902 | 36504 | 23262 | 13280 | 7597 |
| 6 | 慢性阻塞性肺气肿 | 重性精神疾病 | 冠心病 | 冠心病 | 慢性阻塞性肺气肿 | 重性精神疾病 | 重性精神疾病 |
|  | 494300 | 55020 | 43323 | 35972 | 18481 | 12624 | 5846 |
| 7 | 类风湿性关节炎 | 类风湿性关节炎 | 类风湿性关节炎 | 类风湿性关节炎 | 类风湿性关节炎 | 慢性阻塞性肺气肿 | 脑血管病 |
|  | 330277 | 37576 | 27157 | 24215 | 11240 | 10823 | 5807 |
| 8 | 白内障 | 白内障 | 白内障 | 重型老年慢性支气管炎 | 重型老年慢性支气管炎 | 肝硬化 | 类风湿性关节炎 |
|  | 169444 | 32637 | 15016 | 18581 | 9530 | 5701 | 4816 |
| 9 | 关节病（髋、膝） | 重型老年慢性支气管炎 | 关节病（髋、膝） | 白内障 | 白内障 | 白内障 | 慢性阻塞性肺气肿 |
|  | 169065 | 22262 | 13571 | 12220 | 7385 | 4449 | 3355 |
| 10 | 重型老年慢性支气管炎 | 急性心肌梗死 | 重型老年慢性支气管炎 | 关节病（髋、膝） | 肝硬化 | 肝炎 | 白内障 |
|  | 144406 | 17358 | 11313 | 9980 | 5006 | 3064 | 2314 |

从表 11-3 中可以看出，2019 年全年全国及六省（区）没有出现地区病。

全国建档立卡贫困患者患病前十位的病种依次是高血压（4175248 人）、脑血管病（1697304 人）、冠心病（1081599 人）、糖尿病（1026496 人）、严重精神障碍（834900 人）、慢性阻塞性肺气肿（612097 人）、肿瘤（540803 人）、类风湿性关节炎（404334 人）、白内障（273547 人）、重型老年慢性支气管炎（193546 人）。相较全国，六省（区）建档立卡居民患病前十位的病种第一位均为高血压，糖尿病、冠心病、脑血管病均排在前几位。相较 2018 年，2019 年全国及六省（区）建档立卡户前十位病种有明显变动。其中，全国及五省（区）（新疆除外）排名前十位病种均新增肿瘤，且安徽排名前十位病种新增了脑卒中。

表 11-3　2019 年全年建档立卡患前十位病种情况　　　单位：人

| 位次 | 全国 | 甘肃 | 四川 | 陕西 | 安徽 | 湖北 | 新疆 |
|---|---|---|---|---|---|---|---|
| 1 | 高血压 | 高血压 | 高血压 | 高血压 | 高血压 | 高血压 | 高血压 |
| | 4175248 | 155985 | 235757 | 264909 | 430739 | 314501 | 107638 |
| 2 | 脑血管病 | 糖尿病 | 慢性阻塞性肺气肿 | 冠心病 | 脑血管病 | 脑血管病 | 肺结核病 |
| | 1697304 | 25132 | 126478 | 110170 | 292078 | 98134 | 17855 |
| 3 | 冠心病 | 冠心病 | 糖尿病 | 脑血管病 | 冠心病 | 严重精神障碍 | 糖尿病 |
| | 1081599 | 23816 | 75006 | 93653 | 209392 | 79139 | 17771 |
| 4 | 糖尿病 | 类风湿性关节炎 | 脑血管病 | 严重精神障碍 | 糖尿病 | 糖尿病 | 冠心病 |
| | 1026496 | 20349 | 71416 | 49973 | 121662 | 78304 | 15761 |
| 5 | 严重精神障碍 | 脑血管病 | 冠心病 | 糖尿病 | 慢性阻塞性肺气肿 | 冠心病 | 重型老年慢性支气管炎 |
| | 834900 | 16123 | 54481 | 45843 | 82028 | 67937 | 8485 |
| 6 | 慢性阻塞性肺气肿 | 严重精神障碍 | 严重精神障碍 | 慢性阻塞性肺气肿 | 肿瘤 | 肿瘤 | 严重精神障碍 |
| | 612097 | 15940 | 49215 | 24697 | 79809 | 59478 | 8304 |
| 7 | 肿瘤 | 慢性阻塞性肺气肿 | 肿瘤 | 肿瘤 | 严重精神障碍 | 慢性阻塞性肺气肿 | 脑血管病 |
| | 540803 | 15123 | 35032 | 21324 | 58498 | 56358 | 6852 |

续表

| 位次 | 全国 | 甘肃 | 四川 | 陕西 | 安徽 | 湖北 | 新疆 |
|---|---|---|---|---|---|---|---|
| 8 | 类风湿性关节炎 | 肿瘤 | 类风湿性关节炎 | 类风湿性关节炎 | 类风湿性关节炎 | 类风湿性关节炎 | 类风湿性关节炎 |
| | 404334 | 15024 | 29420 | 16451 | 51354 | 31768 | 5886 |
| 9 | 白内障 | 白内障 | 白内障 | 重型老年慢性支气管炎 | 白内障 | 白内障 | 慢性阻塞性肺气肿 |
| | 273547 | 7775 | 25457 | 14147 | 43344 | 24506 | 4178 |
| 10 | 重型老年慢性支气管炎 | 肝硬化 | 重型老年慢性支气管炎 | 白内障 | 脑卒中 | 关节病（髋、膝） | 白内障 |
| | 193546 | 7341 | 22490 | 12678 | 32798 | 14273 | 3902 |

# 第二节 分类救治

针对患有大病和长期慢性病的贫困人口开展分类分批救治，根据疾病分类标准，2017年国家卫生计生委、民政部、国务院扶贫办等6部门印发《健康扶贫工程"三个一批"行动计划》，研究确定了"大病集中救治一批、慢病签约服务管理一批、重病兜底保障一批"的分类救治策略，做到精准到户、精准到人、精准到病，努力让农村贫困人口"看得好病"，防止因病致贫、因病返贫。

## 一、救治情况

由图11-3可以看出，总体上，2018年第一季度至2019年前三季度全国及六省（区）建档立卡贫困患者分类救治进度处于较高水平，均高于86.00%，且整体上2019年全国及六省（区）建档立卡贫困患者分类救治进度较2018年有明显提高。分省份来看，陕西、安徽救治进度整体高于全国水平，湖北、新疆、四川低于全国水平。分季度来看，整体上，全国及六省（区）救治进度有明显的增减幅度。截至2018年9月底，全国及甘肃、四川、湖北、新疆救治进度都有明显的提升，其中，新疆救治进度提升比例最大，提升了10.61%。截至2018年底，全国及五省（区）（甘肃除外）相较前三季度分类救治进度均有明显的下降趋势，其中，新疆救治进度下降比例最大，下降了 6.98%。随后到 2019 年 3 月底又明显提升，到 9 月底趋于高水平的平稳状态。

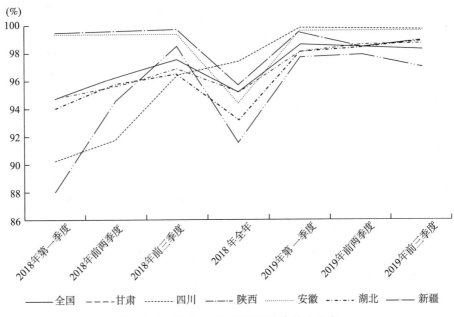

**图 11-3　建档立卡贫困患者分类救治进度**

## 二、救治进度

从表 11-4 中可以看出，就患者总数而言，安徽、湖北、四川 9 种大病及中风救治患者总数相对较高，新疆的患者总数最低；就救治比例而言，2019年 9 种大病集中救治比例相较 2018 年均有明显的增长，其中，新疆的增长幅度最大，增幅为 10.57%；2018 年，四川、湖北、新疆救治比例低于全国，2019 年，仅新疆救治比例低于全国水平。

表 11-4　9 种大病集中救治情况　　　　　　　　单位：人，%

| 地区 | 年份 | 患者总数 | 已救治人数 | 已救治比例 |
|---|---|---|---|---|
| 全国 | 2018 | 705317 | 683761 | 96.94 |
| | 2019 | 1593932 | 1569733 | 97.77 |
| 甘肃 | 2018 | 17226 | 17186 | 99.77 |
| | 2019 | 39138 | 39112 | 99.83 |
| 四川 | 2018 | 43636 | 41724 | 95.62 |
| | 2019 | 190909 | 189550 | 97.80 |
| 陕西 | 2018 | 27096 | 26823 | 98.99 |
| | 2019 | 64455 | 64424 | 99.20 |
| 安徽 | 2018 | 120952 | 119475 | 98.78 |
| | 2019 | 243570 | 241934 | 98.92 |
| 湖北 | 2018 | 65588 | 62292 | 94.97 |
| | 2019 | 147313 | 145903 | 98.21 |
| 新疆 | 2018 | 9389 | 5345 | 83.66 |
| | 2019 | 12894 | 12762 | 94.23 |

注：9 种大病指食管癌、胃癌、结肠癌、直肠癌、乳腺癌、宫颈癌、终末期肾病、儿童白血病和儿童先天性心脏病等。

# 第三节　分级诊疗

贫困地区医疗卫生机构服务条件和服务能力得到持续改善和不断提升。2019 年初，基本医疗保障突出问题摸底排查时发现，2018 年全国 832 个贫困县中有 46 个乡镇卫生院、666 个乡镇执业医生、1022 个村卫生室、6903 个村医存在各种"短板"。[①] 为强化贫困地区医疗卫生机构、人员以及服务能力建设，国家卫健委以县级医院能力建设、"县乡一体、乡村一体"机制建设和乡村医疗卫生机构标准化建设为三大主攻方向，以医疗卫生机构"三个一"、医疗卫生技术人员"三合格"、医疗服务能力"三条线"，将农村建档立卡贫困户全部纳入基本医疗，大病保险和医疗救治的基本医疗有保障"十条标准"

---

① 中国人口与发展研究中心. 全国健康扶贫数据监测报告（2016—2020）［R］. 2020.

对标对表，建机制、强基层、补"短板"，切实推进贫困地区医疗卫生机构、队伍和服务能力变样。

贫困地区医疗卫生机构服务能力和服务可及性显著提升。2020年，全国贫困患者县域内就诊率达到93.62%，健康服务管理持续往基层下沉，基层就诊比例不断提高。2016年，全国贫困人口在基层医疗卫生机构、二级医院、三级医院的就诊比例分别为50.80%、34.82%、14.38%；到2020年9月底，三者的比例分别为52.82%、34.89%和12.29%，结构日趋合理。对贫困患者实行"先诊疗、后付费"和"一站式"结算服务，基本实现医疗救治和医保报销无缝衔接，极大地方便了患者。贫困人口对健康扶贫政策的综合满意度逐年提高，由2016年的77.2%提升到2017年的85.11%，2018年达88.53%，2019年达89.44%。[①]

由表11-5和图11-4可以看出，总体上，全国及六省（区）建档立卡贫困患者选择在县域内就诊比例高于县域外省内就诊以及省外的比例，六省（区）在县域内就诊比例均高于87%。分省（区）来看，整体上四川建档立卡患者选择在县域内就诊的比例最高，整体高于全国比例，2018年和2019年累计比例均高于98%，而甘肃相较于其他五省（区）去县域外省内及省外就诊的患者比例较大。分年度来看，相较2018年，2019年在县域内就医的比例有所下降（安徽除外），选择在县域外省内就诊的比例有所上升。其中，新疆在2019年较2018年底选择在县域内就诊比例有明显的下降，选择在县域外省内就诊的比例明显上升。

表11-5　建档立卡贫困患者就诊机构选择　　　　　　　　单位:%

| 地区 | 年份 | 县域内就诊占比 | 县域外省内就诊占比 | 省外就诊占比 |
|------|------|------|------|------|
| 全国 | 2018 | 93.29 | 6.25 | 0.46 |
| | 2019 | 93.06 | 6.57 | 0.37 |
| 甘肃 | 2018 | 88.25 | 10.26 | 1.49 |
| | 2019 | 87.53 | 10.84 | 1.63 |

---

① 中国人口与发展研究中心．全国健康扶贫数据监测报告（2016—2020）［R］.2020.

续表

| 地区 | 年份 | 县域内就诊占比 | 县域外省内就诊占比 | 省外就诊占比 |
|------|------|------|------|------|
| 四川 | 2018 | 99.16 | 0.81 | 0.03 |
| | 2019 | 98.44 | 1.52 | 0.04 |
| 陕西 | 2018 | 93.18 | 6.42 | 0.40 |
| | 2019 | 92.20 | 7.41 | 0.39 |
| 安徽 | 2018 | 94.23 | 5.16 | 0.61 |
| | 2019 | 94.61 | 4.98 | 0.41 |
| 湖北 | 2018 | 94.81 | 4.93 | 0.26 |
| | 2019 | 92.71 | 6.97 | 0.32 |
| 新疆 | 2018 | 94.42 | 5.34 | 0.24 |
| | 2019 | 87.70 | 12.06 | 0.24 |

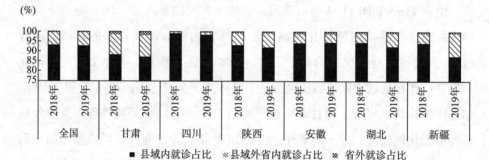

图 11-4　建档立卡贫困患者就诊机构选择

## 第四节　政策费用保障

健康扶贫聚焦贫困人口因病致贫、因病返贫问题，要不断完善以基本医疗保障制度为主体、其他为补充的多层次医疗保障体系，提高政策保障水平，切实减轻贫困人口就医负担，努力让农村贫困人口"看得起病"。2017 年建档立卡贫困患者医疗费用保障情况见表 11-6。

表 11-6　2017 年建档立卡贫困患者医疗费用保障情况　　　单位：万元

| 医疗费用分类 | 全国 | 甘肃 | 四川 | 陕西 | 安徽 | 湖北 | 新疆 |
|---|---|---|---|---|---|---|---|
| 总费用 | 3334989 | 88408 | 151602 | 232041 | 614774 | 330620 | 29484 |
| 新农合 | 2138072 | 54912 | 95377 | 151025 | 427198 | 212260 | 17702 |
| 大病保险 | 151841 | 3912 | 4750 | 12937 | 41860 | 11490 | 225 |
| 医疗救助 | 166167 | 1599 | 4159 | 21794 | 45392 | 10428 | 228 |
| 商业保险 | 45784 | 319 | 588 | 1377 | 743 | 3669 | 111 |
| 政府兜底 | 232887 | 636 | 16099 | 21178 | 36877 | 12568 | 297 |
| 临时救助 | 10030 | 132 | 108 | 453 | 1339 | 689 | 6 |
| 慈善救助 | 5731 | 35 | 713 | 139 | 661 | 284 | 6 |
| 医院减免 | 12917 | 42 | 3888 | 875 | 1194 | 941 | 40 |
| 其他 | 45089 | 385 | 13567 | 1065 | 9075 | 2540 | 28 |
| 自付 | 526472 | 26436 | 12353 | 21198 | 50435 | 75752 | 10840 |

　　针对贫困患者强化慢病健康管理，截至 2020 年 9 月 30 日，已将 1216 万慢病贫困患者纳入签约服务范围，占慢病贫困患者总数的 95.63%，随访率超过 80.01%。其中，高血压、糖尿病、肺结核病、严重精神障碍 4 种重点慢病健康管理取得突出成效：一是全国 4 种重点慢病签约服务人数达到 772 万，签约率达 98%，基本实现贫困患者慢病规范化管理。二是 4 种重点慢病次均费用逐年下降。5 年来 4 种重点慢病次均费用降幅分别达到 76%、80%、60%、56%。三是个人负担大幅减轻。4 种重点慢病贫困患者个人自付比例分别从 2016 年的 38%、44%、43%、32% 降到 2020 年的 11%、12%、13%、7%，2020 年个人自付次均费用分别为 56 元、98 元、366 元、229 元。

　　从图 11-5 中可以看出，总体上，全国及六省（区）建档立卡贫困患者医疗费用保障比例中新农合所占比例最大，均大于 60%，患者自付比例其次，均大于 8%。分省（区）来看，2017 年新疆（36.77%）建档立卡贫困患者自付比例最高，高于 30.00%；甘肃（29.90%）、湖北（22.91%）建档立卡贫困患者自付比例在 20%~30% 以内，均高于全国比例（15.79%）；四川（8.15%）、陕西（9.14%）、安徽（8.20%）自付比例在 8%~10% 以内，均低于全国比例。

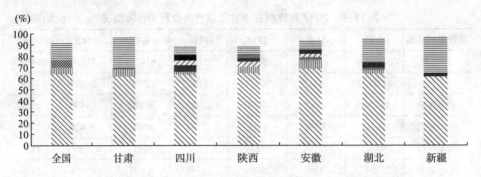

图 11-5　2017 年建档立卡贫困患者医疗费用保障比例

2018 年建档立卡贫困患者医疗费用保障情况见表 11-7。

表 11-7　2018 年建档立卡贫困患者医疗费用保障情况　单位：万元

|  | 全国 | 甘肃 | 四川 | 陕西 | 安徽 | 湖北 | 新疆 |
|---|---|---|---|---|---|---|---|
| 总费用 | 4891033.8 | 204997.8 | 454466.4 | 261653.5 | 759237.2 | 372773.5 | 16576.6 |
| 新农合 | 3306037.3 | 146510.6 | 308859.6 | 177789.2 | 512307.4 | 266237.2 | 11005.8 |
| 大病保险 | 279463.2 | 24113.1 | 9965.7 | 15427.7 | 56820.5 | 15749.4 | 616.4 |
| 医疗救助 | 287792.8 | 7299.5 | 34183.0 | 26071.7 | 60138.4 | 17675.0 | 660.7 |
| 商业保险 | 103871.2 | 658.1 | 2679.8 | 1502.9 | 2889.4 | 5295.0 | 1560.0 |
| 政府兜底 | 356797.3 | 3985.3 | 53133.7 | 9534.9 | 45923.4 | 24920.6 | 862.3 |
| 临时救助 | 14787.4 | 280.6 | 435.3 | 570.2 | 1338.4 | 1073.1 | 41.8 |
| 慈善救助 | 6266.9 | 68.4 | 318.2 | 142.0 | 1212.5 | 553.1 | 189.2 |
| 医院减免 | 28273.7 | 204.5 | 7752.5 | 276.2 | 3167.3 | 1318.3 | 54.6 |
| 其他 | 59459.1 | 688.0 | 8625.8 | 1222.8 | 11037.6 | 1851.0 | 162.6 |
| 自付 | 448284.8 | 21189.7 | 28512.7 | 29116.0 | 64402.4 | 38100.8 | 1423.2 |

从图 11-6 中可以看出，总体上，全国及六省（区）建档立卡贫困患者医疗费用保障中新农合所占比例最大，均大于 65%，患者自付比例其次，均大于 6%。分省（区）来看，2018 年湖北（10.22%）、甘肃（10.34%）、陕西（11.13%）建档立卡贫困患者自付比例高于 10%，均高于全国比例（9.17%）；四川（6.27%）、安徽（8.48%）、新疆（8.59%）自付比例在 10% 以内，均低于全国比例。

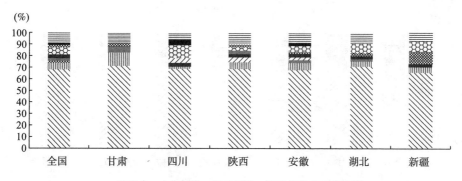

图 11-6　2018 年建档立卡贫困患者医疗费用保障比例

2019 年建档立卡贫困患者医疗费用保障情况见表 11-8。

表 11-8　2019 年建档立卡贫困患者医疗费用保障情况　　　　单位：万元

| | 全国 | 甘肃 | 四川 | 陕西 | 安徽 | 湖北 | 新疆 |
|---|---|---|---|---|---|---|---|
| 总费用 | 5410051.22 | 147328.95 | 518974.97 | 252842.71 | 702634.57 | 563011.83 | 40465.98 |
| 新农合 | 3615897.84 | 102564.83 | 357074.61 | 167882.64 | 462688.37 | 379288.15 | 27443.97 |
| 大病保险 | 313783.92 | 14903.41 | 17602.51 | 14468.15 | 57611.77 | 30680.93 | 2644.70 |
| 医疗救助 | 342556.97 | 8454.60 | 27119.21 | 28730.28 | 57672.05 | 38826.05 | 2002.36 |
| 商业保险 | 95049.01 | 141.91 | 3214.49 | 726.16 | 358.14 | 8055.66 | 2780.53 |
| 政府兜底 | 377693.59 | 789.14 | 53944.18 | 5622.57 | 38921.42 | 41188.87 | 2087.30 |
| 临时救助 | 5505.54 | 34.42 | 330.82 | 228.54 | 765.96 | 966.38 | 51.81 |
| 慈善救助 | 36245.68 | 174.12 | 8521.08 | 249.68 | 3930.37 | 3766.24 | 42.10 |
| 医院减免 | 15785.17 | 291.24 | 638.61 | 626.56 | 1862.91 | 2219.20 | 119.03 |
| 其他 | 54913.11 | 471.63 | 9556.60 | 1095.71 | 6696.96 | 2686.00 | 174.52 |
| 自付 | 552620.39 | 19503.68 | 40972.85 | 33212.43 | 72126.61 | 55334.35 | 3119.68 |

从图 11-7 中可以看出，总体上，全国及六省（区）建档立卡贫困患者医疗费用保障中新农合所占比例最大，均大于 66%，患者自付比例其次，均大于 7%。分省（区）来看，2019 年陕西（13.14%）、甘肃（13.24%）建档立卡贫困患者自付比例高于 11%，安徽自付比例为 9.99%，均高于全国比例（9.67%）；四川（7.07%）、湖北（9.15%）、新疆（9.48%）自付比例在 10% 以内，均低于全国比例。

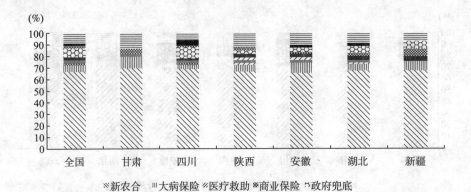

图 11-7 2019 年建档立卡贫困患者医疗费用保障比例

从图 11-8 中可以看出，分省（区）看，甘肃各年的自付占比均高于全国水平，甘肃、湖北、新疆各年差距较大。分年份看，总体上，从 2017 年到 2019 年六省（区）医疗费用中新农合占比逐渐增大，自付比例均明显减少，其中，2017 年各省（区）差距较大，甘肃自付比例较其他省（新疆除外）偏高，但其他年份建档立卡贫困患者医疗费用自付占比较为稳定，均处于 5%～15%。2018 年全国及四省（区）（安徽、陕西除外）建档立卡贫困患者医疗费用自付占比相较于 2017 年都有明显的下降趋势，其中，新疆减幅最大，减幅为 28.18%，而安徽、陕西相较于 2017 年均有所上升；2019 年全国及五省（区）（湖北除外）建档立卡贫困患者医疗费用自付占比相较于 2018 年有明显的上升趋势，增幅均在 3.0%内，而湖北相较于 2018 年有所下降。

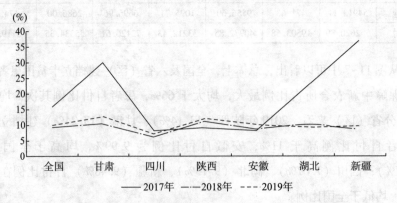

图 11-8 建档立卡贫困患者医疗费用自付情况

# 第五节 本章小结

本章通过对比分析全国及六省（区）建档立卡贫困患者脱贫、因病致贫程度，讨论贫困患者救治进度和就诊机构的选择以及政策费用保障的差异，得出以下结论：

第一，六省（区）健康扶贫政策成效显著，因病致贫比例明显下降。从贫困和病种识别管理方面来看，六省（区）建档立卡贫困患者人数在 2018 年第一季度到 2019 年第二季度有较大变化，建档立卡患者脱贫比重逐渐增加，因病致贫比重下降，说明六省（区）健康扶贫均取得成效，对"疾病—贫困—疾病"恶性循环的情况有所改善。陕西、湖北、新疆各季度脱贫占比相对较低，而因病致贫比重较大，健康扶贫工作进展相对较慢，应提高医疗保障水平，精准推进实施健康扶贫工程，防止因病致贫、因病返贫。

第二，六省（区）建档立卡患者分类救治水平有所提高，救治比例有效提升。从分类救治方面来看，全国及六省（区）从 2018 年第一季度至 2019 年第三季度建档立卡贫困患者分类救治进度均处于较高水平，且整体上 2019 年较 2018 年均有明显提高，陕西、安徽累计救治进度整体相对较高，湖北、新疆、四川相对较低。这说明实施疾病分类救治取得成效，应更加努力让农村贫困人口"看得好病"，加大政策供给力度，建立长效保障机制。

第三，六省（区）分级诊疗推进明显，卫生服务利用率有所提高。从分级诊疗方面来看，建档立卡贫困患者选择在县域内就诊比例高于县域外省内就诊及省外就诊的比例。四川相对其他五省（区）有更多的患者选择在县域内就诊，甘肃相对较低。应努力提升贫困地区医疗卫生服务能力，努力让贫困人口"看得上病"，加强医疗卫生服务体系和能力建设，提高贫困人口医疗卫生服务利用水平，满足贫困人口对健康的美好需求。

第四，六省（区）建档立卡户医疗救助水平提高，医疗负担减轻。从政策费用保障方面来看，六省（区）建档立卡贫困患者医疗费用中新农合占比最大，患者自付比例其次。整体来看，从 2017 年到 2019 年六省（区）医疗费用中新农合占比逐渐增大，自付比例均明显减少，其中，2017 年各省（区）差距较大，甘肃自付比例较其他省（新疆除外）偏高。这说明基本医疗保险筹资水平提高，医疗救助力度增大，贫困人口医疗负担显著减轻，但重特大疾病保障力度仍有不足，健康扶贫政策长效机制仍有待建立，应努力让农村贫困人口"看得起病"。

# 第十二章　健康扶贫对人口健康的影响

从全面建成小康社会到健康中国战略，人民健康始终被置于优先发展的战略地位。推进健康扶贫精准施策的道路选择也必然是坚持"以人民为中心"。本章利用人均医疗支出占比、患病人数占比、医疗卫生感知、健康状况感知及健康扶贫政策感知为因变量衡量人口健康状况，并建立内生转换回归模型，对健康扶贫的影响因素进行实证分析，最后对健康扶贫效果进行评估。本章为解决健康扶贫政策存在的问题，补齐贫困地区医疗卫生资源"短板"、服务能力"短板"和健康促进"短板"，减少疾病的发生，提升人口健康水平提供理论和依据。

## 第一节　变量设置与研究方法

健康不仅指无疾病和身体健康，还包括心理健康和良好的社会适应能力。本节采用人均医疗支出占比、患病人数占比、医疗卫生感知、健康状况感知及健康扶贫政策感知5个变量表示农户居民的健康状况。其中，人均医疗支出占比表示健康风险程度，患病人数占比表示疾病发生状况，医疗卫生感知表示医疗卫生服务情况，健康扶贫政策感知表示农户对大病救助、慢病管理、家庭医生签约等健康扶贫项目的知晓度、需求度和认同度，侧面反映了农户居民的健康状况。

### 一、变量设置

本章从客观和主观两个方面分析健康扶贫对人口健康的影响。因变量共5个，分别是人均医疗支出占比、患病人数占比、医疗卫生感知、健康状况感知及健康扶贫政策感知。

客观指标中人均医疗支出占比、患病人数占比用来反映健康扶贫在降低医疗费用和改善贫困人口健康状况方面的效果。已有文献在测度健康扶贫效果方面较为常用的指标是医疗费用自付比例（徐俪筝等，2019），该比例的下降将直接减少贫困户因病致贫返贫的风险，其他常用的指标如救治人数占比、治愈率等都比较侧重于宏观层面的分析。而本节所用数据为微观数据，因此选取家庭中患重病和慢性病的人数占比来衡量健康扶贫效果。主观指标中设置医疗卫生感知、健康状况感知、健康扶贫政策感知3个变量来反映贫困户对健康扶贫效果的满意程度。已有研究尚未从主观方面测度健康扶贫效果，借鉴已有精准扶贫的主观测度指标（刘小珉，2016），本节从健康扶贫供给侧即医疗卫生服务感知，同时兼顾需求侧的健康状况感知，来测度主观的健康扶贫效果。变量的具体定义见表12-1。

表 12-1　变量定义及说明

| | 变量 | 定义 |
|---|---|---|
| 因变量 | 人均医疗支出占比 | 自付医疗费用支出/总医疗费用/家庭总人口数 |
| | 患病人数占比 | （慢病、重病）人数/家庭总人口数 |
| | 医疗卫生感知 | 医疗卫生改善认同度得分均值，取值范围1~3，分值越高表示认同度越高 |
| | 健康状况感知 | 健康状况改善认同度得分均值，取值范围1~3，分值越高表示认同度越高 |
| | 健康扶贫政策感知 | 健康扶贫政策效果认同度得分均值，取值范围1~3，分值越高表示认同度越高 |
| 自变量 | 地区 | 甘肃临夏=1，湖北恩施=2，安徽安庆=3，陕西商洛=4，四川凉山=5 |
| | 年龄 | 根据出生年月计算得出 |
| | 性别 | 男=1，女=0 |
| | 民族 | 汉族=1，少数民族=0 |
| | 婚姻状况 | 未婚=1，丧偶=2，离婚=3，已婚=4 |
| | 受教育程度 | 未上过学=1，小学=2，初中=3，高中/中专=4，大专及以上=5 |
| | 职业 | 事业单位、企业负责人=1，专业技术人员=2，办事人员=3，商业、服务业人员=4，农林牧渔生产人员=5，生产运输人员=6，其他=7 |
| | 家庭规模 | 农户家庭成员数量 |

| 变量 | | 定义 |
|---|---|---|
| 自变量 | 收入 | 家庭人均年收入小于 3999 元 = 1，4000 ~ 9999 元 = 2，10000 ~ 19999 元 = 3，20000 元以上 = 4 |
| | 定期体检 | 定期体检 = 1，不定期体检 = 0 |
| | 看病习惯 | 出现不适就看病 = 1，症状加重时看病 = 2，能不看就不看 = 3 |
| | 健康保健知识 | 关注健康保健知识 = 1，不关注健康保健知识 = 0 |
| | 体育活动频率 | 每天 = 1，每周 3 ~ 5 次 = 2，每周 1 ~ 2 次 = 3，每月 1 ~ 3 次 = 4，从不 = 5 |

## 二、研究方法

本节使用 Lokshin 和 Sajaia（2004）提出的内生转换回归模型来分析影响健康扶贫效果的因素。内生转换回归模型同时关注享受健康扶贫政策和未享受健康扶贫政策两种状态下的情况，然后推演两种状态的关系，内生转换回归模型有 3 个优点：一是在解决是否享受健康扶贫政策（下文均简称是否享受健康扶贫）的自选择问题和内生性问题时，可以同时考虑可观测因素和不可观测因素的影响；二是分别回归享受与未享受健康扶贫农户的结果方程，即同时估计两个健康扶贫效果方程，能够更好地分析各种因素的影响，形成结果的对比；三是使用全信息最大似然估计，可以有效地避免变量信息的遗漏问题，使研究结果更加准确。

内生转换模型的估计方法主要有以下几种：最大似然估计法、两阶段估计方法和全信息最大似然估计法，为了克服最大似然估计法和两阶段估计方法的烦琐调整和无效率，本节采用效率较高的全信息最大似然估计法进行估计。

内生转换回归模型同时估计以下 3 个方程：

行为方程（是否享受健康扶贫）：

$$P_i = \gamma Z_i + \mu_i \qquad (12\text{-}1)$$

结果方程 1（实验组即贫困户的健康扶贫效果方程）：

$$Y_1 = \eta_1 X_i + \nu_{1i} \qquad (12\text{-}2)$$

结果方程 2（对照组即非贫困户的健康扶贫效果方程）：

$$Y_2 = \eta_2 X_i + \nu_{2i} \qquad (12\text{-}3)$$

式（12-1）中，$P_i$ 为农户是否享受健康扶贫的二元选择变量，如果农户享受健康扶贫则 $P_i = 1$，否则 $P_i = 0$；$Z_i$ 为一系列可观测的影响农户是否享受健康扶贫的因素；$\mu_i$ 为误差项，代表无法观测的影响因素，如样本农户家庭"主事人"的性格是否自尊心较强等。式（12-2）和式（12-3）中，$Y_1$ 和 $Y_2$ 分别表示享受健康扶贫和未享受健康扶贫两个样本组的健康扶贫效果变量；$X_i$ 为一系列影响健康扶贫效果的因素；$\nu_i$ 为结果方程的误差项。

需要指出的是，式（12-1）中，$Z_i$ 除需要包含至少 1 个工具变量以便让模型可识别外，其余变量一般应与式（12-2）、式（12-3）中 $X_i$ 包含的变量相同。工具变量需要影响农户是否享受健康扶贫（$P_i$），而对健康扶贫效果的相关指标（Y）没有影响。假设行为方程式（12-1）、结果方程式（12-2）与结果方程式（12-3）的随机误差项 $\mu_i$、$\nu_{1i}$ 和 $\nu_{2i}$ 服从均值为 0、方差为 $\sigma$ 的三元联合正态分布，其协方差矩阵具有以下形式：

$$\Omega = \begin{bmatrix} \sigma_\mu^2 & \sigma_{1\mu} & \sigma_{1\mu} \\ \sigma_{1\mu} & \sigma_\mu^2 & \cdots \\ \sigma_{1\mu} & \cdots & \sigma_\mu^2 \end{bmatrix} \qquad (12\text{-}4)$$

其中，$\sigma_\mu^2$ 表示是否为享受健康扶贫的行为方程随机误差项的方差，并且 $\sigma_\mu^2 = 1$。$\sigma_1^2$ 和 $\sigma_2^2$ 分别表示式（12-2）和式（12-3）中随机误差项的方差。$\sigma_{1\mu}$ 和 $\sigma_{2\mu}$ 分别表示 $\mu_i$ 和 $\nu_{1i}$、$\nu_{2i}$ 之间的协方差，在 $\mu_i$ 与 $\nu_i$ 存在一定相关性的前提下，式（12-2）和式（12-3）的随机误差项的期望值具有以下形式：

$$E\left(\nu_{1i} \mid P_i = 1\right) = \sigma_{1\mu} \frac{\phi\left(Z_i \lambda\right)}{\Phi\left(Z_i \lambda\right)} = \sigma_{1\mu} \lambda_{1i} \qquad (12\text{-}5)$$

$$E\left(\nu_{2i} \mid P_i = 0\right) = \sigma_{2\mu} \frac{-\phi\left(Z_i \lambda\right)}{\Phi\left(Z_i \lambda\right)} = \sigma_{2\mu} \lambda_{2i} \qquad (12\text{-}6)$$

其中，$\phi(\cdot)$ 和 $\Phi(\cdot)$ 分别表示标准正态分布的密度函数和分布函数。式（12-1）至式（12-6）可以使用完全信息极大自然法进行估计，上述方程的对数似然函数可以写成式（12-7）：

$$\ln L = \sum_i \left\{ P_i \left[ \ln \left( \frac{v_{1i}}{\sigma_1} \right) - \ln \sigma_1 + \ln F(\varphi_{1i}) \right] + (1 - P_i) \right.$$

$$\left. \left[ \ln \left( \frac{v_{2i}}{\sigma_2} \right) - \ln \sigma_2 + \ln (1 - F(\varphi_{2i})) \right] \right\}$$

$$\varphi_{ji} = \frac{Z_i \lambda + \rho_j v_{ji} / \sigma_j}{\sqrt{1 - \rho_j^2}}, \ j = 1, \ 2 \tag{12-7}$$

式（12-7）中的 $\rho_1$ 表示 $\mu_i$ 和 $v_{1i}$ 之间的相关系数，$\rho_2$ 表示 $\mu_i$ 和 $v_{2i}$ 之间的相关系数。内生转换回归模型估计结果给出了各种因素对享受健康扶贫组和未享受健康扶贫组健康扶贫效果的差异化影响，也估计出了健康扶贫效果的实际期望值和反事实的期望值。并可以利用内生转换回归模型的估计结果，计算健康扶贫效果的平均处理效应。平均处理效应可由以下方程计算：

$$ATE = E(Y_i \mid P_i = 1) - E(Y_i \mid P_i = 0) \tag{12-8}$$

式（12-8）中，$E(Y_i \mid P_i = 1)$ 表示如果所有样本农户都享受健康扶贫，预期的平均健康扶贫效果；$E(Y_i \mid P_i = 0)$ 表示如果所有样本农户都未享受健康扶贫，预期的平均健康扶贫效果。计算获得的平均处理效应控制了可能由可观测因素和不可观测因素引起的估计偏误问题。借助平均处理效应，从整体上考察健康扶贫的效果。

# 第二节 结果分析

## 一、影响因素分析

本节主要从客观（包括人均医疗支出占比和患病人数占比）、主观（包括医疗卫生感知、健康状况感知及健康扶贫政策感知）两个方面出发，利用内生转换回归模型对是否享受健康扶贫对农户健康扶贫效果的影响因素进行分析。

（一）客观健康扶贫效果的影响因素分析

1. 人均医疗卫生支出占比的影响因素分析

表 12-2 的第二列到第四列给出了未享受健康扶贫户和享受健康扶贫户人均医疗卫生支出占比影响因素的估计结果。Wald 检验在 0.1% 的水平上拒绝了行为方程和结果方程相互独立的假设，说明不可观测因素同时影响了农户是否享受了健康扶贫和人均医疗支出占比，利用内生转换回归模型进行分析是合适的。从行为方程的结果来看，年龄、性别、民族、婚姻状况、受教育程度、职业、家庭规模及收入显著影响农户享受健康扶贫的概率。分析发现，年龄较大、女性、少数民族、已婚、受教育程度低、职业为农民、家庭规模小及收入低的群体更容易陷入贫困。

比较享受健康扶贫组和未享受健康扶贫组可以发现，影响其人均医疗支出占比的因素略有差异，年龄、家庭规模和收入均对人均医疗支出占比有显著影响。其中，年龄对人均医疗支出占比有显著正向影响，即年龄越大，人均医疗支出占比越大。家庭规模及收入对人均医疗支出占比均有显著负向影响，即家庭规模越大，收入越高，人均医疗支出占比越小。性别对未享受健康扶贫农户的人均医疗支出占比有显著负向影响，即男性人均医疗支出占比小于女性人均医疗支出占比，而性别对享受健康扶贫组人均医疗支出占比的影响不显著。

表 12-2　客观健康扶贫效果的内生转换模型回归结果

| 变量 | 人均医疗支出占比 | | | 患病人数占比 | | |
|---|---|---|---|---|---|---|
| | 行为方程 | 未享受健康扶贫 | 享受健康扶贫 | 行为方程 | 未享受健康扶贫 | 享受健康扶贫 |
| 地区 | 0.020 | −0.001 | −0.003 | 0.053* | −0.008+ | −0.013* |
| 年龄 | 0.006+ | 0.001*** | 0.0004+ | 0.001 | — | — |
| 性别 | 0.177+ | −0.018** | 0.008 | −0.002 | — | — |
| 民族 | 0.199* | — | — | 0.137* | −0.025* | −0.020 |
| 婚姻状况 | 0.130* | 0.003 | −0.007 | 0.041 | −0.008 | −0.005 |
| 受教育程度 | −0.166*** | 0.00001 | 0.004 | −0.068+ | 0.011+ | −0.012 |

| 变量 | 人均医疗支出占比 | | | 患病人数占比 | | |
|---|---|---|---|---|---|---|
| | 行为方程 | 未享受<br>健康扶贫 | 享受<br>健康扶贫 | 行为方程 | 未享受<br>健康扶贫 | 享受<br>健康扶贫 |
| 职业 | 0.066* | — | — | 0.041 | -0.006 | -0.008 |
| 家庭规模 | -0.140*** | -0.019*** | -0.024*** | -0.009 | -0.001 | -0.040** |
| 收入 | -0.430*** | -0.017*** | -0.013** | -0.192*** | 0.032*** | -0.032** |
| 定期体检 | 0.014 | 0.010 | -0.008 | -0.010 | 0.003 | -0.004 |
| 看病习惯 | 0.034 | -0.0005 | 0.002 | 0.053 | -0.014+ | -0.162 |
| 健康保健知识 | 0.121 | -0.005 | -0.005 | 0.108 | -0.023+ | 0.0004 |
| 体育活动频率 | 0.027 | -0.002 | -0.002 | 0.060** | -0.009* | 0.001 |
| 常数项 | 0.292 | 0.114*** | 0.194*** | -0.132 | 0.152** | 0.651*** |
| 方程独立性<br>Wald 检验 | 150.400*** | | | 58.620*** | | |

注：***表示 $P<0.001$，**表示 $P<0.01$，*表示 $P<0.05$，+表示 $P<0.1$。

### 2. 患病人数占比的影响因素分析

表 12-2 的第五列到第七列给出了未享受健康扶贫户和享受健康扶贫户患病人数占比影响因素的估计结果。对未享受健康扶贫的农户来说，影响其患病人数占比的因素主要有地区、民族、受教育程度、收入、看病习惯、健康保健知识和体育活动频率。其中，地区、民族、看病习惯、健康保健知识和体育活动频率对患病人数占比有显著的负向影响，即少数民族、出现不适就看病、不关注健康保健知识和体育活动少的未享受健康扶贫家庭的患病人数占比较高。受教育程度和收入对患病人数占比有显著的正向影响，即受教育程度高、收入高的患病人数占比较高。

影响享受健康扶贫组患病人数占比的因素与未享受健康扶贫组存在差异。对享受健康扶贫的农户来说，影响其患病人数占比的因素主要有地区、家庭规模和收入。其中，家庭规模和收入对患病人数占比有显著的负向影响，即家庭规模小、收入低的人群患病率较高。

（二）主观健康扶贫效果的影响因素分析

1. 医疗卫生感知的影响因素分析

表 12-3 的第二列到第四列给出了未享受健康扶贫户和享受健康扶贫户医疗卫生感知影响因素的估计结果。对未享受健康扶贫的农户而言，影响其医疗卫生感知的因素主要有民族、受教育程度、家庭规模及看病习惯。其中，民族、受教育程度和看病习惯均显著负向影响未享受健康扶贫农户的医疗卫生感知，说明少数民族医疗卫生感知得分较高，对健康扶贫改善了医疗卫生现状的认同度较高；受教育程度越低，对健康扶贫改善了医疗卫生现状的认同度越高，可能原因是受教育程度低的农户更容易陷入贫困，更容易享受健康扶贫；出现不适就去看病的农户对健康扶贫改善了医疗卫生现状的认同度较高，可能原因是出现不适就去看病的农户对医疗卫生服务的利用率较高。家庭规模正向影响未享受健康扶贫农户的医疗卫生感知，即家庭规模越大，对健康扶贫改善了医疗卫生现状的认同度越高。

表 12-3　主观健康扶贫效果的内生转换模型回归结果

| 变量 | 医疗卫生感知 | | | 健康状况感知 | | |
|---|---|---|---|---|---|---|
| | 行为方程 | 未享受健康扶贫 | 享受健康扶贫 | 行为方程 | 未享受健康扶贫 | 享受健康扶贫 |
| 地区 | 0.019 | 0.012 | 0.020$^+$ | 0.018 | 0.014 | −0.004 |
| 年龄 | 0.006$^*$ | −0.001 | 0.001 | 0.007$^*$ | 0.002 | −0.003$^+$ |
| 性别 | 0.188$^+$ | — | — | 0.178$^+$ | 0.070 | −0.097$^+$ |
| 民族 | 0.198$^*$ | −0.041$^+$ | −0.066$^{**}$ | 0.187$^*$ | −0.068$^+$ | −0.118$^{**}$ |
| 婚姻状况 | 0.130$^*$ | 0.0004 | −0.074$^*$ | 0.114$^*$ | 0.0004 | −0.074$^*$ |
| 受教育程度 | −0.166$^{***}$ | −0.035$^+$ | −0.028 | −0.073$^*$ | — | — |
| 职业 | 0.060$^+$ | −0.006 | 0.020 | 0.052$^+$ | −0.003 | −0.010 |
| 家庭规模 | −0.139$^{***}$ | 0.038$^*$ | 0.014 | −0.134$^{***}$ | 0.003 | 0.038$^*$ |
| 收入 | −0.424$^{***}$ | 0.041 | 0.037 | 0.418$^{***}$ | 0.035 | 0.157$^{***}$ |
| 定期体检 | 0.019 | −0.041 | 0.011 | 0.052 | −0.070$^+$ | −0.021 |
| 看病习惯 | 0.034 | −0.079$^{***}$ | −0.042$^+$ | 0.031 | −0.075$^{***}$ | −0.037 |
| 健康保健知识 | 0.114 | −0.003 | 0.133$^{**}$ | 0.075 | −0.063$^+$ | 0.047 |

续表

| 变量 | 医疗卫生感知 | | | 健康状况感知 | | |
|---|---|---|---|---|---|---|
| | 行为方程 | 未享受<br>健康扶贫 | 享受<br>健康扶贫 | 行为方程 | 未享受<br>健康扶贫 | 享受<br>健康扶贫 |
| 体育活动频率 | 0.026 | 0.009 | 0.018 | 0.020 | 0.004 | 0.018 |
| 常数项 | 0.309 | 2.336*** | 2.105*** | 0.034 | 2.127*** | 2.674*** |
| 方程独立性 | 28.440** | | | 33.530*** | | |
| Wald 检验 | | | | 0.018 | | |

注:***表示 $P<0.001$,**表示 $P<0.01$,*表示 $P<0.05$,+表示 $P<0.1$。

对享受健康扶贫的农户来说,影响其医疗卫生感知的因素主要有地区、民族、婚姻状况、看病习惯和健康保健知识。其中,民族、婚姻状况和看病习惯对医疗卫生感知有显著的负向影响,即少数民族、未婚、出现不适就去看病的农户对健康扶贫改善了医疗卫生现状的认同度更高。健康保健知识对医疗卫生感知有显著的正向影响,说明关注健康保健知识的农户对健康扶贫政策改善了医疗卫生现状的认同度更高。

2. 健康状况感知的影响因素分析

表 12-3 的第五列到第七列给出了未享受健康扶贫户和享受健康扶贫户健康状况感知影响因素的估计结果。对未享受健康扶贫的农户而言,民族、定期体检、看病习惯及健康保健知识均显著负向影响其健康状况感知,说明少数民族、不定期体检、出现不适就去看病、不关注健康保健知识的农户对健康扶贫改善了自身健康状况的认同度较高,可能的解释是未享受健康扶贫的农户定期进行健康体检及关注健康保健知识的可能性较大,所以对健康状况得到改善的认同度较低。

对享受健康扶贫的农户来说,影响其健康状况感知的因素主要有年龄、性别、民族、婚姻状况、家庭规模及收入。其中,年龄、性别、民族、婚姻状况对健康状况感知有显著的负向影响,即年龄大、女性、少数民族、未婚和职业社会地位相对较高的农户对健康扶贫改善了自身健康状况的认同度更高。家庭规模和收入对健康状况感知有显著的正向影响,即家庭规模越大、收入越高的农户对健康扶贫改善了自身健康状况的认同度越高。

### （三）健康扶贫政策感知的影响因素分析

表12-4给出了未享受健康扶贫户和享受健康扶贫户健康扶贫政策感知影响因素的估计结果。对未享受健康扶贫的农户而言，影响其健康扶贫政策感知的因素主要有地区、家庭规模和收入。其中，家庭规模和收入对健康扶贫政策感知有正向影响，即家庭规模越大、收入越高的农户对健康扶贫政策的认同度越高。

对享受健康扶贫的农户而言，影响其健康扶贫政策感知的因素主要有民族、受教育程度、家庭规模、收入、看病习惯、健康保健知识和体育活动频率。其中，受教育程度、收入和看病习惯对健康扶贫政策感知有显著的负向影响，即受教育程度低、收入低和出现不适就去看病的农户对健康扶贫政策的认同度较高。民族、家庭规模、健康保健知识和体育活动频率对健康扶贫政策感知有显著的正向影响。

表 12-4 健康扶贫政策感知的内生转换模型回归结果

| 变量 | 健康扶贫政策感知 | | |
|---|---|---|---|
| | 行为方程 | 未享受健康扶贫 | 享受健康扶贫 |
| 地区 | 0.026 | -0.030* | 0.004 |
| 年龄 | 0.008** | — | — |
| 性别 | 0.152 | -0.065 | -0.028 |
| 民族 | 0.169* | -0.023 | 0.088* |
| 婚姻状况 | 0.122* | 0.019 | 0.014 |
| 受教育程度 | -0.149*** | 0.001 | -0.046* |
| 职业 | 0.048 | -0.022 | 0.018 |
| 家庭规模 | -0.136*** | 0.036* | 0.023+ |
| 收入 | -0.417*** | 0.112*** | -0.065* |
| 定期体检 | -0.153 | -0.057 | 0.011 |
| 看病习惯 | 0.045 | -0.015 | -0.070** |
| 健康保健知识 | 0.111 | -0.038 | 0.068* |
| 体育活动频率 | 0.024 | 0.007 | 0.019+ |
| 常数项 | 0.286 | 1.681*** | 1.799*** |

| 变量 | 健康扶贫政策感知 | | |
|------|------|------|------|
| | 行为方程 | 未享受健康扶贫 | 享受健康扶贫 |
| 方程独立性 Wald 检验 | 37.850＊＊＊ | | |

注:＊＊＊表示 $P<0.001$,＊＊表示 $P<0.01$,＊表示 $P<0.05$,＋表示 $P<0.1$。

## 二、健康扶贫效果评价

根据以人均医疗支出占比、患病人数占比、医疗卫生感知、健康状况感知及健康扶贫政策感知为因变量的内生转换回归模型结果,可以预测出样本全部享受健康扶贫和全部未享受健康扶贫时上述几个变量的估计值,进而计算出这几个变量的平均处理效应,即健康扶贫的效果估计。

### (一) 客观健康扶贫效果评价

表 12-5 反映了客观健康扶贫效果指标——人均医疗支出占比和患病人数占比的平均处理效应结果。其中,人均医疗支出占比方面,享受健康扶贫农户与未享受健康扶贫农户的人均医疗支出占比分别为 4.423% 和 6.023%,而健康扶贫对人均医疗支出影响的平均处理效应为 -0.016,且在 0.1% 的水平上显著,说明在控制了可观测因素和不可观测因素影响的情况下,健康扶贫可以使享受政策农户的人均医疗支出占比降低 26.702%,即健康扶贫能显著降低享受政策农户的医疗费用支出。

表 12-5　客观指标平均处理效应估计结果　　　　　单位:%

| 客观指标 | 享受健康扶贫 | 未享受健康扶贫 | ATE | $t$ 值 | 变化 |
|------|------|------|------|------|------|
| 人均医疗支出占比 | 4.423 | 6.023 | -1.623＊＊＊ | -24.981 | -26.702 |
| 患病人数占比 | 18.853 | 11.445 | 7.432＊＊＊ | 30.941 | 64.932 |

注:＊＊＊表示 $P<0.001$;变化 (%) = [(享受健康扶贫农户人均医疗支出占比-未享受健康扶贫农户人均医疗支出占比) ÷未享受健康扶贫农户人均医疗支出占比]×100%,患病人数变化同理。

患病人数占比方面,享受健康扶贫农户与未享受健康扶贫农户的患病人数占比分别为 18.853% 和 11.445%,而健康扶贫对患病人数占比的平均处理效应为 0.074，且在 0.1%的水平上显著，即享受健康扶贫农户的患病人数占比高于未享受健康扶贫农户的患病人数占比，说明在控制了可观测因素和不可观测因素影响的情况下，健康扶贫并没有减少享受政策农户的患病人数占比。

（二）主观健康扶贫效果评价

表 12-6 为反映主观健康扶贫效果指标医疗卫生感知、健康状况感知和健康扶贫政策感知的平均处理效应结果。医疗卫生感知方面，享受健康扶贫与未享受健康扶贫农户的医疗卫生感知分别为 2.431%和 2.408%，说明农户对医疗卫生状况得到了改善的认同度较高，而医疗卫生感知的平均处理效应为 0.023，且在 0.1%的水平上显著，说明在控制了可观测因素和不可观测因素影响的情况下，健康扶贫可以使享受政策农户的医疗卫生感知得分提高 1 个百分点。

表 12-6　主观指标平均处理效应估计结果　　　　　　　　　单位：%

| 主观指标 | 享受健康扶贫 | 未享受健康扶贫 | ATE | t 值 | 变化 |
|---|---|---|---|---|---|
| 医疗卫生感知 | 2.431 | 2.408 | 2.302 | 6.273 *** | 1.302 |
| 健康状况感知 | 2.431 | 2.072 | 35.924 | 86.982 *** | 17.321 |
| 健康扶贫政策感知 | 1.638 | 1.902 | −26.442 | −31.870 *** | −13.902 |

注：*** 表示 $P<0.001$；变化（%）＝[（享受健康扶贫农户医疗卫生感知−未享受健康扶贫农户医疗卫生感知）÷未享受健康扶贫农户医疗卫生感知]×100%，其余同理。

健康状况感知方面，享受健康扶贫与未享受健康扶贫农户的健康状况感知分别为 2.431%和 2.072%，说明享受健康扶贫的农户对健康状况得到了改善的认同度高于未享受健康扶贫的农户。健康状况感知的平均处理效应为 0.359，且在 0.1%的水平上显著，说明健康扶贫可以使享受政策农户的健康状况感知得分提高 17.3 个百分点。

健康扶贫政策感知方面，享受健康扶贫与未享受健康扶贫农户的健康扶贫政策感知分别为 1.638%和 1.902%，说明享受健康扶贫与未享受健康扶贫的农户对健康扶贫政策的认同度都不是很高。而健康扶贫政策感知的平均处理效应为-0.264，且在0.1%的水平上显著，说明享受健康扶贫农户的健康扶贫政策感知得分比未享受健康扶贫农户得分低13.902个百分点，即享受健康扶贫的农户对健康扶贫政策的认同度不高。

# 第三节　本章小结

通过上述分析，本章得出如下结论：

一方面，收入对客观健康扶贫效果及健康扶贫政策感知具有显著影响，而看病习惯对主观健康扶贫效果有显著影响。收入越高，农户人均医疗支出占比越小，并且享受健康扶贫农户的患病人数占比也越低，而享受健康扶贫农户对健康扶贫政策的感知随收入的增加会降低；出现不适就去看病的农户对健康扶贫政策改善了医疗卫生现状的认同度更高。

另一方面，健康扶贫政策能有效降低贫困户医疗支出、提升医疗卫生感知，但不能减少患病人数占比。从平均处理效应来看，在控制了可观测因素和不可观测因素的情况下，享受健康扶贫政策可以让预期的人均医疗支出占比降低26.702%，并且可以让预期的健康状况感知提高17.321%，但并未使预期的患病人数占比降低，而且并未提高预期的健康扶贫政策感知。

# 第十三章 健康扶贫对人口经济的影响

疾病冲击不仅加重家庭医疗支出和家庭经济负担，还通过降低劳动时间和劳动效率影响家庭资产的增量，进而影响农户持续增收。贫困脆弱性作为贫困测度的重要指标，更加关注农村人口的未来福利特征，以其前瞻性的视角预测农村人口未来陷入贫困的可能，在一定程度上可以反映经济发展水平。改善农村人口健康水平、彻底摆脱贫困和实现共同富裕是中国梦的重要组成部分。首先，本章对农户贫困脆弱性进行综合测度，并从贫困脆弱性视角深入分析农户的经济发展状况；其次，分样本回归分析影响农户贫困脆弱性的因素，及研究健康扶贫对农户经济状况的影响效应；最后，探究健康扶贫对人口经济的影响机制。

## 第一节 变量设置与研究方法

脆弱性是贫困的重要表现，贫困脆弱性的概念首先由世界银行在 2001 年《世界发展报告》中提出，并将贫困脆弱性定义为"度量对冲击的复原—冲击造成未来福利下降的可能性"，表示个人或组织的收入水平下降到某一标准线以下的概率，即未来陷入贫困的可能性。贫困脆弱性的测度原理来自低收入群体的收入水平满足正态分布，通过估计收入水平的均值和方差而得到，本章运用贫困脆弱性这一变量泛指农户的经济发展状况。

### 一、变量设置

#### （一）因变量：贫困脆弱性

贫困脆弱性通过三阶段广义最小二乘法估计农户收入对数和收入对数的方差计算得到，表示农户在未来陷入贫困的概率，在一定程度上可以衡量农户的经济发展状况,其值分布在 0 到 1。

**(二) 自变量:是否享受健康扶贫政策**

采用 0 和 1 表示,即享受健康扶贫政策帮扶赋值为 1,未享受健康扶贫政策赋值为 0。

**(三) 控制变量**

参照已有的相关成果,本章选取了户主个人、家庭和社区村级的相关变量作为控制变量。个人特征变量包括户主的年龄、婚姻状况、受教育程度和健康状况;家庭特征变量包括家庭规模、患病率、医疗支出占比、外出务工、劳动力占比和人均土地面积;村级变量包括村人均收入、生态环境脆弱性区和距村卫生室距离。

表 13-1 给出了变量的描述信息。农户家庭人均年收入为 5070 元(对数为 8.53),说明扶贫工作取得良好成效,享受健康扶贫政策的农户占 43%。从户主特征来看,户主平均年龄为 47.31 岁,反映农户户主年龄普遍较大。有84% 的户主处于在婚状态,农村地区户主健康状况整体较好。户主平均受教育程度为小学水平,说明农村居民受教育程度偏低。从家庭特征来看,农户家庭平均有 4.04 人,家庭成员患病率为 13%,医疗支出占家庭总收入的11%,说明农村地区居民健康水平不容乐观,疾病负担较大;有 48% 农户的家庭成员中存在外出务工现象,家庭劳动力占比为 61%,人均土地面积为1.25 亩。从村级特征来看,村人均年收入为 6370 元(对数为 8.76),比农户家庭人均年收入高;农户距村卫生室距离为 2~4 千米,有 27% 的农户处于生态环境脆弱区。

表 13-1 变量描述与统计

| 变量名 | 赋值 | 均值 | 标准差 |
| --- | --- | --- | --- |
| 农户家庭人均纯收入 | 家庭总收入/家庭规模/元,已对数化处理 | 8.53 | 1.08 |
| 享有健康扶贫政策 | 是=1,否=0 | 0.43 | 0.50 |
| 户主年龄 | 岁数 | 47.31 | 11.81 |
| 户主婚姻状况 | 在婚=1,不在婚=0 | 0.84 | 0.37 |

续表

| 变量名 | 赋值 | 均值 | 标准差 |
|---|---|---|---|
| 户主受教育程度 | 未上过学=1，小学=2，初中=3，高中/中专及以上=4 | 2.38 | 0.90 |
| 户主健康状况 | 健康=1，一般=2，不健康=3 | 1.66 | 0.75 |
| 家庭规模 | 家庭人口总数 | 4.04 | 1.40 |
| 患病率 | 患病伤残人数/家庭人口总数 | 0.13 | 0.23 |
| 医疗支出占比 | 家庭医疗费用支出/家庭总收入 | 0.11 | 0.17 |
| 外出务工 | 是=1，否=0 | 0.48 | 0.50 |
| 劳动力占比 | 15~59岁人口占比 | 0.61 | 0.22 |
| 人均土地面积（亩） | 家庭耕地面积/家庭人口总数 | 1.25 | 1.51 |
| 村人均年收入 | 村人均收入/元，已对数化处理 | 8.76 | 0.91 |
| 村卫生室距离 | 2千米内=1，2~4千米=2，4千米以上=3 | 2.16 | 0.79 |
| 生态环境脆弱区 | 是=1，否=0 | 0.27 | 0.44 |

## 二、研究方法

### （一）贫困脆弱性测度

学界对贫困脆弱性的测度方法有期望贫困脆弱性（VEP）、期望效用贫困脆弱性（VEU）和风险暴露脆弱性（VER）3种，目前学者普遍采用的是由Chaudhuri等（2002）提出的预期贫困脆弱性，即测量目标个体或家庭在未来陷入贫困的可能性。三阶段广义最小二乘法（FGLS）不仅可以较为准确地估计农户收入对数的均值和方差，还可以更好地消除数据样本带来的异方差。首先，建立收入函数，对农户人均纯收入对数进行回归估计，见式（13-1），再将回归后的残差平方视为收入波动的近似值进行回归，见式（13-2）。其次，构建异方差矩阵作为权重，重新对收入对数和残差平方进行加权回归得到FGLS的估计量，估计$\hat{\beta}_{FGLS}$和$\hat{\theta}_{FGLS}$，即可得到农户收入对数的均值和方差。根据VEP理论，在农户收入服从对数正态分布的假说下，通过选择贫困线即可得到农户贫困脆弱性，见式（13-3）。

$$\ln Y_i = X_i\beta + e_i \tag{13-1}$$

$$e_i^2 = X_i\theta + \lambda_i \tag{13-2}$$

$$V_{i,t} = \hat{P}(\ln Y_i \leq \ln Z \mid X_i) = \phi(\frac{\ln Z - X_i\hat{\beta}_{FGLS}}{\sqrt{X_i\hat{\theta}_{FGLS}}}) \tag{13-3}$$

其中，$\ln Z$ 是指贫困线的对数形式。测算贫困脆弱性的准确率取决于贫困线和脆弱线的选取。国际上，学者们确定贫困线主要采用绝对法和相对法，本节采用绝对法，以 2010 年确定的 2300 元为标准，通过物价指数调整，2018 年国家农村标准贫困线为每人每年 2995 元。根据万广华等（2009）相关研究脆弱线设定为 0.5 更准确，本节也采用这一贫困线，即将未来发生贫困的概率超过 0.5 的农户定义为贫困脆弱农户；反之，为非贫困脆弱农户。

（二）分层线性回归

为验证健康扶贫政策对贫困脆弱性的影响和综合考察个人和村级两个层面协变量对农户贫困脆弱性的作用效果，本节的基准回归采用 HLM 软件做分层线性回归模型。由于农户未来福利状态不仅受家庭层面因素的影响，还受所在村的影响，因此可以把每个农户嵌套于相应村中，采用分层线性模型来分析农户贫困脆弱性的影响因素。因此建立以下模型：

层 1：$Y = \beta_0 + \beta_1 \times$（健康扶贫政策）$+ \beta_2 \times$（年龄）$+ \beta_3 \times$（婚姻状况）$+ \beta_4 \times$（受教育程度）$+ \beta_5 \times$（自评健康）$+ \beta_6 \times$（家庭规模）$+ \beta_7 \times$（患病率）$+ \beta_8 \times$（医疗支出占比）$+ \beta_9 \times$（外出务工）$+ \beta_{10} \times$（劳动力占比）$+ \beta_{11} \times$（人均土地面积）$+ R$ 　　(13-4)

层 2：$\beta_0 = G_{00} + G_{01} \times$（村人均收入）$+ G_{02} \times$（村卫生室距离）$+ G_{03} \times$（生态环境脆弱区） 　　(13-5)

$$\beta_i = G_{i0}(i = 1, 2, \cdots, 12) \tag{13-6}$$

层 1 考察了农户层面对贫困脆弱性的影响。层 2 是在农户因素的基础上，考察村级因素对农户贫困脆弱性的影响，考虑层 2 中的变量时，实际上是考察层 2 变量对层 1 方程中的截距项的影响。

（三）倾向值匹配

从动态性视角研究健康扶贫对贫困脆弱性的影响，从而评估健康扶贫的减贫效果，由于无法同时观测同一农户是否享受健康扶贫两种状态，故构建一个反事实的因果关系进行分析，有效消除由于不可观测变量带来的自选择偏差。倾向值匹配法（PSM）的主要思路：首先，通过特征匹配的方法找到控制组，代替无法观测的享受健康扶贫前的情况；其次，通过 PSM 使实验组和控制组在特征上高度重合，可以认为匹配后贫困脆弱性的差异是由健康扶贫产生的影响，在匹配前满足平衡性假设和共同支撑假说。使用 Stata 进行 Logit 回归模型对其估计是否享受政策帮扶的概率，计算平均处理效应（ATT）。

$$P_i(x) = pr(policy_i = 1 \mid X_i) = F[h(x_i)] \tag{13-7}$$

$$ATT = E[Y_{1i} - Y_{0i} \mid T_i = 1]$$

$$= E\{E[Y_{1i} - Y_{0i} \mid T_i = 1, \ P(X_i)]\}$$

$$= E\{E[Y_{1i} \mid T_i = 1, \ P(X_i)] - E[Y_{0i} \mid T_i = 1, \ P(X_i)] \mid T_i = 1\}$$

$$\tag{13-8}$$

其中，$T_i$ 表示农户是否享受健康扶贫政策，$X_i$ 为影响农户享受健康扶贫政策帮扶的特征变量，$Y_{1i}$ 和 $Y_{0i}$ 分别表示得到政策帮扶农户的贫困脆弱性和未得到政策帮扶农户的贫困脆弱性；$ATT$ 表示健康扶贫政策对农户贫困脆弱性的平均处理效应。

（四）效应检验模型

基于"健康扶贫政策—提高人力资本—降低贫困脆弱性"和"健康扶贫政策—降低医疗自付费用—降低贫困脆弱性"的理论机理，本节采用中介效应模型实证检验人力资本增量和医疗费用自付比例在健康扶贫政策与农户贫困脆弱性之间所起的中介效应及作用机制，其中，人力资本增量通过居民对健康扶贫作用效果感知得到，即"健康扶贫提高了家庭劳动力质量"等问题量化得分用 0~4 分表示，医疗自付费用比例由农户家庭医疗自付费用除以家庭总费用得到，本节构建以下 3 个方程进行检验：

$$vul = \lambda_1 + \beta_1 policy + \varepsilon_1$$

$$about_i = \lambda_2 + \beta_2 policy + \varepsilon_2 \tag{13-9}$$

$$vul = \lambda_3 + \beta_3 policy + \beta_4 about_i + \varepsilon_3$$

其中，$vul$ 表示农户的贫困脆弱性，$policy$ 表示是否享受健康扶贫政策，$about$ 表示中介变量人力资本增量或医疗费用自付比例，$\beta_i$ 表示方程中的待估计参数，$\lambda_i$ 代表方程中的常数项，$\varepsilon_i$ 代表方程的随机误差项。

# 第二节　结果分析

## 一、脆弱性测度分析

表 13-2 汇报了贫困脆弱性的测度结果。总体上，贫困脆弱性均值为 0.367，即农户在未来陷入贫困的平均概率为 0.367。有 20.155% 农户的贫困脆弱性大于 0.5，这部分群体面临着极高的致贫返贫风险，必定会影响贫困地区居民经济水平发展。从地区分布来看，四川凉山和甘肃临夏是深度贫困地区，也是脱贫攻坚战中最难啃的"硬骨头"和"拦路虎"，其贫困脆弱性均值分别为 0.460 和 0.435，脆弱率分别为 37.912% 和 31.071%，贫困脆弱性均值和脆弱率均远大于一般贫困地区。从测算结果可得，深度贫困地区农户不仅陷入贫困的可能性更大，而且高脆弱农户所占的比例也较大。受地理、气候等多方面因素的影响，四川凉山和甘肃临夏的农户表现出较高的致贫和返贫风险。在一般贫困地区中，湖北恩施的贫困脆弱性均值比安徽安庆大，但安徽安庆的脆弱率更高，说明安徽安庆的高脆弱农户相对更多，可以看出农户贫困脆弱性在地区间存在明显差异，深度贫困地区的经济发展状况有待关注和改善。

表 13-2　各地区贫困脆弱性状况　　　　单位:%

| 地区 | 贫困脆弱性均值 | 脆弱率 |
| --- | --- | --- |
| 甘肃临夏 | 0.435 | 31.071 |
| 湖北恩施 | 0.320 | 11.762 |
| 安徽安庆 | 0.310 | 12.505 |
| 陕西商洛 | 0.371 | 19.273 |

续表

| 地区 | 贫困脆弱性均值 | 脆弱率 |
|------|------|------|
| 四川凉山 | 0.460 | 37.912 |
| 总体 | 0.367 | 20.155 |

为进一步研究贫困与贫困脆弱性之间的关系，表 13-3 提供了贫困与脆弱性之间的相关分布。结果显示，在非贫困群体中也有贫困脆弱的农户，8.261%的农户虽处于非贫困状态，但处于贫困脆弱状态，这部分农户虽然暂时不贫困，但存在较高的陷贫风险；有 23.091%的农户虽然是贫困的，但是非脆弱的，这部分农户将可能稳定脱贫；11.893%的农户是贫困且脆弱的，这部分贫困农户在未来依然可能面临贫困的窘境，脱贫难度较大，贫困具有与高脆弱性相伴的特征。

表 13-3　贫困与贫困脆弱性的关系分布
单位:%

| 贫困/脆弱 | 非脆弱 | 脆弱 |
|------|------|------|
| 非贫困 | 46.764 | 8.261 |
| 贫困 | 23.091 | 11.893 |

## 二、基准回归

表 13-4 为深度贫困地区农户和一般贫困地区农户分样本贫困脆弱性的层次线性回归结果。从结果看出享受健康扶贫的系数都显著为负，说明健康扶贫政策能显著降低农户的贫困脆弱性，且对一般贫困地区农户的影响作用更大，说明健康扶贫对农户经济影响较大。

表 13-4　层次线性回归结果

| 变量 | 总体 | 深度贫困地区 | 一般贫困地区 |
|------|------|------|------|
| 固定效应 | | | |
| 层 1 截距 | 0.723 | 0.735 | 0.716 |
| 家庭变量 | | | |
| 享有健康扶贫政策 | -0.018*** | -0.014*** | -0.020*** |

| 变量 | 总体 | 深度贫困地区 | 一般贫困地区 |
|---|---|---|---|
| 户主年龄 | 0.001 * * * | 0.001 * * * | 0.001 * * * |
| 户主婚姻状况 | −0.113 * * * | −0.115 * * * | −0.112 * * * |
| 户主受教育程度 | −0.069 * * * | −0.069 * * * | −0.069 * * * |
| 户主健康状况 | 0.001 | 0.003 * | 0.001 |
| 家庭规模 | 0.074 * * * | 0.077 * * * | 0.072 * * * |
| 患病率 | 0.112 * * * | 0.117 * * * | 0.111 * * * |
| 医疗支出占比 | 0.319 * * * | 0.328 * * * | 0.310 * * * |
| 外出务工 | −0.001 | −0.001 | −0.003 * |
| 劳动力占比 | −0.067 * * * | −0.073 * * * | −0.066 * * * |
| 人均土地面积 | 0.004 * * * | 0.005 * * * | 0.003 * * * |
| 村级变量 | | | |
| 村人均收入 | −0.062 * * * | −0.063 * * * | −0.060 * * * |
| 距村卫生室距离 | 0.033 * * * | −0.034 * * * | 0.033 * * * |
| 生态环境脆弱区 | 0.091 * * * | 0.091 * * * | 0.091 * * * |
| 随机效应 | | | |
| 随机项 | 0.007 | 0.007 | 0.006 |
| 层1截距项信度估计 | 0.017 | 0.016 | 0.017 |

注：* * * 代表 $P<0.001$，* 代表 $P<0.05$。

从家庭层面来看，户主的年龄与农户贫困脆弱性呈正向关系，随着年龄的增长，身体健康和劳动力随之下降，进而导致收入缩减；婚姻状况和受教育程度均与其呈显著负向关系，户主在婚状态的农户发生贫困的概率较低，户主受教育程度越高的农户在未来陷入贫困的可能性越小；贫困农户中户主健康状况越差，家庭越容易陷入贫困，健康状况欠佳，劳动者身体素质不能适应高强度的产业发展，这是导致贫困农户长期贫困脆弱的重要因素之一；医疗支出和患病率能显著增大农户贫困脆弱性，其回归系数较大，说明影响作用较大，疾病经济负担和健康冲击不仅降低其家庭的人力资本存量，还会导致过多的灾难性卫生支出。人口较多的农户更容易陷入贫困，但劳动力占比越高的农户脆弱性越低，这一现象在深度贫困地区农户中更明显，可能的解释是农村地区家庭负担主要来源于抚养子女和赡养老人；外出务工有助于缓解一般贫困地区农户的贫困脆弱性，但对深度贫困地区农户没有影响，可能的解释是一般贫困地区收入方式较为单一，外出务工拓宽了农户的收入渠道。

从村级层面来看，村人均收入较高的农户其贫困脆弱性低，说明邻里效应发挥作用；到村卫生室距离小能缓解农户贫困脆弱性，说明卫生服务的可及性和可获性有助于降低农户贫困脆弱性；生态环境脆弱区越脆弱，农户越贫困，体现了改善贫困地区公共卫生环境对减贫效果的积极作用。

### 三、健康扶贫的影响效应检验

对样本进行共同支撑检验以确保大多数的处理组在控制组中找到匹配对象，通过研究发现处理组和控制组的核密度曲线几乎接近重合，满足 PSM 共同支撑域的假定。表 13-5 为倾向得分平行匹配假设结果分析。在条件外生性假设下，要求所有协变量在处理组和对照组之间保持平衡，没有显著差异。匹配后 $T$ 检验的 $P$ 值均大于 0.1，并且经过匹配所有协变量的偏差都小于 10%，表明匹配效果良好。

表 13-5　倾向得分平行匹配假设结果分析

| 协变量 | 匹配状态 | 均值差异检验 | | | |
| --- | --- | --- | --- | --- | --- |
| | | 处理组均值 | 对照组均值 | 偏差/% | $T$检验 $P>\lvert t\rvert$ |
| 户主年龄 | 匹配前 | 47.939 | 46.812 | 9.601 | 0.089 |
| | 匹配后 | 47.897 | 47.617 | 2.423 | 0.696 |
| 户主婚姻状况 | 匹配前 | 0.861 | 0.825 | 9.815 | 0.084 |
| | 匹配后 | 0.862 | 0.847 | 4.246 | 0.468 |
| 户主受教育程度 | 匹配前 | 2.400 | 2.362 | 5.437 | 0.344 |
| | 匹配后 | 2.397 | 2.367 | 1.678 | 0.789 |
| 户主健康状况 | 匹配前 | 1.796 | 1.566 | 30.545 | 0.000 |
| | 匹配后 | 1.795 | 1.750 | 6.064 | 0.340 |
| 家庭规模 | 匹配前 | 4.100 | 3.973 | 9.234 | 0.103 |
| | 匹配后 | 4.089 | 4.223 | -9.735 | 0.109 |

| 协变量 | 匹配状态 | 均值差异检验 | | | |
|--------|----------|--------------|--------------|----------|-----------|
| | | 处理组均值 | 对照组均值 | 偏差/% | $T$检验 $P>\mid t\mid$ |
| 患病率 | 匹配前 | 0.137 | 0.136 | 0.554 | 0.933 |
| | 匹配后 | 0.136 | 0.139 | -5.836 | 0.802 |
| 医疗支出占比 | 匹配前 | 0.106 | 0.115 | -1.507 | 0.308 |
| | 匹配后 | 0.105 | 0.107 | -7.753 | 0.793 |
| 外出务工 | 匹配前 | 0.506 | 0.453 | 10.824 | 0.120 |
| | 匹配后 | 0.506 | 0.508 | -0.434 | 0.904 |
| 劳动力占比 | 匹配前 | 0.602 | 0.611 | -4.445 | 0.430 |
| | 匹配后 | 0.600 | 0.600 | 0.164 | 0.985 |
| 人均土地面积 | 匹配前 | 1.239 | 1.255 | -1.145 | 0.851 |
| | 匹配后 | 1.241 | 1.370 | -8.634 | 0.174 |
| 村人均收入 | 匹配前 | 8.795 | 8.730 | 7.153 | 0.209 |
| | 匹配后 | 8.795 | 8.838 | -4.637 | 0.441 |
| 村卫生室距离 | 匹配前 | 2.248 | 2.104 | 18.254 | 0.001 |
| | 匹配后 | 2.249 | 2.292 | -5.545 | 0.348 |
| 生态环境脆弱区 | 匹配前 | 0.506 | 0.453 | 10.854 | 0.056 |
| | 匹配后 | 0.507 | 0.508 | -0.435 | 0.952 |

使用 PSM 方法进一步检验健康扶贫与贫困脆弱性之间的因果关系。根据贫困脆弱性的测度结果，农户的贫困脆弱性存在地区差异，故采用全样本和分样本分别检验。表 13-6 给出了使用近邻匹配、卡尺匹配和核匹配方法估计全样本、深度贫困地区农户和一般贫困地区农户的健康扶贫对贫困脆弱性的平均处理效应。3 种匹配方法均显示健康扶贫对不同分组农户贫困脆弱性的平均处理效应均有显著的负向影响，说明健康扶贫能够显著降低农户的贫困脆弱性。对全样本而言，在 2995 元/年的贫困线标准下，健康扶贫对农户贫困脆弱性平均处理效应（ATT）分别为 -0.018、-0.030 和 -0.019；在深度贫困地区农户与一般贫困地区农户分样本方面，总体上，健康扶贫对一般贫困地区农户脆弱性降低的效应要大于深度贫困地区农户的效应；在卡尺匹配和核匹配下，健康扶贫对一般贫困农户脆弱性降低的效应有显著影响，平均处理

效应（ATT）分别为-0.023、-0.020和-0.021，而对深度贫困地区农户脆弱性降低的效应没有显著作用。可能由于深度贫困地区农户的脱贫难度较大，陷入贫困脆弱性的可能性更高。

表13-6　倾向得分匹配法的估计结果

| 分组 | 匹配方式 | 实验组 | 控制组 | ATT | t值 |
|------|---------|--------|--------|-----|-----|
| 全样本 | 近邻匹配 | 0.359 | 0.367 | -0.018* | -1.762 |
|        | 卡尺匹配 | 0.350 | 0.380 | -0.030*** | -3.431 |
|        | 核匹配 | 0.349 | 0.368 | -0.019** | -2.030 |
| 深度贫困地区 | 近邻匹配 | 0.436 | 0.451 | -0.009 | -0.415 |
|            | 卡尺匹配 | 0.436 | 0.450 | -0.014 | -0.544 |
|            | 核匹配 | 0.436 | 0.441 | -0.006 | -0.289 |
| 一般贫困地区 | 近邻匹配 | 0.325 | 0.348 | -0.023** | -2.093 |
|            | 卡尺匹配 | 0.325 | 0.350 | -0.020** | -2.055 |
|            | 核匹配 | 0.325 | 0.346 | -0.021** | -2.233 |

## 四、健康扶贫减贫效应的作用机制

对健康扶贫与贫困脆弱性之间内在逻辑的探讨有利于更好地理解两者之间的关系，即健康扶贫通过何种途径降低贫困脆弱性。基于数据的可获得性，以人力资本增量和医疗费用自付比例为中介变量，构建健康扶贫对农户贫困脆弱性的中介效应检验模型，对健康扶贫减贫效应的作用机制进一步检验。根据前文介绍的中介效应检验模型检验步骤，构建了两组共6个模型分别用于检验健康扶贫减贫效应的传导作用机制。

表13-7为人力资本增量医疗费用自付比例的中介效应模型检验结果。模型1和模型3以贫困脆弱性为被解释变量进行Tobit回归，模型2以人力资本增量为被解释变量进行多元线性回归，控制变量为户主婚姻状况、户主受教育程度、人均土地面积、外出务工等相关变量。从结果来看，模型1中，健康扶贫对农户贫困脆弱性有显著的负向影响；模型2中，健康扶贫对人力资本增量有显著正向作用，说明健康扶贫有利于增加人力资本的存量；模型3中，健康扶贫和人力资本增量均对农户贫困脆弱性有显著负向影响。综上所

述，健康扶贫通过提高人力资本降低农户贫困脆弱性得到验证。

表 13-7　中介效应模型检验结果

| 组1：人力资本增量 | 模型 1 | 模型 2 | 模型 3 |
|---|---|---|---|
| 健康扶贫 | -0.019 * * *<br>（0.001） | 0.390 * * *<br>（0.064） | -0.018 * * *<br>（0.001） |
| 人力资本增量 | — | — | -0.001 *<br>（0.001） |
| 控制变量 | 是 | 是 | 是 |
| 组2：医疗费用自付比例 | 模型 4 | 模型 5 | 模型 6 |
| 健康扶贫 | -0.023 * * *<br>（0.005） | -0.021 * * *<br>（0.006） | -0.021 * * *<br>（0.006） |
| 医疗费用自付比例 | — | — | 0.101 * * *<br>（0.101） |
| 控制变量 | 是 | 是 | 是 |

注：根据变量特征，模型1、模型3、模型4、模型6采用Tobit模型回归，被解释变量为贫困脆弱性；模型2、模型5采用多元线性模型回归，被解释变量为人力资本增量；括号内为标准误差；* * * 代表 $P<0.001$，* 代表 $P<0.05$。

模型4和模型6以贫困脆弱性为被解释变量进行Tobit回归，模型5以人力资本增量为被解释变量做多元线性回归，控制变量为户主健康状况、患病率、村卫生室距离等相关变量。从结果来看，模型4中，健康扶贫对农户贫困脆弱性有显著的负向影响；模型5中，健康扶贫对人力资本增量有显著负向影响，说明健康扶贫能有效地缓解农户的医疗费用支出；模型6中，健康扶贫和医疗费用自付比例均对贫困脆弱性有显著影响。综上所述，健康扶贫可通过降低医疗支出缓解农户贫困脆弱性的作用机制得以验证。

# 第三节　本章小结

本章利用全国专项调查数据，从贫困脆弱性的视角定量考察贫困地区健康扶贫政策对人口经济的影响，得到以下结论：

第一，贫困脆弱性视域下农村地区稳定脱贫状况依然不太乐观，贫困脆弱性具有明显的地区差异，深度贫困地区农户的贫困脆弱性相对较高。在我国现行贫困标准下，贫困地区农户在未来陷入贫困的平均概率为 0.367，有 20.155%的农户面临着陷入贫困的高风险，仅有 23.091%的贫困农户可能会持续稳定脱贫，11.893%的农户在未来依然可能面临贫困的窘境。从地区分布来看，四川凉山和甘肃临夏是深度贫困地区，其贫困脆弱性均值分别为 0.460 和 0.435，安徽安庆和湖北恩施的贫困脆弱性分别为 0.310 和 0.320，深度贫困地区农户的贫困脆弱性均大于一般贫困地区，农户的经济发展状况欠佳。

第二，家庭因素和村级因素均影响农户贫困脆弱性。由研究可发现，户主年龄大、家庭人口多、患病率高、医疗支出大、人均土地面积广、距村卫生室距离、生态环境脆弱等因素会显著增大农户的贫困脆弱性；而户主在婚、受教育程度高、家庭劳动力多、村人均收入高等因素会显著降低农户的贫困脆弱性。

第三，健康扶贫具有显著的减贫效应，能够有效降低农户未来陷入贫困的风险，且对一般贫困地区农户的脆弱性降低作用更大。在回归结果中，全样本享受健康扶贫的系数都显著为负，且近邻匹配、卡尺匹配和核匹配后的平均处理效应分别为-0.018、-0.030 和-0.019，说明健康扶贫政策能有效降低农户的贫困脆弱性。健康扶贫对一般贫困地区农户贫困脆弱性降低的效应有显著影响，而对深度贫困地区农户脆弱性降低的效应没有显著作用，健康扶贫深刻影响贫困地区的经济发展。

第四，提高家庭人力资本存量和降低医疗支出是健康扶贫有效缓解农户贫困脆弱性的两种路径。从人力资本增度来看，健康扶贫对农户贫困脆弱性有显著的负向影响，而对人力资本增量有显著正向作用，健康扶贫和人力资本增量均对农户贫困脆弱性有显著负向影响；从医疗自付比例来看，健康扶贫对农户贫困脆弱性有显著的负向影响，健康扶贫对人力资本增量有显著负向影响，健康扶贫和医疗费用自付比例对贫困脆弱性均有显著影响。由此可以发现，人力资本增量和医疗费用自付比例在健康扶贫降低贫困脆弱性过程中发挥了中介效应。

# 第十四章　健康扶贫对人口发展的影响

健康扶贫作为服务人口全生命周期的系统性工程，各方面举措和成效都深刻影响着人口发展，健康扶贫主要通过健康人力资本间接影响人口发展。本章主要研究健康扶贫对人口发展的影响，并在该过程中引入健康人力资本作为中间变量，其中，以卫生投入作为影响健康扶贫力度的主要变量，以死亡率作为健康人力资本的主要量化指标，将人口发展指数作为衡量各省（区）人口发展的依据。在构建人口发展评价指标体系的基础上，运用改进的熵权法计算人口发展指数来考察六省（区）的人口发展情况。并运用动态随机均衡（DSGE）模型对健康扶贫、健康人力资本及人口发展三者间的长期发展关系进行分析。为后扶贫时代健康扶贫的新发展格局提供多方面参考，为促进人口健康水平、社会经济水平和人口发展的协同发展提供理论依据。

## 第一节　人口发展现状研究

本章中的人口发展为概念中的第四层含义，即促进社会人口发展，加强对贫困地区人口自我发展能力的培育，推动其走上持续发展的致富之路。健康扶贫的有效开展对贫困地区人口发展起到积极的促进作用，为进一步研究健康扶贫和人口发展之间的关系，本节围绕六省（区）人口发展现状进行分析。本节从人口内部发展和人口外部发展两个方面构建包含 5 个测量维度和10 个指标的人口发展评价指标体系，并根据改进的熵权法确定了人口发展系统整体的指标权重。

### 一、指标权重确定

指标权重的确定对准确评估人口发展指数至关重要。现有确定指标权重的方法主要有主观赋权法、客观赋权法和主客观赋权法（或称组合赋权法）。其中，主观赋权法是依靠决策者对各指标的重要程度而赋权的一类方法，主要有德尔菲法、评分法、层次分析法等；客观赋权法是依据决策问题本身所含的数据信息而确定权重的一类方法，主要有主成分分析法、因子分析法、熵权法、灰色关联法等；组合赋权法是先采用多种评价方法对指标进行综合评价（既包括客观赋权法，又包括主观赋权法），最后把各个评价方法的评价结果进行组合处理。本章采用改进的熵权法来计算陕西、甘肃、新疆、湖北、安徽、四川六省（区）2010—2019 年的人口发展指数。

熵值法通过信息熵法原理来确定权重，能够客观准确地评价研究对象，克服了由人为确定权重的主观性。但传统的熵值法利用极差进行标准化处理时，往往会存在极端值，并且不能比较不同年份的信息，本节借鉴杨丽和孙之淳（2015）的方法，并结合标准的熵值法，最终计算步骤如下。

（一）指标选取

设有 $r$ 个年份，$m$ 个城市，$n$ 个指标，而且不同时期和不同省份之间均需比较，因此在传统标准化中引入时间变量 $t$，即 $x_{tij}$ 为第 $t$ 年省份 $i$ 的第 $j$ 个指标值。

（二）数据标准化处理

$$正向指标：y_{tij} = \frac{x_{tij} - \min(x_j)}{\max(x_j) - \min(x_j)} \tag{14-1}$$

$$负向指标：y_{tij} = \frac{\max(x_j) - x_{tij}}{\max(x_j) - \min(x_j)} \tag{14-2}$$

其中，$\max(x_j)$、$\min(x_j)$ 分别为指标 $j$ 在所有年份和省份中的最大值和最小值。

由于在后续计算中会使用到对数，而标准化处理后的数据可能存在 0 值，因此对标准化处理后的数值进行非负平移：

$$z_{tij} = y_{tij} + h \tag{14-3}$$

其中，$z_{tij}$ 为平移后的标准化值，$h$ 为平移幅度，本节取 0.0001。

（三）指标归一化处理

$$p_{tij} = z_{tij} \Big/ \sum_{t=1}^{r} \sum_{i=1}^{m} z_{tij} \tag{14-4}$$

（四）计算指标 $j$ 的熵值

$$e_{tij} = -k \sum_{t=1}^{r} \sum_{i=1}^{m} p_{tij} \ln p_{tij}$$

其中， $k = 1/\ln(rm)$ 。 $\tag{14-5}$

（五）计算指标 $j$ 的信息效用值

$$g_j = 1 - e_j \tag{14-6}$$

（六）计算指标 $j$ 的权重

$$w_j = g_j \Big/ \sum_{j=1}^{n} g_j \tag{14-7}$$

（七）计算人口发展指数

$$H_{ti} = \sum_{j=1}^{n} w_j z_{tij} \tag{14-8}$$

## 二、人口发展评价指标体系构建

已有对人口发展综合评价研究所涉及的指标体系较为丰富，但各指标间不可避免地会重叠，而且某些指标存在代表性弱、收集困难的问题。本节根据学者研究中人口发展指标的引用频率及所研究省份的特点（王军平，2010；龚艳冰、张继国，2012），结合数据的可获得性，最终从人口内部发展和人口外部发展两个方面出发构建了 5 个测量维度，一共 10 个指标。指标分布情况是人口规模 1 个、人口素质 1 个、人口结构 3 个、人口与经济 4 个、人口与资源 1 个。根据改进的熵权法计算人口发展系统整体的指标权重，并在借鉴周炎炎和王学义（2014）的研究基础上，结合专家意见对维度层进行权重分配，最终赋权结果如表 14-1 所示。数据来自《中国统计年鉴》2010—2019 年新疆、陕西、四川、湖北、安徽和甘肃六省（区）的省级宏观数据。

表 14-1　人口发展评价指标体系权重

| 维度 | 维度 | 权重 | 核心评价指标 | 权重 |
|---|---|---|---|---|
| 人口内部发展 | 人口数量 | 0.4 | $P_1$人口自然增长率（‰）- | 0.059 |
| | 人口素质 | 0.3 | $P_2$平均受教育年限（年）+ | 0.096 |
| | 人口结构 | 0.3 | $P_3$总抚养比（%）- | 0.106 |
| | | | $P_4$性别比（女=100）（%）+ | 0.074 |
| | | | $P_5$城镇人口比重（%）+ | 0.076 |
| 人口外部发展 | 人口与经济 | 0.5 | $P_6$人均GDP（元）+ | 0.066 |
| | | | $P_7$城镇恩格尔系数- | 0.143 |
| | | | $P_8$城镇居民人均住房面积（平方米）+ | 0.120 |
| | | | $P_9$第三产业就业人口比例（%）+ | 0.074 |
| | 人口与资源 | 0.5 | $P_{10}$人均能源消耗（‰）（吨标准煤）+ | 0.187 |

注：+表示正向指标，-表示负向指标。

## 三、人口发展评价模型

本节主要从人口综合发展以及人口内部发展、人口外部发展 3 个方面来计算人口发展指数，计算步骤如下：

人口数量指数 $= w'_1 \cdot P_1$

人口素质指数 $= w'_2 \cdot P_2$

人口结构指数 $= w'_3 \cdot P_3 + w'_4 \cdot P_4 + w'_5 \cdot P_5$

人口与经济发展指数 $= w'_6 \cdot P_6 + w'_7 \cdot P_7 + w'_8 \cdot P_8 + w'_9 \cdot P_9$

人口与资源发展指数 $= w'_{10} \cdot P_{10}$

上述公式中，$w'_j (j = 1, 2, \cdots, 10)$ 代表第 $j$ 个指标归一化前的权重。

人口内部发展指数 $= 0.4 \cdot Q_1 + 0.3 \cdot Q_2 + 0.3 \cdot Q_3$

人口外部发展指数 $= 0.5 \cdot Q_4 + 0.5 \cdot Q_5$

上述公式中，$Q_1$ 为人口数量指数，$Q_2$ 为人口素质指数，$Q_3$ 为人口结构指数，$Q_4$ 为人口与经济发展指数，$Q_5$ 为人口与资源发展指数。

$$人口综合发展指数 = H_{ti} = \sum_{j=1}^{n} w_j z_{tij}$$

综上所述，计算出的陕西、甘肃、新疆、四川、湖北和安徽六省（区）2010—2019 年的人口综合发展指数以及人口内部、人口外部发展指数见表 14-2 和表 14-3。

表 14-2　2010—2019 年各省（区）人口综合发展指数

| 年份 | 陕西 | 甘肃 | 新疆 | 四川 | 湖北 | 安徽 |
|------|------|------|------|------|------|------|
| 2010 | 0.69 | 0.41 | 0.60 | 0.36 | 0.65 | 0.32 |
| 2011 | 0.64 | 0.42 | 0.67 | 0.34 | 0.58 | 0.26 |
| 2012 | 0.56 | 0.41 | 0.63 | 0.37 | 0.59 | 0.30 |
| 2013 | 0.57 | 0.28 | 0.58 | 0.43 | 0.63 | 0.30 |
| 2014 | 0.52 | 0.24 | 0.51 | 0.37 | 0.75 | 0.31 |
| 2015 | 0.57 | 0.27 | 0.48 | 0.33 | 0.68 | 0.27 |
| 2016 | 0.58 | 0.30 | 0.48 | 0.33 | 0.65 | 0.29 |
| 2017 | 0.52 | 0.29 | 0.42 | 0.34 | 0.63 | 0.26 |
| 2018 | 0.62 | 0.27 | 0.46 | 0.34 | 0.70 | 0.33 |
| 2019 | 0.70 | 0.33 | 0.57 | 0.31 | 0.69 | 0.33 |

表 14-2 通过人口数量、人口素质、人口结构、人口与经济和人口与资源 5 个方面综合测度得到。其中，湖北的人口综合发展指数相对较高，人口综合发展情况也较好；甘肃的人口综合发展指数相对较低，人口综合发展情况较差。近年来，各省（区）综合人口发展指数呈先降低后升高的"U"形趋势。比较各地区人口综合发展的差距可进一步说明，对于贫困地区的扶助不能仅仅关注经济上的影响，更应该注重扶贫工作对人口发展的深远影响。

表 14-3　2010—2019 年各省（区）人口内外部发展指数

| 年份 | 发展指数 | 陕西 | 甘肃 | 新疆 | 四川 | 湖北 | 安徽 |
|------|----------|------|------|------|------|------|------|
| 2010 | 人口内部 | 0.91 | 0.36 | 0.33 | 0.55 | 0.79 | 0.40 |
|      | 人口外部 | 0.40 | 0.41 | 0.84 | 0.27 | 0.41 | 0.28 |
| 2011 | 人口内部 | 0.86 | 0.39 | 0.49 | 0.57 | 0.82 | 0.30 |
|      | 人口外部 | 0.40 | 0.43 | 0.76 | 0.22 | 0.33 | 0.21 |

| 年份 | 发展指数 | 陕西 | 甘肃 | 新疆 | 四川 | 湖北 | 安徽 |
|------|----------|------|------|------|------|------|------|
| 2012 | 人口内部 | 0.90 | 0.40 | 0.42 | 0.62 | 0.86 | 0.31 |
|      | 人口外部 | 0.31 | 0.39 | 0.77 | 0.22 | 0.31 | 0.25 |
| 2013 | 人口内部 | 0.91 | 0.41 | 0.37 | 0.58 | 0.83 | 0.32 |
|      | 人口外部 | 0.32 | 0.21 | 0.72 | 0.31 | 0.39 | 0.25 |
| 2014 | 人口内部 | 0.93 | 0.44 | 0.44 | 0.52 | 0.81 | 0.40 |
|      | 人口外部 | 0.26 | 0.15 | 0.64 | 0.27 | 0.53 | 0.23 |
| 2015 | 人口内部 | 0.96 | 0.40 | 0.32 | 0.56 | 0.75 | 0.43 |
|      | 人口外部 | 0.31 | 0.20 | 0.63 | 0.19 | 0.53 | 0.18 |
| 2016 | 人口内部 | 0.93 | 0.47 | 0.37 | 0.54 | 0.76 | 0.54 |
|      | 人口外部 | 0.31 | 0.17 | 0.62 | 0.18 | 0.52 | 0.20 |
| 2017 | 人口内部 | 0.87 | 0.72 | 0.38 | 0.55 | 0.72 | 0.45 |
|      | 人口外部 | 0.27 | 0.15 | 0.61 | 0.18 | 0.52 | 0.18 |
| 2018 | 人口内部 | 0.91 | 0.47 | 0.37 | 0.57 | 0.86 | 0.35 |
|      | 人口外部 | 0.34 | 0.13 | 0.61 | 0.14 | 0.51 | 0.18 |
| 2019 | 人口内部 | 0.88 | 0.54 | 0.69 | 0.63 | 0.82 | 0.22 |
|      | 人口外部 | 0.47 | 0.18 | 0.71 | 0.15 | 0.51 | 0.28 |

人口内部发展指数是通过人口数量、人口素质和人口结构体现的，人口外部发展指数是通过人口与经济和人口与资源体现的。六省（区）相比较来看，陕西省的人口内部发展最好，其次是湖北；人口外部发展最好的是新疆，其次是湖北。基于时间顺序的纵向对比发现：现阶段，大多数省（区）人口内部发展指数要明显高于人口外部发展指数；在研究年限内，多数省（区）人口内部发展指数呈上升趋势，而外部人口发展指数呈下降趋势。

人口发展会受到多方面的影响和制约，政策、经济、文化、教育都会影响人口总量的增长、人口结构的变化、人口素质的提升以及城乡接合等方面。面对人口发展重大趋势性变化，特别是在贫困地区，必须把人口均衡发展作为重点关注问题，深度剖析人口均衡发展的影响因素，从人口内部各要素均衡调控、人口与经济发展协同作用、人口与社会协调发展、人口与资源环境相互适应等方面入手，深入实施国家人口发展战略，实现人口发展目标。其中，人口发展最为重要的就是要以人为本，首先解决人口健康问题和人口贫困问题，只有在切实保障人口健康和贫困的前提下，才会实现人口均衡发展，从而实现实质性的全面脱贫。

# 第二节　健康扶贫与人口发展的动态随机均衡模型

健康扶贫作为精准扶贫举措的一种，其在兼顾经济扶贫的同时，更加注重对贫困地区医疗卫生设施和服务的投入。健康扶贫工作在各级部门展开的形式不尽相同，但最终都是为了增加基层卫生投入比例和提高贫困人口健康水平。而卫生投入最直接的产出就是健康人力资本，通过促进健康人力资本的生产和积累，以提高贫困地区人口的健康水平，从而实现贫困地区人口全面脱贫，促进人口全面发展。

健康扶贫以卫生投入为手段，其通过健康人力资本作为中间变量，从而对人口发展产生作用。由于健康扶贫影响人口发展的过程中有诸多不确定性，因此需要结合宏微观经济学，根据动态最优的方式分析各个行为主体和过程的最优解。最终选取动态随机均衡模型研究健康扶贫与人口发展之间的联系。

## 一、动态随机均衡模型的特点

DSGE 模型利用动态经济学理论对居民、厂商、政府等各个经济主体的行为进行描述，并利用在约束条件下的最优行为方程加以分析。DSGE 模型有很多优点，既可以保持宏观和微观情况的一致性，又可以详细描述经济体在长期和短期过程中进行的动态变化。

## 二、构建动态随机均衡模型

DSGE 模型从行为方程推导、整体结构分析、模型求解、参数估计及模型分析等方面进行建模。第一，进行行为方程的推导。针对所研究的问题进行合理的模型假设，再根据涉及的经济体分析各自的行为方程，最后根据各自的目标函数，计算行为主体最优化决策的行为方程。第二，模型的整体结构分析。一是进行稳态分析；二是对动态调整机制进行分析。第三，模型的求解。主要有两种方法：一是非线性模型求解；二是对数化线性求解。第四，参数估计。常用的估计方法有贝叶斯估计、极大似然估计等。第五，模型分析，使微观分析和宏观分析有效结合，为最优化问题分析提供基础。

（一）模型假设

本节考虑家庭和政府两部门的经济发展状况，具体如后文分析。

（二）模型方程

1. 生产部门

健康人力资本是影响劳动产出的重要因素，健康水平的提高不仅能提高个人人力资本，还可以提高家人的人力资本，进而更多地参与劳动，因此将健康人力资本作为生产要素引入生产函数。假设生产函数为 C-D 函数的形式：

$$Y = A_t K^\alpha L^\beta \qquad\qquad (14-9)$$

其中，$Y$ 代表产出，$A_t$ 代表技术冲击，$K$ 代表资本的投入，$L$ 代表劳动的投入，$\alpha$ 代表资本的产出弹性，$\beta$ 代表劳动的产出弹性，并且假设规模报酬不变，即 $\alpha + \beta = 1$。并对原函数取对数，得到以下的函数形式：

$$\ln\left(\frac{Y_1}{L}\right) = \ln A_t + \alpha\ln\left(\frac{K}{L}\right) \qquad\qquad (14-10)$$

2. 健康人力资本累积部门

卫生投入是健康扶贫的方式，是提高人口健康水平的关键，政府对贫困地区的卫生投入决定了健康人力资本的产出。卫生投入增加时，健康状况将得到改善，并能提高健康人力资本的产出水平。由于健康人力资本是完全折旧的，仅由当期的卫生投入决定，因此有

$$h_t = g_t \left(G_t^h\right)^\gamma h_0 (0 < \gamma < 1) \qquad\qquad (14-11)$$

其中，$G_t^h$ 表示政府卫生投入，$\gamma$ 表示政府卫生投入对健康人力资本的弹性系数；$h_0$ 表示一种最佳的健康状态，一般情况可以认为是 1；$g_t$ 表示卫生环境的外生冲击，表示宏观卫生环境，对医疗水平、居民生活环境、疾病等健康

水平有影响，同时将影响 $g_t$ 的因素设为外生变量，并假设 $g_t$ 的对数服从自回归过程：

$$\ln g_t = (1 - \varphi_g) \ln g + \varphi_g \ln g_{t-1} + \varepsilon_t^g \qquad (14-12)$$

其中，假设扰动项 $\varepsilon_t^g$ 序列不相关，且 $\varepsilon_t^g \sim N(0,\ \sigma_g^2)$。

假设政府决定税率 $\tau$ 来提供公共服务，所以税率会比较小，税收全部来自资本税，则 $G_t = \tau k_t$。因此将式（14-12）代入得到 $h_t = g_t (\tau k_t)^\gamma h_0$。

参考有关健康人力资本的动态方程：

$$h_{t+1} - h_t = H_t - \delta_h h_t \qquad (14-13)$$

其中，$H_t$ 为卫生投入作用下健康人力资本的产出，$\delta$ 为健康人力资本折旧率。

3. 个人效用

将健康人力资本加入生产函数，也将其作为消费品引入效用函数（林亚霞，2017）。代表性消费者终生效用函数为 $U = \sum_{t=0}^{\infty} \rho^t u_t$，其中，$U$ 表示终生效用现值，$0 < \rho < 1$ 表示时间贴现率，$u_t$ 表示当期效用值。$u = \theta_t \ln c_t + \ln h_t$，其中，$c_t$ 表示人均消费，$\theta$ 表示健康的效用值参数，即健康投入占总支出的比例，$h_t$ 表示健康人力资本，且 $0 < h_t < 1$。假设 $\theta$ 的对数服从如下的一阶自回归：

$$\ln \theta_t = (1 - \varphi_a) \ln \theta + \varphi_a \ln \theta_{t-1} + \varepsilon_t^a \qquad (14-14)$$

其中，假设扰动项 $\varepsilon_t^a$ 序列不相关，且 $\varepsilon_t^a \sim N(0,\ \sigma_a^2)$。

经济系统中最优化表现为健康人力资本折旧率和物质资本折旧率的约束下，选择消费、投资以及合理的产出方式使得最大化代表个人最终终生效用的期望值。

$$\max E_0 \sum_{t=0}^{\infty} \beta^t k(c^t,\ h^t) \qquad (14-15)$$

其中，$E_0$ 为期望算子，$\beta$ 为主观贴现因子，$0 < \beta < 1$。

4. 最优化决策

假设劳动投入总量是健康人力资本和人口总量的乘积：

$$L_t = h_t E_t \qquad (14-16)$$

将式（14-16）代入 C-D 函数中，得出以下形式：$Y = A_t K_t^\alpha h_t^\beta$。则原有的 C-D 函数将变为 $Y = A_t K_t^\alpha \left[ g_t (\tau k_t)^\gamma h_0 \right]^\beta$。

最大化个人终生效用 $\max E_0 \sum_{t=0}^{\infty} \beta^t U$，然后进行最优化求解。首先用拉格朗日乘数法进行求解，对应的拉格朗日函数为

$$L = \max (c_t, \ h_t, \ y_t, \ k_t, \ k_{t-1}) E \left\{ \sum_{t=0}^{\infty} \beta^t \left[ \theta \ln c_t + \ln h_t - \right. \right.$$

$$\left. \left. \lambda_t ((1 + \tau) k_t + c_t - y_t - (1 - \delta) \frac{k_{t-1}}{\sigma}) \right] \right\} \tag{14-17}$$

得到以下的均衡条件：

$$(1 + \tau) \bar{k} + \bar{c} - \bar{y} - (1 - \delta) \frac{\bar{k}}{\sigma} = 0 \tag{14-18}$$

$$\bar{y} - \bar{A} \bar{k}^{\bar{\alpha}} (\bar{g} (\tau \bar{k})^\gamma h_0)^\beta = 0 \tag{14-19}$$

$$\bar{h} - \bar{g} (\tau \bar{k})^\gamma h_0 = 0 \tag{14-20}$$

$$\frac{1}{\bar{h}} \bar{g} h_0 r \tau^r \overline{k^{r-1}} - \lambda_t \left[ (1 + \tau) - (\alpha + r\beta) \bar{A} \bar{g}^\beta h_0^\beta \tau^{r\beta} \overline{k^{\alpha+r\beta-1}} \right] + \lambda_{t+1} \frac{(1 - \delta)}{\sigma} = 0$$

$$\tag{14-21}$$

将上述公式进行对数线性化，进一步简化：

$$E \left[ \bar{c} (\widehat{c_t} + \widehat{c_{t+1}}) \theta\gamma - \bar{y} (\alpha + \gamma - \alpha\gamma) (\widehat{c_{t+1}} + \widehat{y_t}) - \bar{k} (1 + \tau) (\widehat{c_{t+1}} + \widehat{k_t}) + \right.$$

$$\left. \bar{k} (\widehat{c_t} + \widehat{k_t}) \frac{(1 - \delta)}{\sigma} \right] = 0 \tag{14-22}$$

其中，上标"^"表示各变量偏离稳态的程度，比如 $\hat{k} = \ln \frac{k_t}{\bar{k}}$。

对于 DSGE 模型整体来说，分析人口与经济社会的长期均衡状态，其模型稳态时指随机项取均值的条件。

## 三、健康扶贫与人口发展的 DSGE 模型分析

### （一）数据来源及处理

本节数据来自《中国统计年鉴》中 2010—2019 年新疆、陕西、四川、湖

北、安徽和甘肃六省（区）的省级宏观数据。通过选取卫生投入、死亡率和人口发展指数来分析健康人力资本、健康扶贫和人口发展 3 个方面是否具有长期均衡关系。以期通过医疗卫生投入这个健康扶贫的方式，来改善贫困地区居民的健康水平，从而提高人的自身发展，促进人口与经济社会等方面的发展，以此达到扶贫的目的。其中，衡量健康人力资本存量的指标是死亡率，卫生投入作为衡量健康扶贫实施手段的变量，以人口发展指数来衡量各省（区）人口发展的情况。

（二）参数校准

在参数估计之前，首先利用常用的实际经济指标数据和实际经济情况对模型中常见的参数进行校准。大部分国外文献对物质资本产出弹性的取值为0.67，我国物质资本产出弹性近十年稳定在 0.5 上下，考虑到物质资本产出弹性受市场竞争、财政支出和产业结构等多种因素影响，本研究将物质资本产出弹性 $\alpha$ 设定为 0.60；个人主观贴现因子利用可收集数据对 1995—2019 年物价水平的变化情况进行校准，由国家统计局公布的居民消费价格指数可以估算出 1995—2019 年物价水平平均上升 4.56%，将个人主观贴现因子设定为1/（1+4.56%）＝95%。根据有关文献以及我国 2019 年平均预期寿命为 77.3岁，得到人力资本折旧率为 4.1%。健康人力资本产出弹性则通过我国每千人床位数、城镇化率、教育程度及老人占比进行回归分析，计算为 4% 左右。健康投入产出占比利用 1995—2019 年财政支出中医疗支出占比计算，粗略估计为 3.7%，具体见表 14-4。

表 14-4　参数校准

| 参数 | 参数含义 | 校准值 | 校准依据 |
|---|---|---|---|
| $\alpha$ | 物质资本产出弹性 | 0.450 | 参考文献 |
| $\gamma$ | 健康人力资本产出弹性 | 0.400 | 回归分析结果 |
| $\sigma$ | 物质资本折旧率 | 0.095 | 参考文献 |
| $\delta$ | 人力资本折旧率 | 0.041 | 参考文献、平均预期寿命 |
| $\beta$ | 个人主观贴现因子 | 0.950 | 参考文献、物价水平 |

| 参数 | 参数含义 | 校准值 | 校准依据 |
|------|----------|--------|----------|
| $\theta$ | 健康投入产出占比 | 0.037 | 年度数据 |

### (三) 参数估计

本节选择实际人口发展指数、人均消费价值、个人健康水平作为观测变量, 结合上述参数校准结果并列出 12 个系统参数的先验分布均值和标准差。在参数估计中, 利用贝叶斯后验估计得到后验均值、众数及均值标准差, 通过对参数进一步的估计作为 DSGE 模型中参数的最终值, 其估计结果如表 14-5 所示。

表 14-5　参数估计结果

| 参数 | 先验均值 | 后验均值 | 90%的置信区间 | | 标准差 |
|------|----------|----------|-----------|--------|--------|
| $\alpha$ | 0.5000 | 0.4020 | 0.4023 | 0.4026 | 0.0500 |
| $\gamma$ | 0.4000 | 0.3300 | 0.3301 | 0.3302 | 0.0500 |
| $\sigma$ | 0.0960 | 0.0420 | 0.0061 | 0.0691 | 0.0500 |
| $\delta$ | 0.0410 | 0.0160 | 0.0142 | 0.0213 | 0.0500 |
| $\beta$ | 0.9500 | 1.0000 | 1.0000 | 1.0000 | 0.0500 |
| $\theta$ | 0.0370 | 0.0310 | 0.0306 | 0.0307 | 0.0010 |
| $\rho_a$ | 0.9000 | 0.8980 | 0.8980 | 0.8984 | 0.0500 |
| $\rho_z$ | 0.8000 | 0.7660 | 0.7657 | 0.7666 | 0.0500 |
| $\rho_g$ | 0.8000 | 0.9830 | 0.9829 | 0.9841 | 0.0500 |
| $\sigma_a$ | 0.0350 | 0.1321 | 0.1212 | 0.1842 | inf |
| $\sigma_g$ | 0.0350 | 0.1310 | 0.1131 | 0.1761 | inf |
| $\sigma_z$ | 0.0350 | 0.5312 | 0.2137 | 0.6742 | inf |

### (四) 脉冲分析

本节的动态随机均衡模型中包含了 3 个冲击变量, 分别为消费需求冲击、卫生环境冲击及技术冲击。由于健康扶贫对各个部门的投入力度不同, 在其他 VAR 模型中变量的重要程度会受到研究者的主观判断, DSGE 模型就可以使其只有唯一固定的脉冲响应函数, 在对物质资本存量、消费、总产出、总投资、健康人力资本存量和健康产出等内生变量做出脉冲响应的基础上，分析技术、消费需求和卫生冲击对健康扶贫的影响情况。

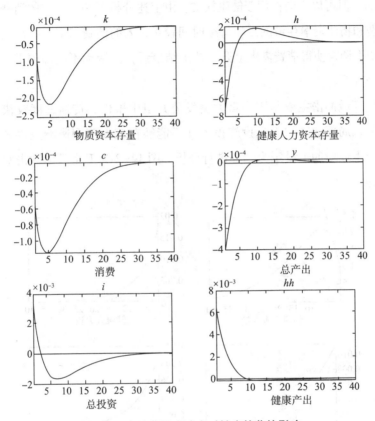

**图 14-1　消费需求冲击对健康扶贫的影响**

由图 14-1 可知，在 1% 正向消费冲击下，物质资本存量、健康人力资本存量、消费、总产出都有不同程度的增加，总投资和健康产出有小幅度的下降，但最终趋于稳态。正向的消费需求冲击带动了区域消费上升，总投资和健康产出增加，随着冲击对消费和总产出的影响减弱，总投资和健康产出趋于稳态。其中，健康人力资本存量和总产出变化趋势相一致，在 20 期左右逐渐趋于稳态，在健康人力资本存量和总产出趋于稳态时，总投资和健康产出也逐渐收敛于 0。物质资本存量在 8 期左右达到峰值，和消费同样在 30 期左右逐渐趋于稳态。短期内，提高居民消费水平可带动生产力的发展，实现资本存量的有效积累，并提高社会总产出，但并未促进总投资的增长。从长期发展眼光来看，在社会资源一定的前提下，提高居民消费水平并不能促使总投资增加，但可以正向作用于健康扶贫。由上述分析可知，正向的消费需求冲击对消费和物质资本存量的影响持续时间较长，人的消费习惯在提高之后很难在短期内下调，使得消费需求上升，冲击结束后，消费也不能即刻下降，会有一定的滞后性。

卫生环境冲击主要是因为重大突发公共卫生事件、传播速度较快的疾病等造成的，局部地区的卫生设施投入并不能够在较大范围影响卫生环境。所以，将卫生环境冲击设定为−1%进行分析。图 14-2 为卫生环境冲击对健康扶贫的脉冲。

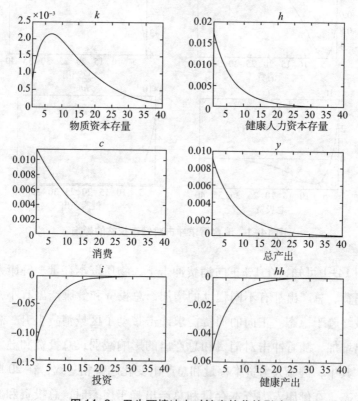

图 14-2　卫生环境冲击对健康扶贫的影响

由图 14-2 可知，负向的卫生环境冲击意味着突发恶性公共卫生事件的发生，在恶劣的卫生环境冲击下，国家和社会都会及时地投入相应的人力和物力用于健康人力资本的生产，因此当期投资和健康产出都会在短时间内增长，总产出和健康人力资本存量在短期急剧下降之后会趋于稳态或者出现小幅上升。内生变量中健康人力资本存量、健康产出、总产出、投资响应持续时间较短，而物质资本存量和消费的持续时间较长。在经济学模型中，健康扶贫中公共卫生资源的投入会直接作用于健康人力资本产出，促进总产出的增长。对于个人来说，疾病的产生会增加居民对自身健康的投资，使其更加关注健康人力资本的投入，从而促进个人的长期发展。健康人力资本存量会在一定程度上影响社会对卫生事件的响应速度，重视公共卫生投资，加强卫生技术培养，提升公共卫生系统抵御卫生环境风险的能力。

图 14-3 给出了技术冲击对健康扶贫的脉冲。在 1% 正向技术冲击下，投资和健康产出会出现不同程度的下降，总产出在短暂急速上涨之后实现了正向增长。正向的技术冲击意味着生产率的提升，这将会带来投资和总产出的增加，技术带来产业革新，其在初期的投资多用于基础产业，随着技术的创新，产品的价格随之降低。多数内生变量的技术冲击响应的持续时间较短，总产出在 30 期之后才趋向于稳态。技术冲击使在高稳态的水平达到收敛，技术冲击对内生变量的影响持续时间比正向消费需求冲击时间要长。增加健康扶贫技术投入虽然在短期内会出现总产出的下降，但随着技术作用于投资和消费能力，健康人力资本存量和健康产出都出现了明显提升，进而拉动生产力发展，提高总体经济效益。技术创新是经济发展的重要支撑，健康扶贫应该重视通过技术发展来促进健康产出，进而促进总产出，带动地区消费，促进资本积累等。

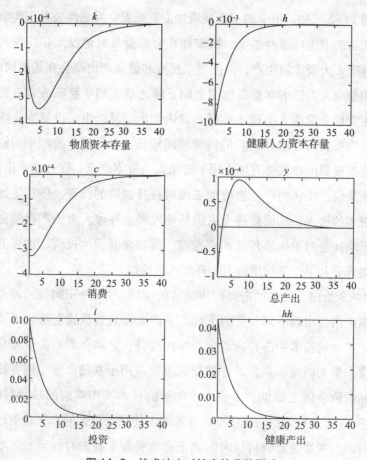

图 14-3　技术冲击对健康扶贫的影响

# 第三节　本章小结

本章在计算人口发展指数考察陕西、甘肃、新疆、湖北、安徽和四川六省（区）人口发展的基础上，运用动态随机均衡模型分析健康扶贫、健康人力资本及人口发展三者长期均衡发展关系，得到以下结论：

第一，各省（区）的人口发展存在差异，人口内部发展指数呈上升的趋势，人口外部发展指数有下降趋势。首先，湖北的人口综合指数相对较高，人口综合发展情况较好；甘肃的人口综合指数相对较低，人口综合发展情况较差。并且近年来，各省（区）综合人口发展指数呈先降低后升高的趋势。此外，现阶段，大多数省（区）人口内部发展指数明显高于人口外部发展指数；在研究年限内，多数省（区）人口内部发展指数呈上升趋势，而外部人口发展指数呈下降趋势。

第二，从长期发展眼光来看，提高居民消费水平对健康扶贫有促进作用。在正向消费需求冲击下，物质资本存量、健康人力资本存量、消费、总产出都有不同程度的增加，提高居民消费水平不仅可以带动生产力的发展，实现资本存量的有效积累，还会加大居民对健康人力资本的投资。正向的消费需求冲击对消费和物质资本存量的影响持续时间较长。健康扶贫的深入落实可进一步拉动经济发展，实现健康人力资本的有效积累，进而促进人口可持续发展。

第三，疾病风险冲击会增加居民对健康的投资，加大健康扶贫技术投入会促进健康人力资本存量的提升，进而拉动生产力发展。在正向技术冲击下，投资和健康产出会出现不同程度的下降，总产出在短暂急速上涨之后实现了正向增长。增加健康扶贫技术投入虽然在短期内会出现总产出的下降，但随着技术作用于投资和消费能力，健康人力资本存量和健康产出都出现了明显提升，提高总体经济效益。健康扶贫通过健康人力资本投资有效促进了医疗卫生水平和经济发展，为人口发展奠定了坚实基础。

# 第十五章　研究结论与政策建议

## 第一节　研究结论

本章通过梳理国家、省市健康扶贫相关政策及经验措施，描述分析贫困地区居民人口健康、卫生服务、健康贫困和健康乡村建设等现状，测度分析贫困地区居民健康多维贫困、健康支出贫困和健康贫困脆弱性，探究健康扶贫对人口健康、人口经济和人口发展的影响等，主要得到以下结论。

### 一、我国健康扶贫政策呈多元化发展，存在碎片化等问题

健康扶贫政策依托政治、经济与社会环境的基础动力，受学习效应、协调效应和预期适应性等影响，不断向适时性和多元化完善。我国健康扶贫发生多次变迁，不同时期的扶贫目标反映出社会对于健康扶贫政策的发展要求，扶贫政策的演变适应时代发展和我国具体实情。政府发挥引导性作用，将直接扶贫和间接扶贫相结合，促进多元主体、开放性、宽领域的健康扶贫政策发展。我国健康扶贫政策可分为供给型、需求型和环境型 3 类，其中，环境型政策工具发挥作用最大。健康扶贫政策存在碎片化和长效性不足等共性问题，深度贫困地区地方病救治和信息化建设问题突出，一般贫困地区资金保障问题突出。对比六省（区）的健康扶贫经验和模式特点，各地区存在的共性问题主要体现在以下 5 个方面：一是政策主体规定不明确，治理碎片化；二是精准瞄准目标偏离，存在精英捕获现象；三是政策主体资源精准管理缺乏系统性，动力不足；四是政策客体可行能力低下，群众获得感不足；五是大数据运用不成熟，信息共享程度偏低。

## 二、农村居民健康状况欠佳，政策项目感知度有待提高

受访居民健康状况相对较差，贫困户和深度贫困地区居民的生理健康状况相对较低，心理健康状况无明显差异。总体上居民抑郁程度较轻，但生活满意度处于中间水平，居民生活幸福感亟须加强。大部分居民健康意识普遍较低，对自身健康关注不足。总体上居民卫生服务利用能力并不高，居民四周患病就诊率较高，选择基层医疗卫生机构就诊的比例不高，其中，选择到村卫生室就诊的比例不到35%。从健康扶贫项目知晓度来看，总体上有约57%的居民知晓建立电子健康档案和重特大疾病医疗救助2个项目，其次为先诊疗后付费服务；从健康扶贫项目需求度来看，总体上居民对6类项目的需求度都超过六成，重特大疾病医疗救助需求度最高，其次是县域内贫困人口先诊疗后付费服务；从健康扶贫项目感知度来看，居民对健康扶贫项目的看法并不一致，有76.3%的居民认为健康扶贫降低了本地居民医疗支出；从健康扶贫项目满意度来看，总体上居民的满意度处于中上水平，健康扶贫政策项目感知度仍有待提高。

## 三、健康乡村建设进程缓慢，基础公共医疗设施发展滞后

健康乡村建设进展相对缓慢，村健康卫生环境有待加强，健康卫生资源和医疗服务的可及性仍有不足。从生活环境来看，贫困村和深度贫困地区多处于生态脆弱区，生活环境状况较非贫困地区还有一定差距，基础设施和社会事业发展滞后，生态环境脆弱以及经济发展滞后，居民对环境污染的危害性认识不足；从卫生资源及医疗服务来看，贫困地区的卫生资源配置状况得到了一定的改善，但还有进一步的发展空间；从基本公共医疗项目实施状况来看，农村基本服务项目的设立还没有做到全覆盖，对于其中几项基本公共医疗项目的实施力度感知情况和效果评价较差，特别是贫困村和深度贫困地区；从基本公共医疗项目的设立情况来看，贫困村的设立比例低于非贫困村，深度贫困地区覆盖率低于一般贫困地区，基本公共医疗项目的落实情况还存在一定问题。

## 四、贫困地区存在多维贫困，弱势群体健康风险更高

深度贫困地区的贫困程度更大，且农户面临的健康和医疗水平低下问题越严重，多维贫困的程度就越深。甘肃临夏、四川凉山、新疆南疆等深度贫困地区的贫困广度、贫困深度和贫困强度更大。随着贫困维度的增加，虽然贫困发生率在下降，但是贫困强度指数在逐渐增大，即贫困的维度越多，贫困的程度就越深，脱贫的难度也就越大。从各个维度来看，随着 $k$ 值的增加，生活水平维度对多维贫困的贡献率呈现逐渐减小的特点，生产条件维度和教育维度对多维贫困的贡献率呈现先减小后增大的趋势。健康和村卫生室医疗水平 2 个维度对多维贫困的贡献率均呈增大趋势，说明面临的健康问题和医疗水平低下问题越严重，农户的贫困程度就越深，越难脱贫。农村居民的健康贫困脆弱性均值为 0.328，6.92% 的农村居民陷入健康贫困的可能性较高。深度贫困地区农村居民健康贫困脆弱性更高，且老年、受教育程度低、少数民族和伤残患病等弱势群体居民具有较高的健康贫困脆弱性。

## 五、健康扶贫政策实施效果显著，因病致贫比例下降

贫困地区建档立卡患者脱贫比重逐渐增加，因病致贫比重下降，且分类救治和分级诊疗效果明显，患者医疗费用自付比例明显降低。六省（区）健康扶贫均取得显著成效，其中，陕西、湖北、新疆各季度因病致贫比重较大，脱贫占比相对较低。全国及六省（区）建档立卡贫困患者分类救治进度均处于较高水平，且整体上 2019 年较 2018 年有明显提高，陕西、安徽累计救治进度整体相对较高，湖北、新疆、四川相对较低。建档立卡贫困患者选择在县域内就诊比例高于县域外省内就诊及省外就诊的比例。四川相对其他五省（区），有更多的患者选择在县域内就诊，相比之下甘肃较低。整体来看，从 2017 年到 2019 年六省（区）医疗费用中新农合占比逐渐增大，自付比例均明显减少，其中，2017 年各省（区）差距较大，甘肃自付比例较其他省（区）（新疆除外）偏高。

## 六、健康扶贫能提高人口健康水平，降低贫困户医疗支出

健康扶贫对农村居民的健康水平存在一定的促进作用，年龄、收入对享受健康扶贫农户的人均医疗支出和患病人数占比有显著影响，年龄越大，人均医疗支出占比就越大；收入越高，享受健康扶贫农户的患病人数占比就越小，人均医疗支出占比也越小，对健康扶贫政策的认同度也随之提高。健康扶贫政策能有效降低贫困户医疗支出，但不能减少患病人数占比。未享受健康扶贫政策的农户人均医疗支出占比为 6.023%，享受健康扶贫政策的农户人均医疗支出占比为 4.423%，说明健康扶贫政策在降低农户医疗支出上有显著效果。从患病人数占比来看，享受政策的农户患病人数占比反而比未享受政策的农户要高，即健康扶贫政策并没有减少享受政策农户的患病人数。从健康状况感知来看，享受健康扶贫政策的农户对健康状况得到了改善的认同度较高，但患病人数占比并没有减少。

## 七、健康扶贫能降低农户陷贫风险，具有显著的减贫效应

健康扶贫政策对贫困地区的经济发展有一定的拉动作用，能够有效降低农户未来陷入贫困的风险，对一般贫困地区农户的脆弱性降低作用更大，提高家庭人力资本存量和降低医疗支出是提高农户经济发展水平的两种路径。贫困脆弱性视域下农村地区稳定脱贫状况依然不太乐观，并且具有明显的地区差异。在我国现行贫困标准下，农村地区的贫困脆弱性均值为 0.367，有 20.15% 的农户面临着陷入贫困的高风险，仅有 23.09% 的贫困农户可能会持续稳定脱贫。健康扶贫具有显著的减贫效应，能够有效降低农户未来陷入贫困的风险，且对一般贫困地区农户脆弱性的降低作用更大，健康扶贫深刻影响贫困地区的经济发展。人力资本增量和医疗费用自付比例在健康扶贫降低贫困脆弱性过程中发挥了中介效应。

## 八、健康扶贫可促进人口全面发展，有效转变发展理念

健康扶贫政策对人口发展的影响是多方面的，健康扶贫政策具体以加强

医疗卫生基础设施建设，统筹政策、资金、项目，持续改善农村贫困地区医疗卫生服务条件，控制人口数量、提高人口素质、优化人口结构，有效促进了人口发展。并且健康扶贫通过健康人力资本投资有效促进了经济发展、提高了医疗卫生水平，为贫困地区的生活方式、习俗和卫生观念等方面注入了新的动力，打破了人口发展困局。提高居民消费水平对健康扶贫有促进作用，疾病的产生会增加居民对自身健康的投资而提高人口发展，加大健康扶贫技术投入会促进健康人力资本，进而拉动生产力发展。健康扶贫的深入落实可进一步拉动经济发展，实现健康人力资本的有效积累，进而促进人口可持续发展。健康扶贫促使居民树立健康意识、促使人们改变不健康的行为生活方式，养成良好的行为生活方式，以降低或消除影响健康的危险因素。

# 第二节　政策建议

精准健康扶贫对人口发展的影响是多层面、多维度的，实施健康扶贫政策可提高贫困地区人口健康水平，促进贫困地区的人口发展。党的十九届五中全会提出要实现巩固拓展脱贫攻坚成果与乡村振兴战略有效衔接，持续推动脱贫地区高质量发展。本书以贫困地区居民为对象，通过研究精准健康扶贫与人口发展的影响机制，进而探索健康扶贫的可持续发展路径，提出面向2020年后的精准健康扶贫和人口可持续发展的政策创新及治理战略，为2020年后的持续脱贫工作提供数据参考。基于本书的研究成果，提出以下政策建议。

## 一、构建相对贫困治理长效机制，推进健康乡村建设

秉持全民享有"公平正义"健康权利的宗旨，在巩固脱贫攻坚成果的前提下逐步由绝对贫困标准过渡到相对贫困标准，实现与党的十九大报告提出的解决发展不平衡、不充分问题的阶段性目标相结合。进入相对贫困治理的后扶贫时代，健康扶贫工程应实现"以治病为中心"向"以人民健康为中心"的转变，更加关注医疗卫生资源供给的优质性和全社会享受健康资源配

置的公正性问题，立足于解决人民日益增长的健康需要与医疗卫生资源不均等之间的矛盾。同时，后脱贫攻坚时代我国贫困治理要构建一体化的反贫困体系，将相对贫困治理与绝对贫困治理统筹兼顾，实现反贫困事业纵深发展。可通过建立健全制度保障，构建产业培育、人文发展、心理服务等联动机制（范和生、武政宇，2020），推动减贫战略和工作。构建全方位、多理念、多阶段的健康乡村制度体系，将更多政策、资金、人才等向贫困地区和偏远农村倾斜，是维护贫困人口健康权益和筑牢贫困地区乡村振兴的基础，是从摆脱相对贫困向共同富裕迈进的向心选择。深入挖掘乡村振兴战略中"五大振兴"的内涵，加强扶贫政策"上游干预"，综合研究当前健康乡村建设中的机构布局、服务项目、产业投资、资源开发、人才培育、健康帮扶等战略体系，从关注"生存需求"到关注"平衡发展"，探索"直接扶"到"间接扶"的体系衔接。建立多路径的健康保障网，全力推进健康乡村建设，筑牢乡村振兴战略下一体化的反贫困制度体系，实现健康乡村事业的全面发展。完善健康服务体系建设、促进健康产业经济投入、规范健康生态开发利用、构筑健康人才引留长效机制等（郑祎等，2019），为乡村振兴奠定良好基础。

## 二、优化健康扶贫帮扶制度，加大返贫监测力度

第一，帮扶主体多元化。健康扶贫主体包括政策制定主体、政策执行主体和政策评估主体，各主体要相互协调、同向发力。首先，政策制定主体是指各级党委、政府以及卫生等主管部门。其次，政策执行的主体是指各级医疗卫生机构、医保等相关的管理机构、社会力量等，是基础性力量。最后，政策评估主体既要包括制定者自身，也要引入帮扶对象和第三方评价，构建多层次评价标准。第二，帮扶对象精准化。随着健康扶贫进入攻坚阶段，只有实现地、户、人、病4个方面的精准治理，才能保证帮扶的针对性和实效性。第三，帮扶过程精细化。一是降低贫困人口医疗自付费用。从治标上讲，在适度提高基本医疗报销比例的同时，县及县以上政府应尽快落实好城乡医疗救助制度。从治本上看，国家相关部门要加快医药卫生体制改革步伐，尽快对医疗服务价格进行合理调整，遏制医疗费用不合理上涨。二是开展贫困

地区卫生健康服务能力全面提升工程。第四，帮扶机制长效化。健康扶贫的帮扶机制要从帮扶格局、责任机制等方面进行优化。一是构建大帮扶格局。将健康融入所有政策，使得健康扶贫与传统的医疗扶贫不同。二是构建责任机制。根据健康扶贫的各项政策、目标、任务，制定权责清单，分解到各级各部门各领域，与精准扶贫的其他方面同部署、同要求、同考核。对健康扶贫中消极懈怠、不敢担当和不愿作为导致政策落实不到位、贫困人口健康得不到有效保障的行为，进行严肃问责。绝对贫困消除后，脱贫地区仍存在大量贫困边缘群体或潜在贫困群体，扶贫工作将转移到对高脆弱和高风险人群的精准识别和有效帮扶。其一，应通过健康贫困脆弱性的前瞻性来精准预测和识别帮扶对象，靶向瞄准高风险群体，将因病支出型相对贫困农村居民纳入健康扶贫范畴，探索建立精准高效的相对贫困对象认定标准，实现困难群众政策帮扶的全覆盖，尤其加强对老年人、残疾人、丧偶失子、少数民族、重大疾病或慢性病患者等群体的帮扶和管理，同时实施疾病动态追踪和灾难性医疗支出监测。其二，应当改变单一贫困标准线，设立多重疾病风险预警系统，建立科学的脆弱性评价体系，构建精准高效的因病致贫风险和贫困因素识别的预警机制，实现脆弱群众全面监管，并采用前瞻性的措施降低农村居民因病致贫、因病返贫的概率。

## 三、提高居民的健康素养，完善农村医疗保障制度

贫困地区农村居民的健康意识仍有欠缺，对自身的健康关注不足且农村地区健康教育知识的宣传程度较弱，普遍存在"小病扛，大病拖"的就医心理，导致卫生服务利用不足。因此，政府要加大宣传惠民政策的力度，加强贫困地区健康教育和健康干预，更加注重预防为主和健康促进的引导方式。普及正确的卫生和防病知识，引导贫困地区居民合理膳食、用药，提高自身体质及健康保健意识。以贫困人口为中心，以政府医院为主导，通过社区协助和家庭参与的针对性健康教育模式，加大健康教育力度，从源头上搞好健康扶贫工作，让贫困人口疾病"早发现、早诊断、早治疗"。农村居民需提高自身健康保健意识，培养良好的卫生习惯，形成健康的生活方式，尽力减少

因不健康行为致贫的风险。完善农村医疗保障体系制度，建立合理的医疗救助、大病保险、补充保险、商业保险等兜底保障政策，提高弱势群体和深度贫困地区农村居民的医疗报销比例，降低其医疗支出，预防灾难性卫生支出。多措并举推进健康扶贫政策的落实和提高工作实效，提高健康扶贫政策认同度。提升健康扶贫造血功能形成长远良性循环和阻断疾病与贫困之间的恶性循环，是破解健康扶贫困境的根本路径。应该将健康扶贫拓展到产业扶贫、生态扶贫等方面，将"五个一批"扶贫举措有机融合，即统筹贫困地区资源保护与经济社会发展、统筹土壤质量维护与农业持续发展、统筹生态建设与生物多样性保护、统筹环境污染治理与人居环境健康保障等才能治本，使得健康扶贫效果可持续并实现良性循环。

## 四、改善贫困地区的医疗卫生服务，推进卫生信息化建设

将更多资金和政策向农村地区特别是深度贫困地区倾斜，强基层多措并举，补齐贫困地区医疗服务能力"短板"。加强贫困地区卫生环境的整治，加大对农村环境治理的资金投入，注重改善贫困地区生活基础设施建设，实施安全饮水、清洁燃料和规范垃圾处理等举措。通过补齐贫困地区医疗卫生和服务"短板"，做强基层组合发力，有效地在贫困地区建立起上下联动的分级诊疗模式，引导农村居民合理利用卫生资源，控制医疗机构费用增长。加大对贫困地区的医疗建设投入，扩大农村地区医疗服务的覆盖率和标准化改造，推行城市高等级医院对贫困县、乡、村医疗机构的对口帮扶，让贫困人口在家门口就能享受到基本医疗卫生服务。深化供给侧结构性改革，扎实推进健康扶贫工程与医药卫生体制改革、健康教育体系建设等有效结合，促进全民健身和全民健康深度融合的政治保障。按照国家的基本要求和框架设计，以最快的速度、最小的成本、最高的效益推进人口健康信息化、规范化精准建设，而以往的下级向上级上报机制与手工建档方式不能确保贫困对象的精准识别和动态帮扶。在大数据时代，建立现代化健康扶贫模式的制度建设是健康扶贫制度供给与时俱进的体现。通过推进"互联网+"、大数据、云计算等新技术应用，构建大数据服务平台，打破信息"烟囱林立、孤岛遍地"局面，

实现医疗卫生数据资源共享。利用多种终端和手段协同实现健康扶贫全覆盖，提高健康扶贫信息共享度，从而提高工作效率。构建健康扶贫"云中心"，完善卫生信息化架构体系。因此，健康扶贫试点地区应该加快开发大数据应用创新基地，强化大数据信息基础设施和专业人才队伍的建设，以期利用现代化技术实现健康扶贫工作的高效性和科学性。

## 五、健康产业衔接产业振兴，激发健康扶贫内生动力

产业振兴是健康扶贫的物质基础，全面振兴大健康产业是改善贫困人口生存和健康状况、刺激健康扶贫内外经济发展动力的基本保障。①将健康产业纳入我国乡村振兴战略总体规划，加强乡村卫生健康供给侧结构性改革。不断完善健康产业顶层设计，细化健康扶贫产业政策，结合乡村自然资源、地理环境、交通网络实际情况，统筹规划扩容与提质并重的健康乡村产业综合体系。②扎实推进远程医疗服务及"互联网+健康扶贫"应用试点项目，推动贫困地区发展智慧医疗、移动医疗等新技术新业态，全力补齐乡村卫生健康"短板"，为贫困人口提供健康教育、疾病预防、慢病管理、分级诊疗、康复指导等全方位全周期的卫生健康服务。③激发各地因地制宜创新健康扶贫形式和途径，加强多双边区域信息交流与服务，挖掘地方特色产业，发展声誉良好、产品原创、历史悠久的特色产品，推出具有广泛社会影响力的健康扶贫公益品牌项目，形成乡村产业点、线、面全方位立体化发展新格局。④引导社会资本积极参与，并与地方政府合作设立健康产业发展基金，通过与相关特色产业脱贫、劳务输出脱贫等措施的衔接，构建多层次、多维度、全覆盖的健康扶贫发展体系。

## 六、健康生态衔接生态振兴，推进健康扶贫提质导向

生态振兴是健康扶贫事业发展的绿色基础，稳定的生态系统是保障贫困人口基本生存的条件和健康发展的重要前提。以整治贫困地区人居环境为契机，构建大健康生态体系，探索一条生态优先、绿色发展的高质量发展之路，聚力提升贫困人口健康素养与生态的协调发展。①将健康融入城乡规划、建

设、治理全过程，综合治理大气污染、地表水环境污染和噪声污染，全渠道、多形式开展卫生健康知识普及活动，积极倡导贫困人口健康生活方式与行为。②稳步推进农村厕改与农村危房改造结合项目，推动农村饮水工作进程，全面提升水环境治理水平，实现水生态环境治理系统工程绿色化发展。③多维创新引领乡村产业重构，通过技术与制度的有机融合，落实落细耕地保护制度，促进农业乡村生产原动力的可持续发展。④构建乡村生态治理体系机制，完善生态振兴战略的运营机制、评估与监督机制以及参与机制，引导全社会合力形成共谋、共建、共管、共享的健康生态理念，让贫困人口以"当家人"姿态积极主动地投入乡村生态环境治理全过程。

## 七、健康文化衔接文化振兴，促进人口健康高质量发展

"扶贫先扶智，治病先治愚"，要坚决破除素质贫困和精神贫困，文化振兴是健康扶贫的精神基础，因此亟须转变"济贫式"扶贫思路和"输血式"扶贫方式，注重扶贫与扶志、扶智相结合，提升贫困人口脱贫意识与脱贫能力，促进贫困人口心理健康、精神纯洁。①创设支持性环境体系，分类指导、分众施策、分级负责使健康教育活动进乡村、进家庭、进学校，畅通诉求表达渠道，创新方式，推陈出新地引导贫困人口积极主动参与健康扶贫文化建设，合力营造健康有序的文化环境，全面推进"将健康融入所有政策"，改善贫困地区居民的日常学习、工作和生活习惯，提高贫困人口综合素质。②明确各政府部门职责，厘清各类服务对象健康教育干预重点，以贫困人口的现实需求为靶点提供个性化知识服务，制定合理、可及、有效的知识体系促进贫困地区健康，促进三年攻坚行动计划的落实，将乡村健康教育工作细致落地。③引导贫困人口树立主体意识，发扬自力更生精神，营造浓厚的"我要脱贫"文化氛围，强化健康扶贫舆论宣传，前移健康扶贫关口、提升贫困人口健康素养水平。

## 八、健康组织衔接组织振兴，提升健康扶贫韧性

组织振兴是乡村振兴的政治基础，建设健康有序的组织环境是实现健康

扶贫的根本保证。①坚决落实投入政策，整合健康扶贫资源，动员全社会力量主动参与，尤其要充分发挥城市大型公立医院在信息技术、人才、设备等方面的优势，与贫困地区医疗卫生机构建立医疗联合体，加速医疗资源纵向无障碍流动，实现"输血式"帮扶向自我强化的"造血性"帮扶发展。②加强基层党组织队伍建设，发挥基层党组织在健康扶贫政策制定、执行及评估主体间相互协调和同向发力的先锋力量，始终坚持人民至上的发展理念，统筹做好资金安排、政策衔接、项目落地、人力调配、推进实施等工作，牢牢把握乡村意识形态、政治方向、精神信仰的发展方向，确保健康扶贫政策落地生根。③明确政府部门职责，强化健康扶贫攻坚责任制，遵循"部门联动、公众参与、自我约束、自我管理"原则，坚持严管和厚爱相结合、激励与问责并重，开展健康扶贫领域作风问题专项治理工作，强化结果督导作用，使乡村社会充满活力、安定有序，积极融入健康中国战略。

## 九、健康人才衔接人才振兴，续接人才政策体系

实施乡村振兴战略，必须破解人才"瓶颈"制约，加速乡村人才振兴建设，强化人才综合培养，打造一支听党指挥、能打胜仗、作风优良的人才队伍，是实现"人财物产供销"良性循环的必要抓手。①着眼于贫困地区高等医学教育改革发展，增加贫困地区特别是连片特困地区医学院校和医学类专业招生计划比例，为贫困地区免费培育农村高职（专科）医学生，补足贫困地区村卫生室和乡镇卫生院人才缺口。②制定优惠政策措施，鼓励实行县招县管镇用的管理模式，吸引优秀医务人才到贫困地区服务，探索基层医务人才激励机制，在医务人员职称晋升、教育培训、薪酬待遇等方面给予适当倾斜，激发基层组织创新活力。③依托国家临床医学研究中心和协同研究网络平台，利用贫困地区现有机构建立示范基地，分级培训，规范技术应用，尤其要深入开展中医药适宜技术推广应用工作，提高基层医务人员专技水平。④发挥农业科技人才推动农业绿色繁荣发展的骨干力量，不断创新绿色生态可持续发展路径，推行绿色生产方式，提高乡村农业生产效率，保证农产品的量与质，从而减轻贫困人口的经济压力。

# 参考文献

［1］白描. 乡村振兴背景下健康乡村建设的现状、问题及对策［J］. 农村经济，2020（7）：119-126.

［2］蔡进华，王富珍，高胜利. 基于疾病预防视角对医疗扶贫的思考［J］. 中国健康教育，2017（5）：477-479.

［3］蔡海南. 健康人力资本对经济增长的影响研究［D］. 武汉：湖北大学，2014.

［4］昌硕，尹德挺. 加强贫困地区公共卫生服务体系与能力建设［J］. 人口与健康，2020（10）：39-42.

［5］陈巧玲，高家憺，时宏伟. 精准扶贫中的诚信问题及解决路径［J］. 理论导刊，2018（11）：71-74.

［6］陈爱如，张明明. 健康乡村建设的理论厘清与发展方向［J］. 齐齐哈尔大学学报（哲学社会科学版），2021（2）：44-48.

［7］陈思霞，薛钢. 地方环境公共支出如何影响了经济增长？——技术效率与健康资本的视角［J］. 中国软科学，2014，4（5）：173-181.

［8］陈菊，伍林生，江杨岗. 健康扶贫可持续路径探析［J］. 卫生经济研究，2019，36（4）：7-9，12.

［9］陈晨. 精准扶贫中人力资本问题研究［D］. 合肥：安徽农业大学，2018.

［10］陈宇，田小波. 卫生保健投资市场：人力资源开发的重要领域［J］. 市场与人口分析，1995（4）：15-18.

［11］成卓. 中国农村贫困人口发展问题研究［D］. 成都：西南财经大学，2009.

［12］丁辉侠，张紫薇. 历史制度主义视角下中国健康扶贫政策变迁与动

力机制［J］. 中国卫生政策研究，2021（5）：28-34.

［13］邓睿，焦锋. 时间、资本、环境三维视角下深度贫困地区健康脆弱性解析［J］. 医学与社会，2020，33（11）：9-14.

［14］冯莉钧，汤少梁，马蓉. 基于供给侧改革的健康扶贫优化路径研究［J］. 卫生经济研究，2017（4）：19-22.

［15］冯亮. 中国农村环境治理问题研究［D］. 北京：中共中央党校，2016.

［16］方鹏骞，苏敏. 论我国健康扶贫的关键问题与体系构建［J］. 中国卫生政策研究，2017（6）：60-63.

［17］方汪凡，王家宏. 健康关口前移：体育健康扶贫的联动逻辑及推进机制［J］. 西安体育学院学报，2020，37（1）：37-43.

［18］方汪凡，张强，蔡朋龙，等. 健康扶贫视域下全民健身价值及推进路径［J］. 体育文化导刊，2019（12）：50-55，62.

［19］付国凯. 精准扶贫背景下的社会救助精准化研究［D］. 南京：南京大学，2016.

［20］付玉联，谢来位. 健康中国战略背景下的健康扶贫政策研究［J］. 卫生经济研究，2019（9）：18-21.

［21］樊丽明，解垩. 公共转移支付减少了贫困脆弱性吗？［J］. 经济研究，2014，49（8）：67-78.

［22］范和生，武政宇. 相对贫困治理长效机制构建研究［J］. 中国特色社会主义研究，2020（1）：63-69.

［23］龚维斌. 新时代中国社会治理新趋势［J］. 中国特色社会主义研究，2018（2）：5-11.

［24］龚艳冰，张继国. 基于正态云模型和熵权的人口发展现代化程度综合评价［J］. 中国人口·资源与环境，2012，22（1）：138-143.

［25］高梦滔，姚洋. 健康风险冲击对农户收入的影响［J］. 经济研究，2005（12）：15-25.

［26］郭晓斐，姚晓曦，高翠巧，等. 社会组织在贫困地区健康教育与健

康促进中的作用［J］. 中国健康教育，2019，35（4）：381-383.

　　［27］何超. 多维贫困视角下农村贫困精准识别研究［D］. 重庆：西南大学，2017.

　　［28］韩振燕，夏林. 老年多维贫困测量：概念与视角的转换——基于A-F法及CLASS数据的实证分析［J］. 河海大学学报（哲学社会科学版），2019，21（2）：79-86，107-108.

　　［29］韩静舒，谢邦昌. 中国居民家庭脆弱性及因病致贫效应分析［J］. 统计与信息论坛，2016（7）：49-54.

　　［30］黄荣清. 中国各民族人口发展状况的度量［J］. 人口学刊，2009（6）：3-13.

　　［31］蒋帅，方鹏骞，苏敏. 我国贫困地区医疗卫生服务体系建设探讨［J］. 中国医院管理，2017，37（7）：15-17.

　　［32］蒋祎，田尧，蒲漪然，等. 中国医疗领域健康扶贫政策的历史沿革与现状分析［J］. 中国农村卫生事业管理，2019，39（2）：88-92.

　　［33］蒋祎，田尧，李红平，等. 中国健康扶贫政策的沿革、现状与完善［J］. 中国卫生事业管理，2019，26（9）：668-671.

　　［34］蒋中一. 农村合作医疗制度的发展和取得的成效［J］. 经济研究参考，2008（32）：7-12.

　　［35］江立华，肖慧敏. 心理健康与精准扶贫：激发脱贫内生动力的新途径［J］. 湖北民族学院学报（哲学社会科学版），2018，36（5）：131-137.

　　［36］贾兴梅. 农村多维贫困测度与精准扶贫政策优化：基于安徽省X县547户贫困家庭的调查分析［J］. 社会保障评论，2017（2）：89-99.

　　［37］贾清萍，李丹. 健康扶贫常态化转型的优化策略：基于核心利益相关者的博弈分析［J］. 中国卫生经济，2020（11）.

　　［38］李建民. 论人口均衡发展及其政策含义［J］. 人口与计划生育，2010（5）：9-10.

　　［39］李瑞华. "贫困—疾病"恶性循环防治机制研究［J］. 中国卫生经济，2020，39（6）：27-29.

［40］李春亭，颜明．云南健康扶贫的现状分析、实施困境与路径完善［J］．云南民族大学学报（哲学社会科学版），2018，35（3）：77-85.

［41］李静．中国健康扶贫的成效与挑战［J］．求索，2019（5）：95-103.

［42］李亚慧，刘华．健康人力资本研究文献综述［J］．生产力研究，2009（20）：189-192.

［43］李金龙，王英伟．信仰的变革与回归：倡议联盟框架下中国医疗卫生政策变迁研究［J］．中国卫生政策研究，2018（1）：58-66.

［44］李立清，龚君．农村贫困人口健康问题研究［J］．湖南社会科学，2020（2）：166-172.

［45］李聪，高博发，李树苗．易地扶贫搬迁对农户贫困脆弱性影响的性别差异分析［J］．统计与信息论坛，2019，12（10）：74-83.

［46］李齐云，席华．新农保对家庭贫困脆弱性的影响：基于中国家庭追踪调查数据的研究［J］．上海经济研究，2015（7）：46-54.

［47］李宁．突发公共卫生事件视角下健康乡村建设问题若干思考［J］．经济论坛，2020（4）：112-117.

［48］李递，王燕楠，潘丽娟．倡议联盟框架视角下中国扶贫政策变迁研究［J］．管理观察，2019（5）：38-43.

［49］刘孝杰，李茂．十八大以来国内学者关于健康扶贫的研究述评［J］．中国农村卫生事业管理，2021，41（1）：12-16.

［50］刘雪娇．绝对贫困人口健康收入效应及卫生服务利用研究［D］．武汉：华中师范大学，2016.

［51］刘丹．中国的人口健康及健康转变研究［D］．保定：河北大学，2011.

［52］刘宗飞，刘晓伟，姚顺波．生态补偿是否有助于未来减贫：基于贫困脆弱性的实证分析［J］．三峡大学学报（人文社会科学版），2019（6）：41-46.

［53］刘跃，刘慧敏，李艾春，等．健康贫困及健康贫困脆弱性：内涵探

析［J］．医学与社会，2018，31（5）：8-10，16.

［54］刘军军，王高玲，严蓓蕾．慢性病患者健康贫困脆弱性的影响因素研究［J］．中国卫生经济，2019，38（5）：56-59.

［55］刘军军，严蓓蕾，王高玲．基于德尔菲法的慢性病患者健康贫困脆弱性评价指标体系研究［J］．中国医疗管理科学，2019，9（3）：53-58.

［56］刘亚孔，石丹淅，张霄艳．健康扶贫精准治理路径探析［J］．卫生经济研究，2019，36（11）：10-13.

［57］刘子宁，郑伟，贾若，等．医疗保险、健康异质性与精准脱贫：基于贫困脆弱性的分析［J］．金融研究，2019，467（5）：56-70.

［58］刘小珉．农户满意度视角的民族地区农村扶贫开发效果评价研究：基于2014年民族地区大调查数据的分析［J］．民族研究，2016（2）：29-41，124.

［59］刘静晓．乡村人居环境变化与人口健康发展的关联性分析［D］．武汉：华中师范大学，2011.

［60］林闽钢．在精准扶贫中构建"因病致贫返贫"治理体系［J］．中国医疗保险，2016（2）：20-22.

［61］林亚霞．卫生投入与经济发展的动态随机一般均衡分析［D］．福州：福州大学，2017.

［62］栾斌，杨俊．农村居民收入、健康支付结构与农村健康人力资本：中国省份面板数据的证据［J］．农业技术经济，2015（2）：76-84.

［63］芦恒，郑超月．流动的公共性视角下老年流动群体的类型与精准治理：以城市"老漂族"为中心［J］．江海学刊，2016（2）：227-233.

［64］梁君林．以人口健康观看我国健康保障制度改革［J］．西北人口，2008（5）：27-31.

［65］罗鸣，胡锦梁，张媚．四川省建档立卡农村贫困人口健康相关特征分析［J］．中国卫生事业管理，2018，35（3）：209-212.

［66］黎洁，邰秀军．西部山区农户贫困脆弱性的影响因素：基于分层模型的实证研究［J］．当代经济科学，2009（5）：110-115.

[67] 赖建强．健康扶贫营养工作大有可为 [N]．健康报，2019-03-18 (5) .

[68] 穆光宗．构筑人口发展均衡型社会 [J]．北京大学学报（哲学社会科学版），2011 (3)：128-135.

[69] 穆光宗，林进龙．人口变动视角下中国粮食安全问题研究 [J]．扬州大学学报（人文社会科学版），2020，24 (6)：93-103.

[70] 孟利，关志强．深度贫困地区健康扶贫研究：家庭医生签约政策的可及性 [J]．中国卫生经济，2020，39 (3)：12-15.

[71] 孟杰，袁青．基于健康视角的寒地健康乡村发展与规划探析 [J]．低温建筑技术，2020，42 (7)：5-9.

[72] 孟庆国，胡鞍钢．消除健康贫困应成为农村卫生改革与发展的优先战略 [J]．中国卫生资源，2000 (6)：245-249.

[73] 马红旗，陈仲常．我国人口发展的指标体系建设及综合评价 [J]．南方人口，2012，27 (3)：3-12.

[74] 南锐，康琪．社会治理精细化的理论逻辑与实践路径 [J]．广东行政学院学报，2018，30 (1)：29-35.

[75] 彭晓博，王天宇．社会医疗保险缓解了未成年人健康不平等吗 [J]．中国工业经济，2017 (12) .

[76] 阙祥才，舒黎．人力资本视域下的农村家庭贫困代际传递研究 [J]．华中农业学报，2017 (6)：35-42.

[77] 青平，廖芬，闵师，等．营养扶贫：助力健康扶贫与推进精准扶贫的新模式——基于国内外研究的文献综述 [J]．农业经济问题，2020 (5)：4-16.

[78] 乔晓春．人口发展与健康问题：人口研究的新视角 [J]．人口研究，1996 (6)：1-8.

[79] 齐明珠．世界人口发展健康指数构建研究 [J]．人口与经济，2010 (3)：7-12.

[80] 任志江，苏瑞珍．农村医疗保障制度反贫困的传导机理、当前困境与对策创新 [J]．理论探索，2019 (1)：115-122.

[81] 任田，胡锦梁，黄茂娟，等．贫困、疾病及精准健康扶贫政策：基

于贫困居民生命质量评价 [J]. 中国卫生政策研究, 2018, 11 (5): 61-64.

[82] 孙伯驰, 段志民. 非农就业对农村家庭贫困脆弱性的影响 [J]. 现代财经 (天津财经大学学报), 2019, 39 (9): 97-113.

[83] 孙璐, 陈宝峰. 基于AHP-TOSPSI方法的扶贫开发项目绩效评估研究: 以四川大小凉山地区为例 [J]. 科技与经济, 2015 (1): 62-66.

[84] 单勇. 基于犯罪大数据的社会治安精准防控 [J]. 中国特色社会主义研究, 2016 (6): 54-61.

[85] 宋云鹏. 基于倡议联盟框架的卫生政策研究评述 [J]. 中国卫生经济, 2017 (4): 32-35.

[86] 斯丽娟. 家庭教育支出降低了农户的贫困脆弱性吗? ——基于CFPS微观数据的实证分析 [J]. 财经研究, 2019 (11): 32-44.

[87] 田尧, 蒋祎, 张宵宵, 等. 中国公共卫生领域健康扶贫政策的现状分析 [J]. 中国农村卫生事业管理, 2019, 39 (3): 186-190.

[88] 唐成杰, 伍林生. 健康扶贫背景下农村贫困患者医疗保障体系存在的问题及对策 [J]. 医学与社会, 2019, 32 (9): 118-122.

[89] 唐燕, 严瑞河. 基于农民意愿的健康乡村规划建设策略研究: 以邯郸市曲周县槐桥乡为例 [J]. 现代城市研究, 2019 (5): 114-121.

[90] 谭克俭, 颉慧琳. 社会变迁中的贫困地区人口发展特征与趋势 [J]. 南京人口管理干部学院学报, 2003 (3): 17-21.

[91] 王艳菊. 健康人力资本与我国区域经济增长的关系研究 [D]. 昆明: 云南大学, 2015.

[92] 王弟海. 健康人力资本、经济增长和贫困陷阱 [J]. 经济研究, 2012, 47 (6): 143-155.

[93] 王翌秋, 刘蕾. 新型农村合作医疗保险、健康人力资本对农村居民劳动参与的影响 [J]. 中国农村经济, 2016 (11): 68-81.

[94] 王英伟. 倡议联盟框架下中国医疗卫生政策变迁研究 [D]. 长沙: 湖南大学, 2018.

[95] 王震. 社会精准治理的逻辑与路径: 基于宁波社会精准治理实践的

思考［J］. 中国集体经济，2017（16）：118-120.

［96］王晓黎. 社会变迁［M］. 北京：北京大学出版社，2007.

［97］王思斌，李严昌. 社区精准治理机制研究：基于重庆市 L 街道的案例分析［J］. 重庆理工大学学报（社会科学版），2018，2（5）：76-84.

［98］王雅洁，徐伟，杜雯雯，等. 我国远程医疗核心问题研究［J］. 卫生经济研究，2020，37（2）：66-68.

［99］王蕊琪，周郁秋，贾红红. 糖尿病患者治疗延误行为意向的现象学研究［J］. 护理学杂志，2018，33（3）：43-46.

［100］王沛，刘军军. 倡议联盟框架对我国家庭医生政策发展的启示［J］. 医学与社会，2020（3）：42-46.

［101］王高玲，刘军军. 政策工具视角下健康扶贫政策的文本量化研究［J］. 卫生经济研究，2019，36（12）：3-7.

［102］王高玲，叶天瑜. 基于制度供给视角的健康扶贫政策探析［J］. 中国卫生经济，2018，37（1）：17-20.

［103］王军平. 中国人口发展指数研究［J］. 人口学刊，2010，4（2）：3-8.

［104］王小林，ALKIRE. 中国多维贫困测量：估计和政策含义［J］. 中国农村经济，2009（12）：4-10.

［105］王琳. 制度供给视角下的健康精准扶贫研究［J］. 卫生经济研究，2019，36（11）：6-9.

［106］王朋岗，马志越，朱贺，等. "健康中国"战略下农村人口健康问题及其应对［J］. 石家庄铁道大学学报（社会科学版），2020，14（2）：56-62.

［107］吴新叶. 社会治理精细化的框架及其实现［J］. 华南农业大学学报（社会科学版），2016，15（4）：127-134.

［108］吴丹丹. 提升社会治理精准度的四个着力点［N］. 学习时报，2017-06-05（4）.

［109］吴晓燕. 精细化治理：从扶贫破局到治理模式的创新［J］. 华中

师范大学学报（人文社会科学版），2016，5（6）：8-15.

［110］吴立红.重庆市健康扶贫政策实施现状及对策研究［D］.重庆：重庆医科大学，2019.

［111］魏传永，徐俪等，王健.多维贫困理论视域下的健康扶贫政策：以山东省为例［J］.山东社会科学，2019（9）：118-123.

［112］汪三贵，曾小溪，殷浩栋.中国扶贫开发绩效第三方评估简论：基于中国人民大学反贫困问题研究中心的实践［J］.湖南农业大学学报（社会科学版），2016，17（3）：1-5.

［113］汪三贵，郭子豪.论中国的精准扶贫［J］.贵州社会科学，2015（5）：147-150.

［114］万广华，章元.我们能够在多大程度上准确预测贫困脆弱性？［J］.数量经济技术经济研究，2009（6）：12-16.

［115］谢康.产品创新的人工智能精准治理［J］.人民论坛·学术前沿，2018（10）：58-67.

［116］谢佳.健康支出型贫困视角下我国农村住院患者家庭医疗保障效果研究［D］.武汉：武汉大学，2018.

［117］谢毛毛，沈兴蓉，卢曼曼，等.健康扶贫的潜在风险问题及对策分析［J］.中国卫生经济，2018，37（8）：29-31.

［118］肖珊珊.我国精准扶贫政策背景下农村健康扶贫研究［D］.南京：南京大学，2019.

［119］向国春，陈运山，李婷婷，等.健康扶贫与医疗救助衔接的挑战及探索［J］.卫生经济研究，2019，36（4）：10-12.

［120］徐超，李林木.城乡低保是否有助于未来减贫：基于贫困脆弱性的实证分析［J］.财贸经济，2017，38（5）：5-19，146.

［121］徐向峰，庞豪.农村基层医疗卫生服务存在的问题与对策［J］.人民论坛，2015（29）：156-158.

［122］徐佳琳.老年人慢性病患者的健康贫困脆弱性研究［D］.广州：广东药科大学，2020.

［123］徐俪筝，魏传永，王健. 山东省健康扶贫政策实施效果与问题分析［J］. 中国公共卫生，2019，35（9）：1110-1113.

［124］许静. 经济新常态下中国人口发展态势和健康状况研究［A］// 中国软科学研究会. 2019 年中国软科学文集［C］. 北京：中国软科学研究会，2020：32-39.

［125］解雨巷，解垩，曲一申. 财政教育政策缓解了长期贫困吗？——基于贫困脆弱性视角的分析［J］. 上海财经大学学报，2019（3）：5-17.

［126］杨阳. 京津冀地区健康人力资本对经济增长的影响［D］. 北京：首都经济贸易大学，2017.

［127］杨龙，汪三贵. 贫困地区农户的多维贫困测量与分解：基于 2010 年中国农村贫困监测的农户数据［J］. 人口学刊，2015，37（2）：15-25.

［128］杨龙，汪三贵. 贫困地区农户脆弱性及其影响因素分析［J］. 中国人口·资源与环境，2015（10）：150-156.

［129］杨龙，李萌，卢海阳. 深度贫困地区农户多维贫困脆弱性与风险管理［J］. 华南师范大学学报（社会科学版），2019（6）：12-18.

［130］杨晶. 多维视角下农村贫困的测度与分析［J］. 华东经济管理，2014（9）：33-38.

［131］杨丽，孙之淳. 基于熵值法的西部新型城镇化发展水平测评［J］. 经济问题，2015，4（3）：115-119.

［132］余井权，毕明帅. 四川省深度贫困地区人口发展的困难与机遇：以甘孜州得荣县为例［J］. 产业与科技论坛，2020，19（7）：95-96.

［133］严蓓蕾. 慢性病患者健康贫困脆弱性测度与影响因素分析［D］. 南京：南京中医药大学，2019.

［134］袁静. 中国各地区卫生服务公平性与患者的健康支出贫困的研究［D］. 南京：南京中医药大学，2019.

［135］中国人口与发展研究中心. 中国健康扶贫研究报告［M］. 北京：人民出版社，2019.

［136］张奎力，李晓丽. 我国健康反贫困的政策演进及治理逻辑［J］.

中南民族大学学报（人文社会科学版），2021（7）：27-37.

［137］张仲芳．精准扶贫政策背景下医疗保障反贫困研究［J］．探索，2017（2）：81-85.

［138］张鸿雁．社会精准治理模式的现代性建构［J］．探索与争鸣，2016（1）：12-17.

［139］张开宁，李军，刘湘源，等．贫困人口的健康服务：人口与发展的一个新领域［J］．市场与人口分析，2001（5）：29-36.

［140］张全红，李博，周强．中国多维贫困的动态测算、结构分解与精准扶贫［J］．财经研究，2017（4）：31-40.

［141］张泉华，申云．家庭负债与农户家庭贫困脆弱性：基于CHIP2013的经验证据［J］．西南民族大学学报（人文社会科学版），2019（9）：132-140.

［142］张怡青．农村老年人口健康贫困脆弱性测度及其异质性研究［D］．南京：南京中医药大学，2019.

［143］张铁雄，梁巨志．精准扶贫视域下体育功能治理贫困研究［J］．当代教育理论与实践，2020，12（6）：67-71.

［144］张治河，郭星，易兰．经济高质量发展的创新驱动机制［J］．西安交通大学学报（社会科学版），2019，39（6）：39-46.

［145］张锋．中国健康医疗信息资源空间布局研究［D］．长春：吉林大学，2018.

［146］张帆．大数据提高社会治理精准性［N］．中国社会科学报，2017-11-17（2）.

［147］张检，何中臣，唐贵忠．乡村振兴视域下健康乡村的内涵、建设现状与路径选择［J］．重庆行政，2020，21（4）：54-56.

［148］周侃，王传胜．中国贫困地区时空格局与差别化脱贫政策研究［J］．中国科学院院刊，2016（1）：101-111.

［149］周炎炎，王学义．中国人口发展监测指标体系构建及应用研究［J］．北京社会科学，2014（5）：93-101.

［150］翟振武，杨凡．中国人口均衡发展的状况与分析［J］．人口与计划生育，2010（8）：11-12.

［151］翟绍果，严锦航．健康扶贫的治理逻辑、现实挑战与路径优化［J］．西北大学学报（哲学社会科学版），2018，48（3）：56-63.

［152］赵武，王姣玥．新常态下"精准扶贫"的包容性创新机制研究［J］．中国人口·资源与环境，2015，25（2）：170-173.

［153］赵曦．贫困地区人口发展的战略思考［N］．中国人口报，2011-12-12（3）.

［154］郑敏科，阎园，张祖仪，等．基于政策工具和健康扶贫作用机制的健康扶贫政策文本量化分析［J］．医学社会，2020（9）：20-24.

［155］郑玮，董葱，黄志辉，等．卫生健康经济视域下健康乡村建设现状及发展对策［J］．中国公共卫生管理，2019，35（5）：593-598.

［156］左孝凡，陆继霞．贫困脆弱性视域下的农地流转减贫效应［J］．资源科学，2020，42（2）：274-285.

［157］章晓懿，沈崴奕．医疗救助对低收入家庭贫困脆弱性的缓解作用研究［J］．东岳论丛，2014（8）：10-16.

［158］ALKIRE S, SETH S. Multidimensional poverty reduction in India between 1999 and 2006: Where and how? ［J］. World Development, 2015 (72): 93-108.

［159］ALKIRE S, FOSTER J. Counting and multidimensional poverty measurement ［J］. Journal of Public Economic, 2011 (8): 476-483.

［160］ALKIRE S, FOSTER J. Counting and multidimensional poverty measurement ［J］. Oxford Poverty and Human Development Initiative (OPHI) Working Paper, 2007.

［161］ARSENIJEVIC J, PAVLOVA M, GROOT W. Measuring the catastrophic and impoverishing effect of household health care spending in Serbia ［J］. Social Science and Medicine, 2013 (78): 17-25.

［162］AMEMIYA T. The maximum likelihood estimator and the non-linear three stage least squares estimator in the general nonliner simultaneous equation model [J]. Journal of Ecnometrica, 1981, 17 (3): 351-381.

[163] BATTISTON D, CRUCES G. Income and beyond multidimensional poverty in six Latin American Countries [J]. Soe Indiares, 2013 (2): 291-314.

[164] BARRIENTOS, ARMANDO. Social assistance in developing countries: Budgets finance and politics [M]. Cambridge: Cambridge University Press, 2013.

[165] CAROLINE D. The multidimensional measurement of poverty in Belgium and Britain: Acategorical approach [J]. Social Indicators Research, 2004, 68 (3): 331-369.

[166] CHAUDHURI S, JALAN J, SURYAHADI A. Assessing household vulnerability to poverty from cross sectional data: A methodology and estimates from Indonesia [R]. New York: Columbia University, 2002.

[167] FISHER G M. The development of the Orshansky poverty thresholds and their subsequent history as the official U. S [J]. Poverty Measure, Social Security Bulletin, 1997, 55 (3): 3-14.

[168] FOSTER J, GREER J, THORBECKE E. A class of decomposable poverty measures [J]. Econometrica, 1984, 52 (3): 761-766.

[169] GROSSMAN M. On the concept of health capital and the demand for health [J]. Journal of Political Economy, 1972, 80 (2): 223-255.

[170] LOKSHIN M, SAJAIA Z. Maximum likelihood estimation of endogenous switching regression models [J]. Stata Journal, 2004, 4 (3): 282-289.

[171] MICHAEL G. On the concept of health capital and the demand for health [J]. Michael Grossman, 1972, 80 (2): 223-255.

[172] ROWNTREE. Poverty: A study of town life [J]. American Journal of Sociology, 1902 (7): 260-266.

[173] SCHULTZ T W. Investing in people: The economics of population quality [M]. Oakland: University of California Press, 1981.

[174] SEN A. Poverty: An ordinal approach to measurement [J]. Econo-

metrica, 1976, 44 (2): 219-231.

[175] SEN A. Inequality reexamined [M]. Cambridge: Harvard University Press, 1995.

[176] SEN A. Commodities and capabilities [M]. Oxford: Oxford University Press, 1985.

[177] SABATIER P A, JEKINS-SMITH. Policy change and learning: An advocacy coalition approach [M]. Boulder, CO: Westview Press, 1993.

[178] SABATIER P A, JEKINS-SMITH H C. The advocacy coalition framework: An assessment [M]. Boulder, CO: Westview Press, 1999.

[179] SABATIER P A. An advocacy coalition framework of policy change and role of policy oriented learning therein [J]. Policy Sciences, 1988 (21): 129-168.

[180] SHORROCKS A F. Revisiting the sen poverty index [J]. Econometrica, 1995, 63 (5): 1225-1230.

[181] THON D. On measuring poverty [J]. Review of Income and Wealth, 1979, 25 (4): 429-439.

[182] UNDP. Human Development Report 1997 [R/OL]. 1997. http: // hdr. undp. org.

[183] UNDP. Human Development Report 2010 [R/OL]. 2011. http: //www. un. org.

[184] WORLD BANK. World development report2000/2001: Attacking poverty [M]. New York: Oxford University Press, 2001.

[185] WHO. Report of informal consultation on urbanization and environmental health in relation to the healthy city concept Alexandria [M]. Geneva: WHO, 1990.

[186] WATTS H. An economic definition of poverty [R]. Wisconsin: wisconsin University, 1967: 5-67.

[187] ZHANG Y, WAN G. An empirical analysis of household vulnerability in rural China [J]. Journal of the Asia Pacific Economy, 2006, 11 (2): 196-212.

# 附　录

## 附录一　调查问卷（家庭问卷）

根据《统计法》第三章第十四条，本资料"属于私人、家庭的单项调查资料，非经本人同意，不得泄露"。

### 健康扶贫家庭问卷

问卷编码：□□□□□□□

（问卷编码位数：1 省、2 市/州、3 县、4 乡/镇、5 村、6~7 受访者编码）

您好！受国家社会科学基金的支持，西安财经大学正在做一项有关健康扶贫的社会调查，特邀请您参加本次调查，谢谢您的合作！我们会问您一些个人和家庭的基本信息、健康状况、您家庭的生活条件及环境卫生状况、医疗服务的满意度及对扶贫项目的知晓程度等问题。本次调查收集到的信息将严格保密，谢谢您的合作！

西安财经大学健康扶贫课题组

2018 年 11 月 27 日

被访人姓名（<u>户主或其配偶</u>）：　　　　　　　被访人联系电话：

被访人住址：＿＿＿＿＿省（自治区、市）＿＿＿＿＿市（地区）＿＿＿＿县（市、区）＿＿＿＿乡（镇）＿＿＿＿村

访问时间：□□□□年□□月□□日　　　如果调查未完成，原因是：＿＿＿＿＿＿＿＿＿＿＿＿＿＿＿＿＿

问卷是否合格（在方格内打"√"）：合格□　不合格□

**第一部分：家庭基本信息及社会支持**

101. 您家是否是建档立卡贫困户？1. 不是　2. 是，建档立卡时间□□□□年□□月

102. 您对目前的居住环境是否满意？　1. 非常满意　2. 比较满意 3. 一般　4. 比较不满意　5. 非常不满意　　　　　　　　　　　□

103. 过去一年里，您家庭的总收入（包括生产性收入、工资或打工等的收入）是多少？　　　　　　　　　　　　　□□□□□□元

104. 过去一年里，您家庭的收入主要来源于？（按重要程度最多选两项）　　　　　　　　　　　　　　　　　　　　　　　　　　　□□

1. 种植业　2. 养殖业　3. 自主经营　4. 务工收入　5. 亲友赠予　6. 工资性收入　7. 政府提供的生活保障性资金　8. 政府提供的扶贫项目资金 9. 其他_____（请注明）

105. 您家是否有存款？　1. 有　2. 没有　　　　　　　　　　□

106. 过去一年里，您家是否从亲朋好友或民间机构处借过钱？　1. 有 2. 没有　　　　　　　　　　　　　　　　　　　　　　　　　　□

107. 与周围的人相比，您觉得您家庭现在的经济状况如何？　　　□

1. 比较好　2. 差不多　3. 比较差

108. 过去一年里，您家庭的总支出是多少？

108. 1）日常生活支出　　　　　　　　□□□□□□元

108. 2）教育支出　　　　　　　　　　□□□□□□元

108. 3）重大事件支出（购房购车、娶亲盖房等）□□□□□□元

108. 4）人情往来支出（红白喜事、生子、升学等）□□□□□□元

108. 5）医疗费用□□□□□元，其中自付医疗支出□□□□□元。

109. 您家拥有耕地或草地的面积是多少？　　　　□□亩□分

110. 您家现住房的建筑面积是多少平方米？　　　□□□平方米

111. 您家住房的基本结构是？　　　　　　　　　　　　　　□

1. 钢筋水泥　2. 砖（石）瓦房　3. 砖草（土）房　4. 木房　5. 草

（土）房　6. 其他_____（请注明）

112. 您家人是否有宗教信仰？　　　　　　　　　　　　　□

1. 无　2. 佛教　3. 基督教　4. 天主教　5. 伊斯兰教　6. 其他_____
（请注明）

113. 除了您本人，您的兄弟姐妹的数量：兄弟的数量□　　姐妹的数量□

114. 除了您配偶本人，配偶的兄弟姐妹数量：兄弟的数量□　姐妹的数量□

115. 您目前共有□个孩子，其中男孩□个，女孩□个。

116. 当您家需要借一大笔钱时，您通常会找的各类人的个数：

1. 家人和亲戚□□人　2. 邻居朋友 □□人　3. 政府工作人员 □□人
4. 其他_____（请注明）□□人

117. 当您家人需要寻找（非农）工作时，您通常会找的各类人的个数：

1. 家人和亲戚□□人　2. 邻居朋友 □□人　3. 政府工作人员 □□人
4. 其他_____（请注明）□□人

118. 当您家人求医看病时，如在哪儿看病、花费情况、如何报销等，一般会找哪些人询问和讨论，各类人的个数：

1. 家人和亲戚□□人　2. 邻居朋友 □□人　3. 政府工作人员 □□人
4 其他____（请注明）□□人

## 第二部分：家庭成员信息表

201. 目前您家里几口人？（包括本人） □□

| 序号 | 202. 同被访人关系 | 203. 性别 1. 男 2. 女 | 204. 出生年份（阳历） | 205. 民族 1. 汉族 2. 回族 3. 彝族 4. 土家族 5. 苗族 6. 其他（请注明） | 206. 婚姻状况 1. 未婚 2. 初婚 3. 丧偶 4. 离婚 5. 再婚 | 207. 受教育程度 1. 未上过学 2. 小学 3. 初中 4. 高中/中专 5. 大专及以上 | 208. 政治面貌 1. 中共党员 2. 民主党派 3. 共青团员 4. 群众 | 209. 目前的主要职业 | 210. 有没有到户口所在地县以外的地方打工？ 1. 是 2. 否 | 211. 是否参与到新型农村合作医疗？ 1. 是 2. 否 | 212. 健康状况如何？ 1. 健康（跳问下一人） 2. 伤残（跳问213题） 3. 重病 4. 慢病 5. 精神病（跳问214题） | 213. 该成员的伤残类型是？ 1. 视力听力残疾 2. 言语残疾 3. 肢体残疾 4. 智力残疾 5. 精神残疾 6. 多重残疾 | 214. 目前生活起居上是否需要别人提供帮助？ 1. 是 2. 否（跳问216题） | 215. 过去半年主要是谁照料该成员的生活起居？ | 216. 过去半年（多选题）成员是否患有以下疾病？ | 217. 过去半年该成员是否进行过治疗？ 1. 是 2. 否（跳问下一人） | 218. 该成员进行治疗的主要地点是？ | 219. 过去半年该成员治疗的自付费用大概是多少元？ | 220. 过去半年该成员治疗花费的费用报销了多少元？ |
|---|---|---|---|---|---|---|---|---|---|---|---|---|---|---|---|---|---|---|---|
| 1 | | | | | | | | | | | | | | | | | | | |
| 2 | | | | | | | | | | | | | | | | | | | |
| 3 | | | | | | | | | | | | | | | | | | | |
| 4 | | | | | | | | | | | | | | | | | | | |
| 5 | | | | | | | | | | | | | | | | | | | |
| 6 | | | | | | | | | | | | | | | | | | | |

| 序号 | 202. 同被访人关系 | 203. 性别 1.男 2.女 | 204. 出生年份(阳历) | 205. 民族 1.汉族 2.回族 3.彝族 4.土家族 5.苗族 6.其他(请注明) | 206. 婚姻状况 1.未婚 2.初婚 3.丧偶 4.离婚 5.再婚 6.其他(请注明) | 207. 受教育程度 1.未上过学 2.小学 3.初中 4.高中/中专 5.大专及以上 | 208. 政治面貌 1.中共党员 2.民主党派 3.共青团员 4.群众 | 209. 目前的主要职业 | 210. 没有到户口所在地以外的地方打工? | 211. 有否参与农村新型合作医疗? 1.是 2.否 | 212. 健康状况如何? 1.健康(跳问下一人) 2.伤残 3.重病(跳问214题) 4.慢病(跳问214题) 5.精神病 | 213. 该成员的伤残类型是? 1.视力残疾 2.言语残疾 3.肢体残疾 4.智力残疾 5.精神残疾 6.多重残疾 | 214. 目前生活起居上是否需要别人提供帮助? 1.是 2.否(跳问216题) | 215. 过去半年主要谁照料该成员的生活起居? | 216. 过去半年(多选题)该成员是否患有以下疾病? | 217. 去年上半年该成员是否进行过治疗? 1.是 2.否(跳问下一人) | 218. 该成员进行治疗的主要地点是?(一人) | 219. 去年上半年该成员治疗自付费用大概是多少元? | 220. 过去半年该成员治疗费用报销了多少元? |
|---|---|---|---|---|---|---|---|---|---|---|---|---|---|---|---|---|---|---|---|
| 7 | | | | | | | | | | | | | | | | | | | |

注: 202. 同被访人关系: 1.本人; 2.配偶; 3.父亲/母亲; 4.儿子/女儿; 5.兄弟/姐妹; 6.(外)孙子/(外)孙女/孙女婿/孙媳妇; 7.岳父母/公婆; 8.女婿/儿媳; 9.其他亲属; 10.其他非亲属。

209. 目前的职业: 1.乡镇干部; 2.养殖专业户; 3.商业服务业人员; 4.企事业办事人员; 5.生产工人、运输工人和有关人员; 6.个体户; 7.学生; 8.工匠; 9.私营企业主; 10.村干部; 11.务农; 12.教师或医生; 13.无业/失业; 14.其他_____(请注明)。

210. 打工经历: 1.目前正在本地打工; 2.曾外出打工、已返回; 3.从未外出打工。

215. 生活起居照料者: 1.配偶; 2.父亲; 3.母亲; 4.儿子; 5.女儿; 6.兄弟; 7.姐妹; 8.(外)孙子/(外)孙女/孙女婿/孙媳妇; 9.岳父母/公婆; 10.女婿/儿媳; 11.其他亲属; 12.朋友/邻居; 13.保姆、小时工; 14.志愿者或非营利机构人员; 15.社区工作人员; 16.其他_____。

216. 患病种类: 1.儿童先天性心脏病; 2.儿童大骨节病; 3.食管癌; 4.胃癌; 5.结肠癌; 6.直肠癌; 7.终末期肾病; 8.糖尿病; 9.高血压; 十三种慢性病。 10.慢性肾功能衰竭; 11.恶性肿瘤; 12.帕金森氏病; 13.冠心病; 14.脑中风后遗症; 15.慢性支气管炎; 16.慢性肝癌; 17.类风湿性关节炎; 18.系统性红斑狼疮; 19.慢性再生障碍性贫血; 20.无; 21.其他_____(请注明)。

218. 治疗地点: 1.本村或社区的卫生室; 2.本镇卫生院或街道办的医疗服务中心; 3.本县或市区医院; 4.本市或本区医院; 5.本省医院; 6.外省医院。

**第三部分：健康状况及社会支持**

301. 您现在的身高：☐☐☐（cm）　　　　体重：☐☐☐（kg）

302. 您认为自己的健康状况如何？1. 非常好　2. 比较好　3. 一般
4. 比较差　5. 非常差　　　　　　　　　　　　　　　　　　☐

303. 您是否定期进行健康体检？　　　　1. 是　　　　2. 否　　☐

304. 您看病的习惯是？1. 出现不适就去看病　2. 症状加重时去看病
3. 能不看病就不看　　　　　　　　　　　　　　　　　　　☐

305. 您平常看一次感冒大概花费多少钱？　　　　　　☐☐☐☐元

306. 过去一个月内，您是否有身体不舒服？1. 是　2. 否（跳问 310 题）☐

307. 您自己感觉到所患病的严重程度？1. 不严重　2. 一般　3. 严重☐

308. 您是否找医生看过？　1. 是　2. 否（跳问 310 题）　　☐

309. 您看病的地点是？　　　　　　　　　　　　　　　　　　☐

1. 本村或社区的卫生室　2. 本镇卫生院或街道办的医疗服务中心　3. 本县或本区医院　4. 本市或市级以上医院　5. 本省医院　6. 外省医院

310. 您现在是否吸烟？　　　　1. 是　　　　2. 否　　　　　☐

311. 您平时会关注健康保健方面的知识吗？　　1. 会　　　　2. 不会

312. 您和家人平时是否注意吃饭上的食品合理搭配？1. 经常　2. 偶尔
3. 从不　　　　　　　　　　　　　　　　　　　　　　　　☐

313. 您参加体育活动的频率？　　1. 每天　2. 每周 3~5 次　3. 每周 1~
2 次　4. 每月 1~3 次　5. 从不锻炼　　　　　　　　　　　☐

314.（1. 完全不符合　　2. 较不符合　　3. 不确定　　4. 较符合
5. 完全符合）

| | |
|---|---|
| 314.1.（过去几周里）您觉得每天过得很有意义 | ☐ |
| 314.2.（过去几周里）您经常觉得高兴不起来，觉得生活没意思 | ☐ |
| 314.3. 您常因一些小事而烦恼 | ☐ |
| 314.4. 您经常觉得自己很孤独 | ☐ |
| 314.5. 您觉得生活很幸福 | ☐ |

315.（1. 完全不符合　2. 较不符合　3. 不确定　4. 较符合　5. 完全符合）

| | |
|---|---|
| 315.1 您的生活条件很好 | ☐ |
| 315.2 您对您现在的生活不满意 | ☐ |
| 315.3 到目前为止，您没有得到生活中您想要的东西 | ☐ |
| 315.4 您现在的生活基本上和您理想的生活状态一致 | ☐ |

316. 以下询问您父母的健康状况。（若已去世，请回答去世时的年龄及生前健康状况）

| | 316.1　是否健在？<br>1. 在<br>2. 不在 | 316.2 年龄 | 316.3 身体状况如何？<br>1. 很不好，一直在生病<br>2. 不好，近年生过一两次大病（需住院）<br>3. 比较好，偶尔生小病（不需住院）<br>4. 很好，基本上没有生病 | 316.4 看病的习惯是？<br>1. 出现不适就去看病<br>2. 症状加重时去看病<br>3. 能不看病就不看 | 316.5　是否吸烟？<br>1. 是<br>2. 否 | 316.6 平时会关注健康保健方面的知识吗？<br>1. 会<br>2. 不会 | 316.7 是否定期进行健康体检？<br>1. 是<br>2. 否 |
|---|---|---|---|---|---|---|---|
| 父亲 | | | | | | | |
| 母亲 | | | | | | | |

**第四部分：医疗服务满意度**

401. 如果您家中有人生病或想看医生、护士或其他卫生工作人员，通常去哪些诊所或医院？☐

　　1. 本村或社区的卫生室　2. 本镇卫生院或街道办的医疗服务中心　3. 本县或本区医院　4. 本市或市级以上医院　5. 本省医院　6. 外省医院

402. 您家离这个常去的诊所/医院有多远？　　　　　　　　☐☐千米

403. 通常去这个诊所/医院单程要花多少时间？　　　　　☐☐☐分钟

404. 您选择看病地点时首先考虑以下哪些因素？（按重要程度最多选两项）

　　　　　　　　　　　　　　　　　　　　　　　　　　☐☐

1. 距离　2. 费用　3. 态度　4. 技术　5. 能否报销　6. 有熟人
7. 其他

405. 您对常去医疗机构服务满意度的评价如何？（1. 非常满意　2. 比较满意　3. 一般　4. 比较不满意　5. 非常不满意）

1. 医生专业水平□　2. 医疗设备□　3. 医疗服务价格□　4. 药品种类□

406. 就您的了解，您认为看病报销的程序是否方便？　　　　　　　□

1. 非常方便　2. 比较方便　3. 一般　4. 比较不方便　5. 非常不方便

407. 您对新农合的报销比例是否满意？　　　　　　　　　　　　　□

1. 非常满意　2. 比较满意　3. 一般　4. 比较不满意　5. 非常不满意

**第五部分：健康扶贫项目感知**

501. 您对于以下健康扶贫项目服务内容是否知道和是否需要？

| 项目 | 1. 是否知晓 | 2. 今后需求 |
|---|---|---|
|  | 1. 是　　2. 否 | 1. 很需要　2. 一般　3. 不需要 |
| 501.1 社区/村给居民建立电子健康档案 | □ | □ |
| 501.2 重特大疾病医疗救助 | □ | □ |
| 501.3 慢性病签约管理服务 | □ | □ |
| 501.4 县域内贫困人口先诊疗后付费服务 | □ | □ |
| 501.5 农村贫困人口家庭医生签约服务 | □ | □ |
| 501.6 贫困人口大病分类救治服务 | □ | □ |

502. 对于以下有关健康扶贫项目的说法，您是否同意？

| | 1. 非常同意　2. 比较同意　3. 一般　4. 比较不同意　5. 非常不同意 |
|---|---|
| 502.1）降低了本地居民医疗支出 | □ |
| 502.2）村民之间因扶贫项目的经济利益而发生冲突 | □ |
| 502.3）提高了家庭劳动力质量 | □ |
| 502.4）改善了本地卫生环境（水、厕所、垃圾桶等） | □ |
| 502.5）村民健康保健意识提高了 | □ |

续表

| | 1. 非常同意　2. 比较同意　3. 一般　4. 比较不同意　5. 非常不同意 |
|---|---|
| 502.6）看病没有以前方便了 | ☐ |
| 502.7）有了新农合、大病救助等政策，生大病也不怕了 | ☐ |
| 502.8）即使有新农合、慢性病管理等政策还不能完全满足看病的需求 | ☐ |
| 502.9）村民有地方发表关于新农合、慢性病管理等政策的意见 | ☐ |
| 502.10）当前的健康扶贫政策漏掉了一些贫困家庭或错给了非贫困家庭 | ☐ |
| 502.11）通过网络进行视频就诊帮助我更好地管理自身健康状况 | ☐ |
| 502.12）通过网络进行视频就诊使我觉得就诊变简单 | ☐ |
| 502.13）需要的时候，我愿意通过网络进行视频就诊 | ☐ |
| 502.14）通过网络进行视频就诊能弥补传统医疗的缺点 | ☐ |
| 502.15）如果周围有人使用网络进行视频就诊，我也愿意使用 | ☐ |

503. 就您家而言，您希望获得哪些方面的帮助？（按重要程度最多选两项）

☐☐

1. 劳动力技能培训　2. 医疗救助　3. 资金支持　4. 子女教育　5. 危房改造　6. 不需要　7. 其他_____（请注明）

**（以下题目请建档立卡贫困户作答）**

504. 您家的主要致贫原因是？（请结合建档立卡数据库或农户扶贫手册信息填写，可多选）

☐☐☐☐☐

1. 因病　2. 因残　3. 因学　4. 因灾　5. 缺土地　6. 缺水　7. 缺技术　8. 缺劳力　9. 缺资金　10. 其他_____（请注明）

505. 您家是否获得了以下帮扶措施？　（1. 是　　2. 否）

1. 危房改造☐　2. 医疗救助☐　3. 小额信用贷款☐　4. 子女助学补贴☐　5. 最低生活保障☐ 6. 劳动力技能培训☐　7. 易地扶贫☐　8. 参与村庄基础

设施建设从而获得相关收入□    9. 发展特色产业□        10. 其他_____
（请注明）

506. 在政府的帮助下，您认为您家近一年以来下列方面是否有改善？
（1. 是    2. 否）

1. 收入增加□    2. 住房条件改善□    3. 医疗费用降低□    4. 子女读书条件改善□    5. 就业人数增加□    6. 生活环境改善□    7. 其他_____
（请注明）

507. 如果您家符合贫困退出标准，您是否愿意退出贫困户？1. 是□
2. 否□

调查员：_____

调查日期：_____

# 附录二　调查问卷（村级问卷）

## 健康扶贫村级调查问卷

问卷编码：□□□□□

（问卷编码位数：1 省、2 市/州、3 县、4 乡/镇、5 村）

您好！受国家社会科学基金的支持，西安财经大学正在做一项有关健康扶贫的社会调查，特邀请您参加本次调查，需要了解您所在村的一些情况。您所提供的信息将严格保密，您的支持和参与将为国家制定相关健康扶贫政策提供重要依据。谢谢您的合作！

西安财经大学健康扶贫课题组

2018 年 11 月 27 日

一、个人基本信息（答卷的村干部）

101. 您的出生年月是：□□□□年□□月

102. 您的性别：1. 男　2. 女　　　　　　　　　　　　　　　　□

103. 您的教育程度是：1. 不识字或识字很少　2. 小学　3. 初中　4. 高中（含中专、技校）　5. 大专　6. 本科及以上　　　　　　　　　□

104. 您在该村村委会所担任的职务是：1. 村委会主任　2. 村支书　3. 村长　4. 会计　5. 其他_____（请注明）　　　　　　　　　□

105. 您在本职位上工作的年数？（不足一年以一年计算）　　　　□□年

二、村基本信息

201. 本村是否为政府确定的贫困村？1. 否　2. 国家级　3. 省级　4. 县级　□

202. 本村属于以下哪种地区？（1. 是　2. 否）

1. 少数民族地区□　2. 革命老区　□　3. 边疆地区　□　4. 自然灾害频发区□　5. 生态脆弱及资源保护区□　6. 其他_____（请注明）

203. 本村的占地面积是多少？□□□□　　　　　　　　　（亩/平方千米）

275

204. 本村 2018 年常住人口情况：总户数： _____ 户 ，总人口数： _____ 人 ，其中女性人口数： _____ 人，男性人口数： _____ 人

205. 本村是否有大姓或大家族？ 1. 有 2. 没有 □

206. 本村 2018 年村民人均年收入（元）： □□□□□ 元

207. 截至 2018 年年底，本村建档立卡贫困户有多少？ □□□□ 户

208. 截至 2018 年年底，本村"因病致贫、因病返贫"人数有多少？
□□□□ 人

209. 截至 2018 年年底，本村参加新型农村合作医疗的人数有多少？
□□□□ 人

210. 截至 2018 年年底，本村参加新型社会养老保险的人数有多少？
□□□□ 人

211. 本村是否有村卫生室？ 1. 是 2. 否 □

212. 本村是否有幼儿园/学前班？ 1. 是 2. 否 □

三、生活条件及区域环境

301. 本村信息传播方式有哪些？（1. 有 2. 无） 1. 收音机、广播 □
2. 电话 □ 3. 有线电视 □ 4. 宽带 □

302. 本村家庭做饭用的最主要燃料是 □

1. 柴草 2. 煤炭 3. 罐装煤气/液化气 4. 天然气/管道煤气 5. 太阳能/沼气 6. 电 7. 其他 _____ （请注明）

303. 本村家庭做饭用水的最主要水源是 □

1. 江、河、湖、溪、泉水 2. 井水 3. 自来水 4. 雨水 5. 窖水
6. 池塘水 7. 其他 _____ （请注明）

304. 本村家庭平时主要用什么照明？ 1. 电灯 2. 煤油灯 3. 油灯
4. 蜡烛 5. 其他 _____ （请注明） □

305. 本村家庭最常用的厕所是什么类型？ □

1. 室内冲水 2. 室内马桶（无冲水） 3. 室外冲水公厕 4. 室外非冲水公厕 5. 开放式水泥坑 6. 开放式土坑 7. 其他 _____ （请注明）

306. 本村家庭的垃圾主要倒在哪里？ □

1. 公共垃圾桶/箱　2. 附近的河沟　3. 住房周围　4. 土粪坑　5. 随处倒

6. 楼房垃圾道　7. 有专人收集　8. 其他_____（请注明）

307. 近 3 年来，本村是否遭受过以下自然灾害？（按照严重程度最多选三项）　□□□

1. 旱灾　2. 洪涝　3. 森林火灾　4. 雹灾　5. 台风、风暴潮　6. 滑坡、泥石　7. 农林病虫害　8. 地震　9. 传染病　　10. 其他_____（请注明）

11. 以上都没有

308. 本村是否有村办/乡镇办企业？　1. 有，共□家　　　2. 没有□

309. 距离您村村委会方圆"5 千米"范围内，是否有污染企业？

1. 是，有□个　2. 否□

310. 村委会距镇政府有多远？　□□千米

311. 村委会距最近集市有多远？　□□千米

312. 村委会距最近车站有多远？　□□千米

313. 本村是否实施过农村改厕项目　1. 是　2. 否　□

314. 本村是否实施过农村饮水安全巩固提升工程？　1. 是 2. 否　□

315. 本村是否通沥青（水泥）路？1. 是　2. 否　□

四、村卫生室卫生情况

401. 目前本村卫生室共有几名村医？　□

|  | 性别 | 年龄（周岁） | 学历 | 拥有资格证 | 参加工作年限（年数） |
|---|---|---|---|---|---|
| 1 村医 | □ | □□ | □ | □ | □□ |
| 2 村医 | □ | □□ | □ | □ | □□ |
| 3 村医 | □ | □□ | □ | □ | □□ |
| 4 村医 | □ | □□ | □ | □ | □□ |

［注一：性别：1. 男　2. 女

注二：学历：1. 不识字或识字很少　2. 小学　3. 初中　4. 高中（含中专或中技）　5. 大专

6. 本科及以上

注三：拥有资格证：1. 执业医师助理　2. 执业医师　3. 乡村医师执业资格　4. 没有

注四：工作年限不足一年以一年计算］

402. 本村卫生室办医形式？　□

1. 村委会办　2. 村委会与村医联办　3. 乡村医生联办　4. 乡镇卫生院设点　5. 个体办　6. 其他_____（请注明）

403. 本村卫生室面积是多少平方米？　　　　　　　□□□平方米

404. 本村卫生室行医方式？　1. 西医为主　2. 中医（藏/蒙医）为主 3. 中西医结合　　　　　　□

405. 1）本村卫生室是否有以下科室（1. 有　2. 没有）1. 预防保健室 □ 2. 治疗室□　3. 药房□　4. 诊断室□

2）所拥有的科室是否分开？　1. 是　2. 否□

406. 从卫生室到所覆盖居民家庭的最远距离为？　　　　□

1. 不足 1 千米　2.1~2 千米　3.2~3 千米　4.3~4 千米　5.4~5 千米 6.5 千米及以上

407. 本村卫生室平均每天的诊疗人次：1.1~5 人　2. 6~10 人　3.11~20 人　4.20 人以上　　　　　　　□

408. 本村卫生室乡村医生是否与贫困家庭有签约服务？1. 有　2. 无 □

409. 本村多发的病种有哪些？（按照严重程度最多选三项）　□□□

1. 微量元素缺乏症　2. 传染病　3. 寄生虫病　4. 呼吸系统疾病　5. 消化系统疾病　6. 风湿类疾病　7. 精神、神经疾病　8. 心脑血管病　9. 高血压病　10. 妇产科病　11. 皮肤病　12. 肿瘤　13. 其他_____（请注明）

410. 您认为贫困户看病报销的程序是否方便？　　　　　□

1. 非常方便　2. 比较方便　3. 一般　4. 比较不方便　5. 非常不方便

411. 您是否了解远程会诊？　　　　　　　　　　　　　□

1. 非常了解　2. 比较了解　3. 一般　4. 比较不了解　5. 非常不了解

412. 本村卫生室是否有远程医疗服务？　1. 有（跳问 414 题）　2. 没有 □

413. 您觉得本村今后是否需要远程医疗服务？1. 很需要 2. 一般　3. 不需要　　　　　　　　　　　　　　　　　　　　　　　□

414. 您对以下基本公共项目服务内容的感受：

| 项目 | 1. 是否有 | 2. 服务力度 | 3. 服务效果 |
|---|---|---|---|
| | 1. 是<br>2. 否（跳问下一选项） | 1. 力度大　2. 一般<br>3. 力度小 | 1. 效果好　2. 一般　3. 效果不好 |
| 1. 健康教育 | ☐ | ☐ | ☐ |
| 2. 预防接种 | ☐ | ☐ | ☐ |
| 3. 传染病防治 | ☐ | ☐ | ☐ |
| 4. 糖尿病等慢性病管理 | ☐ | ☐ | ☐ |
| 5. 精神疾病管理 | ☐ | ☐ | ☐ |
| 6. 儿童保健 | ☐ | ☐ | ☐ |
| 7. 孕产妇保健 | ☐ | ☐ | ☐ |
| 8. 老年人保健 | ☐ | ☐ | ☐ |

调查员：＿＿＿＿＿＿

调查日期：＿＿＿＿＿＿

# 附录三　访谈提纲

## 各地区共性调研内容

1. 该市/州健康扶贫信息化建设

（1）我市建档立卡贫困人口规模，"因病致贫、因病返贫"人口数，因病致贫在致贫原因中所占比例有多大？

（2）健康扶贫信息系统及数据录入现状如何，存在什么问题？

（3）在建设健康扶贫动态管理的数据信息方面有什么举措，有无具体的进入和退出机制？

（4）对全市基层健康扶贫信息管理人员培训措施及成效如何？是否有完善的动态监测系统？对已经建档立卡的"因病致贫"数据如何进行核实？

（5）针对我市的特点，我市在远程医疗方面有没有具体加强措施？

（6）在医联体、医共体方面，有没有针对我市特殊情况实施具体的办法？

2. 患病情况

（1）我市"因病致贫、因病返贫"主要病因是什么，主要的病种有哪些？

（2）大病、慢性病、重病、意外伤害、传染病、地方病、老年病等各占的比例有多大？

3. 目前的医疗保障及扩充覆盖情况

（1）农村贫困人口大病医疗费用报销比率与全国平均水平相比如何？医疗保险报销范围如何以及报销手续复杂程度如何？

（2）建档立卡贫困人口先诊疗后付费、"一站式"结算服务、贫困人口县域内就诊免起付线、免押金实施情况如何？

（3）如何加大基本医疗保险和民政医疗救助倾斜力度？怎样加大民政临时救助？

4. 如何做得精准、分类救治

（1）对象的精准。怎样精准识别"因病致贫、因病返贫"扶持对象，家庭和个人的标准，实践中存在什么问题？需要怎样完善？

（2）政策的精准。如何根据病情、家庭情况分类救治？

（3）效果的精准。如何做到重点人群和重点病种的重点救治？

5. 基层卫生服务体系建设

（1）乡村基层专业技术人员数量现状，人员技术水平如何，能否满足需要？

（2）我市精准识别"四步筛查"（确定范围、分批体检、比对核查、评估分类）工作是否具体落实，贫困人口健康基本情况如何？

（3）在精准结对帮扶方面，重点解决家庭医生签约服务"只签约不服务"问题，逐户逐人排查，确保签约到位，服务到位，实施效果如何？基层医疗机构服务不足的问题是否有所缓解？

（4）为因病致贫人口开展的"一户一扶、一人一帮、一病一策、分类救治"的免费签约服务是否落实到位？贫困人口健康信息是否全面？

（5）医疗卫生人才队伍建设有什么举措，人才引进、培养和培训情况？人才、资金、项目和信息化的帮扶力度如何？

6. 医疗改革

（1）推进公立医院分级诊疗中存在什么问题？

（2）药品零差率销售对基层医疗机构在救治"因病致贫、因病返贫"中有什么影响？

7. 疾控、妇幼、健康促进生活

（1）针对"因病致贫、因病返贫"在事前干预和防治方面有哪些措施，存在什么问题？孕前孕期新生儿出生缺陷干预政策有哪些？慢性病、传染病预防干预措施有哪些？门诊慢病卡在贫困户中的办卡普及效果？

（2）对孕妇、新生儿、婴幼儿有无免费的营养健康计划及疾病筛查计划？

（3）贫困县孕产妇死亡率、婴儿死亡率、出生缺陷发生率是多少？

8. 工作中涉及多部门合作时，是否顺畅或是否存在问题导致效能低下？

9. 分级诊疗中，临床路径管理在基层乡镇医院推行状况如何？（2017 年 5 月国家卫计委办公厅印发了《关于实施有关病种临床路径的通知》）医联体数量及运行情况如何？

## 陕西商洛个性问题

1. 我市商州区创新健康扶贫"三四五六"（三大目标、四项保障、五大优惠、"六个一"工程）工作机制的具体办法，实施效果如何？

2. 关于县域内住院不交押金、"一站式、一单式"报销服务的落实情况，以及部分患者恶意逃费等相关问题的解决情况如何？

3. 在大病救治帮扶方面，重点开展大病集中救治工作，精准到人，精准到病，一人一策，一病一方，建立救助台账工作，实施效果如何？

4. "户分三类、精准帮扶"的实施情况如何，帮扶工作中存在帮扶措施不实、主次不分、难易不清以及精细度不高等问题是否得到解决？解决的具体效果如何？

## 安徽安庆个性问题

1. 1+1+1 家庭医生服务团队的具体实施情况及效果如何？

2. 我市偏远地区对村医人手一台健康一体机配备情况如何？

3. 2018 年我市健康脱贫综合医保政策落实情况如何？

4. 我市健康脱贫兜底政策"351"、补充医保政策"180""1579"等民生工程实施情况如何？

## 甘肃省临夏个性问题

1. 我州开展的健康扶贫三大举措（兜底政策、大病集中治理和慢病签约管理）具体实施办法及实施效果？

2. 我州"七个知晓"和"一保四有"医保政策实施效果如何？政策中所提及的内容在各乡村具体实施情况如何？

3. 我州对 26.05 万贫困人口的因病致贫返贫调查，对其中的 25.4 万人制订的"一人一策"健康帮扶计划，25.4 万人是如何筛选出来的，以及今年的实施效果如何？

## 四川凉山个性问题

1. 我州开展的健康扶贫"四驾马车"（城乡对口支援、集中治疗、远程医疗、巡回医疗）具体实施办法及实施效果？

2. 我州"贫困患者精准识别"和"十免四补助"医疗扶持政策实施效果如何？政策中所提及的内容在各乡村具体实施情况如何？

3. 我州巩固"两保险、三救助、三基金"医保扶持成效，在具体执行中，如何确定给予救助的特殊困难患者超过救助标准？如何筛选特殊困难患者？以及今年的实施效果如何？

4. 在基层医疗机构开展的"三个行动"具体实施办法及实施效果？

5. 惠民惠农财政补贴资金"一卡通"的具体实施情况如何？

## 新疆地区个性问题

1. 我区启动了建档立卡农村贫困人口因病致贫、因病返贫调查工作，此次调查的具体情况以及发现了哪些重要问题？

2. 我区实行的"托管式"或"组团式"的帮扶模式对于医疗资源下基层的具体实施有哪些？实施效果如何？

3. 我区开展的"三定两加强"（三定：确定定点医院、确定诊疗方案和确定单病种收费标准；两加强：加强医疗质量管理，加强责任落实）对于农村贫困人口大病集中救治的具体实施效果如何？

4. 我区建立的"一站式"医疗便民综合服务平台对开展远程医疗有什么帮助？应用效果如何？